全国中医药高等院校规划教材
中医师承系列教材

中医学派概要

（供中医学、中西医临床医学、针灸推拿学等专业及中医师承人员用）

主　编　刘　毅　姜德友

U0129763

中国中医药出版社
·北　京·

图书在版编目（CIP）数据

中医学派概要 / 刘毅，姜德友主编 . -- 北京：
中国中医药出版社，2023.3
中医师承系列教材
ISBN 978-7-5132-7725-9

Ⅰ.①中⋯　Ⅱ.①刘⋯②姜⋯　Ⅲ.①中医流派—教
材　Ⅳ.① R-092

中国版本图书馆 CIP 数据核字（2022）第 134649 号

中国中医药出版社出版

北京经济技术开发区科创十三街 31 号院二区 8 号楼
邮政编码　100176
传真　010-64405721
三河市同力彩印有限公司印刷
各地新华书店经销

开本 889×1194　1/16　印张 10.75　字数 289 千字
2023 年 3 月第 1 版　2023 年 3 月第 1 次印刷
书号　ISBN 978 - 7 - 5132 - 7725 - 9

定价　48.00 元
网址　www.cptcm.com

服 务 热 线　010-64405510
购 书 热 线　010-89535836
维 权 打 假　010-64405753

微信服务号　zgzyycbs
微商城网址　https://kdt.im/LIdUGr
官 方 微 博　http://e.weibo.com/cptcm
天猫旗舰店网址　https://zgzyycbs.tmall.com

如有印装质量问题请与本社出版部联系（010-64405510）

全国中医药高等院校规划教材

中医师承系列教材

《中医学派概要》
编审委员会

主任委员

余曙光（成都中医药大学）　　　　　宋春生（中国中医药出版社）

委　员（按姓氏笔画排序）

王庆国（北京中医药大学）　　　　　刘敏如（成都中医药大学）

孙光荣（北京中医药大学）　　　　　吴勉华（南京中医药大学）

张之文（成都中医药大学）　　　　　张廷模（成都中医药大学）

范永升（浙江中医药大学）　　　　　顾植山（安徽中医药大学）

熊继柏（湖南中医药大学）

前　言

中医药学源远流长，其独特的认知思维方式、经典的医学理论、丰富的诊疗手段等绵延至今，其术传千载而不衰，道历百世而益辉。传承有序、流派纷呈、脉络清晰、学验兼重，是中医药学绵延赓续的显著特色。

党和政府历来高度重视中医药工作。1956 年在北京、上海、广州、成都建立了独立设置的中医学院，将中医药教育正式纳入了现代高等教育体系。党的十八大以来，以习近平同志为核心的党中央把中医药工作摆在更加突出的位置，中医药进入全面发展的新时代。2019 年 10 月 25 日，中华人民共和国成立以来第一次以国务院名义召开中医药会议，以中共中央和国务院名义发布了《关于促进中医药传承创新发展的意见》，为新时代传承创新发展中医药事业指明了方向，开启了新时代中医药振兴发展的新篇章。中医药高等教育在人才培养、科学研究、社会服务、文化传承、国际交流等方面取得了丰硕成果，成为我国高等教育体系中独具特色的重要生力军，为推进卫生与健康事业发展、提升人民健康水平发挥了重要作用。但是我们也应当认识到，以院校教育为主体的中医药高等教育存在着传统特色优势衰减、专业结构层次有待优化、人才培养方式及评价机制有待健全等不足。

为贯彻落实习近平总书记关于中医药工作的重要指示和全国中医药大会精神，遵循中医药人才成长规律，推动院校教育和师承教育融合发展，由成都中医药大学和中国中医药出版社组织，联合全国各中医药院校启动"中医师承系列教材"的编写工作，旨在挖掘和传承中医药宝库中的精华精髓，加强中国传统文化熏陶与中医学术流派传承发展，强化中医经典理论应用，加快推进名老中医学术经验活态传承，为培养中医理论基础扎实、临床技能精湛、中医思维牢固的传统特色中医药人才奠定基础。

本套教材由全国各学科有代表性和影响力的专家共同编写完成，包括中医文化与人文素养、中医经典传承、中医基础技能、名中医学术思想与特色学派四大类，具有实用性、系统性、权威性和典范性。本套教材不仅可作为高等院校中医传承型人才培养的指导用书，而且对毕业后教育、继续教育也具有重要的参考价值。相信本套教材的推广使用，能够进一步引领中医学术传承研究，促进中医学术繁荣和可持续发展。

余曙光　宋春生

2022 年 8 月

编写说明

　　《中医学派概要》是全国中医药高等院校中医师承系列教材之一。深入研究中医学派的发展源流与学术成就，既是抓好继承创新、切实推进中医学可持续发展的重要一环，也是培养造就新一代名中医的重要途径，能为当代中医药工作者带来更多启示，产生出更多新理论、新思维、新方法，使中医药学术在发展中不断完善。本教材的编写目的是强化中医经典与思维培养，改革中医药院校教育，融入师承教育精髓，真正落实"学经典、悟经典、用经典"，更好地实现学以致用，帮助提高学生的中医思维能力和临床诊疗水平。

　　中医学派概要与中国医学史、中医各家学说两门课程既有联系更有区别。中国医学史侧重于中医历史人物的生平经历与学术渊源；中医各家学说侧重于医家学术成就与临证特色；中医学派概要的学习重点则放在学派，它是对上述两门课程的补充，是对现有中医教材体系的补充和丰富。中医学派的传承始于秦汉，盛于金元，一直绵延至今，且影响深远。伤寒学派、温病学派、河间学派、易水学派、燕京医派、海派中医等诞生后，经过相互之间的争鸣与渗透，推动了中医学术的发展，也促使中医理论体系得以不断完善，形成了"一源多流"、各具特色的中医学术流派。在如今"传承精华、守正创新"的大好环境下，学派研究已凸显其重要地位。中医学派概要就是要把从中医理论体系形成之初直到今天的各个学派的发展轨迹和成就全面呈现给学生，相比之下，它涉及的研究范围更广，内容也更为丰富。

　　本教材分为总论和各论两个部分。总论对学派、流派和医派几个概念作了逐一梳理，介绍了学派形成与发展的有关问题及学派研究现状；各论分为师承性学派（含扁鹊、河间、易水、攻邪、丹溪等学派）、专题性学派（含医经、伤寒、温病、寒温并论、温补、汇通等学派）、地域性医派（含燕京、海派、新安、岭南、孟河、川派、龙江、齐鲁等医派）与少数民族医学流派（含藏医、蒙医、维医等）四大版块，各学派之下再分别介绍其发展源流、代表性医家医著及其学术成就。这样既能全面展现中医学派从古到今的发展轨迹与成就，也能凸显学派名家的临证特色和学术经验，方便学生掌握运用。

　　本教材由编委会成员共同编写，具体分工如下：总论由姜德友编写，师承性学派由周扬、陈丽平、江花、颜娟、崔瑞琴编写，专题性学派由禄保平、吕凌、汪剑、吴曦、马艳苗、张建伟编写，地域性医派由尚力、周滔、宋佳、王鹏、刘成丽、刘毅、李富震、周扬编写，少数民族医学流派由王鹏编写。

　　需要说明的是，作为一本全新的教材，在编写过程中，编委们面临的问题和挑战不少，教材建设是一项长期任务，需要不断充实提高。希望各院校在使用本教材过程中，不断总结经验，提出宝贵意见，以便今后进一步修订提高。

《中医学派概要》编委会

2022 年 10 月

目　录

总 论

第一节　中医学派概要的内容与性质

一、基本概念

中医学派是在长期的学术传承过程中逐渐形成的，是理论与实践相结合的产物，是中医历史发展中突出的医学现象。在中国古代医学史上曾出现过诸多学派，学派之间的争鸣、渗透和融合，促进了中医学术的发展，使中医理论体系得以不断完善，临床疗效不断提高，最终形成了中医学"一源多流"的学术特征。

1. 学派　中医学派是指学说理论被业内公认、推广、应用，经过传承发展而逐渐形成的学术体系，具有成熟度高、影响力大、传承面广的特点。中医学派侧重于学术上自成系统的主张与风格，并且有众多实践者和追随者，如医经学派、伤寒学派、温病学派等，均属学派范畴。

2. 流派　中医流派是指中医学中某一专科的学术思想和诊疗技术等经过传承发展而形成的派别。中医流派侧重于学术的分流，强调观点的特色。2012 年国家中医药管理局在全国遴选的64 家中医学术流派传承工作室大多属于流派范畴，如罗氏妇科流派等。

3. 医派　医派是指在某一地域的自然地理、气候、历史、文化、经济等诸多因素作用下，因病因病机及治法有一定倾向性，而形成的具有鲜明地域学术特色和诊疗经验的医家群体。医派具有自然气候特征和历史文化特征的双重属性，如岭南医派、孟河医派、燕京医派、海派中医、新安医派、浙派中医、龙江医派、齐鲁医派、龙砂医派、旴江医派等均属医派范畴。

二、研究内容

中医学派的研究内容主要包括中医学派的相关概念、中医学派的划分标准与方法、中医学派的研究思路与方法等中医学派理论研究；梳理古代中医学派发展脉络、传承谱系、学术创见、治疗主张等，探讨古代中医学派对中医学传承发展的影响；以当代中医学派名老中医为主要研究对象，探讨学派的形成原因、学术渊源、传承脉络，挖掘其对当今中医理论创新与临床诊疗具有重要指导意义的学术思想和独特诊疗技术与方法；探究中医学派教育传承模式；探讨当代中医学术流派存在的问题与对策等。

三、课程性质

中医学派概要是一门理论性、实践性、综合性、高阶性、创新性较强的课程。它以各中医学派为研究对象，涵盖中医理论、中医临床、中医经典等知识内容，学习本门课程，有助于学生构建完整的中医知识体系，提高中医学基本理论、基本知识、基本技能，培养中医临床思维能力，增进其学习、传承、发展中医的热情。

第二节　学习目的和意义

学习中医学派概要，了解和掌握各中医学派的发展脉络、传承关系、学术思想、治疗主张，并进行正确、客观、全面的评价，博采众长，兼收百家，对构建完整的中医理论知识结构、培养中医临床思维能力、提高创新思维能力均有着独特作用，对实现中医学传承、创新和发展的良性循环具有重要意义。

一、构建完整的中医理论知识体系

中医学派的形成受历史、文化、地理、社会背景等多种因素的影响，是中医学术长期争鸣、交流、碰撞的结果。在中医学理论的指导下，各中医学派医家继承前贤之学，结合自身临床实践，从不同角度进行理论研究、临床经验积累与总结，形成了各自的学术特色，升华了独特的学说理论。因此，本门课的学习，有助于拓宽学术视野，深化中医学理论，构建完整的中医理论知识体系。

二、培养中医临床思维能力

临床疗效是中医存在和发展的基础，也是检验中医学派学术特色、独特诊疗技术的试金石。各学派医家的学术思想和临床实践在深度和广度上皆有各自的特点，学习本门课程，有助于掌握各中医学派的治疗主张和辨证论治思路，锻炼灵活运用中医学知识的能力，培养中医临床思维能力。同时，寓理论于临床，综合各家学术之所长，正确地进行取舍和应用，从而有效指导临床实践，提高诊治疾病的能力。

三、提高创新思维能力

中医学派的发展演变均以继承为基础，以创新发展为前提，其在理论和临床实践逐渐系统化、规范化的过程中，无不体现着各学派医家的创新思维。学习各中医学派的学术创见、治疗主张、验案等，有助于丰富学识、启迪思路、吸纳新知、提高创新思维能力，师古而不泥，灵活地继承、创新和发扬各中医学派的精髓，更好地发挥其防治疾病的优势。

第三节　学习思路与方法

中医学派分为师承性学派、专题性学派、地域性医派、专科性学派和特殊学派五大类，教材分别就各中医学派概要、学术创见、治疗主张、学术影响、验案选编与医论医话等进行阐述，学习过程中可参考以下学习思路与方法。

第一，查阅历史、哲学、文化、医学等相关文献，综合分析和理解中医学派产生的背景、发展源流、学术思想、治疗主张等，以提高中医文化素养及独立分析问题的能力，强化文献研究基础。

第二，结合中医基础理论、中医诊断学、中药学、方剂学、中医经典等中医学基础知识，对各中医学派的学术思想进行全面而深入的解读，使已经建立的中医学知识结构得到补充和深化，并通过对医家间的综合比较，对学说、诊疗有更深刻而全面的认识。

第三，仔细研读各学派的医家验案与医论医话，反复对照、比较、揣摩，深刻领会其辨证论治内涵，从中获得启迪，将理论应用于临床实践，最终实现中医学派学术经验的总结与传承，促进中医学术的发展，提高中医临床疗效。

【思考题】

1. 中医学派、流派、医派的区别是什么？
2. 中医学派研究内容有哪些？
3. 学习中医学派概要的目的和意义是什么？

第二章
中医学派的形成与发展

第一节　学派与中医理论体系

一、中医理论体系的形成

中医学理论体系是以整体观念为主导思想、以阴阳五行等学说为哲学基础和思维方法、以脏腑经络及精气血津液为生理病理学基础、以辨证论治为诊疗特色的医学理论体系。

中医学理论体系的形成，经历了一个漫长的历史时期。战国以前，在社会文化和哲学思想影响下，我国古代医药学家通过对人体生命现象和自然现象的观察及原始医疗实践，积累了丰富的医药知识，建立了医学理论的雏形，此时是中医学理论体系形成的萌芽阶段。随着历史的演进，医学知识渐进式积累，由量变到质变，在不断被总结、升华的过程中逐渐趋于系统化、理论化。战国至秦汉时期，社会的急剧变革和学术的百家争鸣，为医学理论体系的形成创造了有利的社会文化氛围，《黄帝内经》《难经》《神农本草经》《伤寒杂病论》等医药学著作的问世，标志着中医学理论体系基本确立。四部医药学著作所载的内容，反映出此时的医家们不仅构建了中医药学理论框架，而且临证诊疗技术也得到了相应的发展。古代医家在医学实践与解剖学成就的基础上，将古代哲学的阴阳、五行、精气学说引入医学领域，以论述中医学的思维方法，并创立了藏象、经络、气血津液、精、神等学说；在探讨人与自然关系的过程中，创立了六淫致病学说、辨证论治诊治理论，以阐释人体的生理、病理及疾病的诊断和防治，并卓有成效地运用药物、针灸等治病技术，使中医学理论与临床实践紧密结合，在实践中不断发展、推陈出新，最终形成了中医学理、法、方、药为一体的独特的中医学理论体系。汉代以降，中医学理论进入全面发展阶段。

二、中医学派的源流

中医学派是在中医学发展过程中自然形成的，具有历史演变规律。其形成于战国秦汉，发展于魏晋隋唐，成熟于宋金元，深化于明清以降。

春秋战国时期，学派多以学术主旨、观点、研究内容的不同来划分，此时大致分为针灸、方药和切脉三大派，流传有《黄帝内经》《神农本草经》《素女脉诀》。此三派被谢利恒、任应秋等诸家称为"中医学最古之派别也"，也有人称之为"三世医"。汉代，《汉书·艺文志》将方技四家分为医经、经方、房中和神仙，并明确记载"当时有医经七家，经方十一家"。其中，医经派和经方派侧重于医学范畴，体现了学派的理论与临床实践之分。医经派包括《黄帝内经》《扁鹊内经》《白氏内经》等，融合了针灸和切脉，更注重医学基础。《汉书》记载，"原人血脉、经络、骨髓、阴阳、表里，以起百病之本，死生之分"。经方派包括 11 部古籍中所记载的方剂，重视药物和方剂的发展。《汉书》径言："本草石之寒温，量疾病之浅深。"此时期张仲景著有《伤寒杂病论》一书，虽未直接提及《汉书》中的任何一家，但他创立了以六经论外感伤寒、以脏腑经络论内伤杂病的临床诊疗和思维方法体系，奠定了中医临床医学发展的基石，约在魏晋时期成为经方派的旗帜。魏晋隋唐时期，政治、经济、文化的繁荣发展，为中医学理论的发展和技术进步提供了条件，涌现了《备急千金要方》《外台秘要》等综合性医学著作，表现出医经派与经方派融合互通的趋势，为后期成熟中医学派的蜂起创造了有利条件。宋金元时期，学派纷呈，学派的争鸣已不再停留于医经和经方两个层面，而是在同一个领域展开争鸣，表现为在临床特色的基础上探讨理论，在理论的指导下发挥临床特色。如成无己、庞安时、刘完素、张元素等医家，以对《黄帝内经》《伤寒论》等经典的理解发挥为契机，各名其家。如河间学派创始人刘完素，倡导火热论，著有《素问玄机原病式》《宣明论方》等，其弟子张从正、荆山浮屠、罗知悌、朱震亨等，虽继承但不囿于河间之学，创新学术主张而卓然成家。易水学派创始人张元素，主要研究脏腑证候的病机和辨治，著有《医学启源》《珍珠囊》《脏腑标本寒热虚实用药式》等。其弟子李东垣承其学，提出"内伤脾胃，百病由生"的论点。明清时期，中医学理论进入综合汇通和深化阶段，如薛己、赵献可等医家承前贤之学，精研脏腑虚损辨治，临证擅用温补，遂形成温补学派。此时温病学说已渐趋成熟，这不仅是中医学理论的创新与突破，也促成了以叶天士、吴鞠通、薛雪、王孟英等医家为代表的温病学派的创立。近现代，西方医学和文化的传入，出现了中西汇通和中医学理论科学化的思潮，形成了以唐宗海、朱沛文、恽铁樵、张锡纯等医家为代表的汇通学派。另外，临床各科在发展过程中形成了众多流派，各个不同的地区也形成了地域性学派，使得学派丰富多彩。

三、中医学派形成的影响因素

（一）中国古代哲学思想的影响

中医学派的形成和发展均不同程度地以当时哲学理论为指导，将自成系统的实践和学术见解升华为理论学说，从而逐渐形成了独特的理论体系。如医经学派受古代哲学思想精气、阴阳五行、形神、"天人合一"等学说的深刻影响，构建了独特的中医学理论体系和中医思维方法体系。经方学派将"中行""中庸""中道"等哲学思想渗透于医学实践，注重药性、药物之间和药物与疾病之间的和合之制。伤寒学派受道家思想和《周易》象数思维方式的影响，强调脏腑经络之间的功能性联系。河间学派、易水学派的哲学基础是宋代理学。后世逐渐发展起来的学派，也都在不同程度上受到哲学的启迪。

（二）中国古代文化土壤的影响

中医学派与时代文化背景有着密切的关系，中国古代文化既是中医学派形成的源流，也是其发展和创新的动力。与此同时，中医学派的形成和发展也丰富了当时的文化内涵。战国时期，儒家、道家、墨家、阴阳家、法家、兵家、杂家等诸家，以自家的学术所长而自成派别，形成了学派争鸣林立的局面，促进了中医学派的形成。金元时期，在医学备受重视的社会文化氛围下，受"格物致知"理学思想的影响，中医学派纷呈，进入鼎盛成熟时期。明末清初，温病学派的形成在一定程度上受到当时学界经世致用之风的影响。清末时期，随着"西学东渐"的浪潮，汇通学派由此诞生。

（三）中国古代教育体制的影响

中国古代教育包括官学教育、私学教育、书院教育等，均以师徒授受为主要教育形式，此教育形式也是学派形成的关键因素。传统的中医教育形式多以家传和师授为主，通过师长对学生的言传身教、耳提面授，使得师者的理论学说、临床技艺和诊疗特色得以传承，并逐渐形成以师长为奠基人和核心的在某一学科领域内基本观点一致、临证风格相近、诊疗技术相似的中医学派。当然这种师承关系不仅局限于亲炙和私淑，对于跨越不同年代的学生，通过学习某一师者的学术著作，奉行、支持其理论学说并作为自己的研究方向和观点，也是这种师承关系的体现。如刘完素倡导火热论，张元素重视脏腑证候的病机和辨治，其亲炙、私淑或遥承者均继承了他们的理论学说。当学派发展到一定程度，学生在原有学说的基础上融入新的理论观点，内部就会出现异化，从而形成不同的学派分支，如张从正在继承刘完素火热论的基础上，将其理论进行深化创新，主张"祛邪为首务"，临床推崇汗、吐、下法，遂成攻邪学派。

（四）地理环境的影响

地理环境影响着当地居民的体质和所患常见疾病证候、医者的学术特色和诊疗风格、地产药材、民族医药经验等诸多方面。回顾历史，地理环境对学派的形成起着关键作用。中医学派在形成阶段就已经积累了一些因地域差异而用药有别的经验。至宋金元时期，各医家逐渐将地理环境因素应用到临床实践和理论创新中，促进了中医学派的发展和分化。如生活在北方的刘完素，结合北方地势高陵、气候刚燥、居民腠理致密等地理环境因素，倡导火热论，主张寒凉，创立了河间学派。生活在南方的朱丹溪虽承其学，但由于南北地理环境差异，遂在火热论的基础上，结合地域实践的经验予以创新，渐成滋阴学派。明清时期，通过对南方地域外感病的深入研究，形成温病学派。此外，尚有由地理环境差异而形成的具有鲜明地域学术特色和该地域疾病防治优势的医派，如岭南医派、龙江医派等。

（五）个人实践经验的影响

由于医家所处的社会背景、生活环境的不同以及在学术渊源、认知方式、治学理念等方面的差异，在学术理论和临床实践的探索中，其对客观事物的认识也不尽相同，往往仁者见仁，智者见智，培植出不同的个人临证实践经验、技巧、修养和独特的诊疗方法，从而形成了自己的学术思想和诊疗风格，而观点接近、风格相似的医者，在一定的历史条件下便会形成共树一帜的医学流派。

（六）经典著作的影响

经典著作是中医学理论之根本，是学派形成的重要影响因素，也是学派传承和发展的重要载体。后世医家虽在理论上各抒己见、各有创见，但流出由源，各中医学派无不以经典著作为其理论基础。如伤寒学派的形成就是受经典著作影响的典型学派之一，它是中医学领域内专门研究或阐发《伤寒论》的医家而形成的中医学派。

（七）国外医学的影响

国外医学的逐渐传入，"西学东渐"浪潮的兴起，对中医学派的形成必然产生一定影响。鸦片战争之后，国外医学加速向我国传播，其流行范围日广，影响日甚。汇通学派即是在国外医学传入的影响下，由持中西医学汇通观点的医家群体形成的学派。

四、学派对中医学传承和发展的影响

学派的形成与发展，源于其具有独特性和系统性的学术理论和方法、技术，在立论推广中，因各派学说差异而引发学术争鸣，在争鸣中互补互鉴，填补了同时代医学上的某个空白，开拓了新的领域。可以说，学派是中医学理论产生的土壤，是人才培养的摇篮，是中医学深化、完善、繁荣的动力。

（一）学派深化了中医理论

学派建立和发展的过程，既是学派自身理论和方法自我深化的过程，也是中医学理论内涵加深的过程。以易水学派为例，其创始人张元素结合自身的临床实践，将脏腑辨证论治思想进一步深化，以脏腑标本寒热虚实阐述疾病病机、演变和预后，并结合经典及经验论其遣药制方。李杲承张元素之学，将张元素的学术思想进一步发挥，提出了脾胃论、阴火说等学说。王好古在继承张元素、李杲学术思想的基础上予以创新发展，提出了阴证论。明代薛己、赵献可等医家，遥承易水之学，主张治疗虚损病证多宜温补，逐渐形成温补学派。

（二）学派完善了中医理论

学派的学术主张能够被社会承认，必然是经过长时间反复推敲和论证的结果。各学派的学术主张各有侧重，或是对立，或是驳难，但彼此不能互相取代或否定，这就促使中医学理论更臻完善。如刘河间、朱丹溪针对《太平惠民和剂局方》重用香燥、温补之品的弊端，主张以寒凉和滋阴纠偏。学派互补的实质是理论的创新，能够补充前人所未备，这也是学派完善中医学理论的另一方面。如伤寒学派与温病学派，虽两派经历数百年的寒温之争而仍无定论，但实际上两派是对立统一的关系，互为补充，使中医学术内容更加全面和翔实。

（三）学派繁荣了中医学术

学派在实践中不断孕育、创新，既涵纳纵向的学术思想传承，又兼容横向的学术思想渗透，学派的纵横，即学派内的发展分化和学派间的对立互补，是促进中医学术繁荣的主要形式。影响较大的学派学说能够作为旗帜和规范，引导范式转换。如张仲景确立的辨证论治体系就改变了医经学派和经方学派分立的局面，从而为后世垂方法、立津梁。金元时期，以金元四大家为代表的中医学派，各有创见，互相争鸣，交流渗透，取长补短，从不同角度深化和完善了中医理论，繁荣了中医药学术。

第二节　学派的划分

一、划分标准

由于各时期社会、文化背景不同，各学派传承发展的程度各异，以及后世对学派的研究方法与思路差异等因素，使得历史上关于学派的划分标准莫衷一是。综合近年来研究成果，中医学派应具备代表人物、学术性、传承性、辐射性、群体性等，有自身的贡献和价值。目前被学界所公

认的学派划分标准主要须具备以下三个要素。

（一）有系统而相对稳定的学术思想

系统而相对稳定的学术思想是指同一学派不同医家在学术思想上持有大致相同的目标、观点或方法。没有一致性、系统性、创新性、相对稳定性的学术思想，学派就难以形成和发展，所以系统而相对稳定的学术思想是学派形成的根本标志和基本要素，也是识别学派最重要的特征。

（二）有明确的传承体系或学术群体

明确的传承体系或学术群体是指学派的学术思想被当时学术界所公认和推崇，其代表人物在学术界具有较大影响，能够吸引一批批尊崇者、继承者、实践者和研究者，以家传、师承、私淑、遥传等形式进行传承、发展、深化，形成明确的传承体系和具有较强向心力、凝聚力和互动效应的学术群体。没有明确的传承体系或学术群体，学派就难以生存和延续，所以它是使学派富有生命力的关键要素。

（三）有可供研究的著作传世

可供研究的著作传世，是指学派将特色的学术思想或治学方法通过著书立说的形式表述，并流传于世。这些学术著作的影响不仅在当时当地客观存在，而且对后世也具有重要研究价值和历史意义。没有可供研究的著作传世，学派的传承和发展就缺少了重要的载体和传播途径。

二、划分方法

（一）师承性学派

师承性学派是指以师承传授为主，师者的门人、弟子，或尊崇、继承其学说、理论、观点，或在继承的基础上予以创新，但皆与其基本研究方向一致而形成的学派，如河间学派、易水学派等。

（二）专题性学派

专题性学派是指以某一专题（或一大类疾病）为研究对象而形成的具有鲜明学术特色的学派，如医经学派、伤寒学派、温病学派等。

（三）地域性学派

地域性学派是指以某一地域（或特定文化氛围）为划分界限，因受自然地理、气候、历史、文化、经济等因素影响而形成的具有鲜明地域特色的学派，如岭南医派、海派中医、川派中医、龙江医派、浙派中医等。

（四）专科性学派

专科性学派是指以某一专科的临床实践为研究重点而形成的具有该专科特色学术思想和诊疗方法的学派，如顾氏外科、石氏伤科、朱氏妇科、董氏儿科等。

（五）特殊学派

特殊学派是指某些不便于归类，但具有独特学术思想或诊疗方法的医派，如少数民族医学流派、少林学派、敦煌医派等。

【思考题】

1. 中医学派的形成与中医理论体系有何关系？
2. 中医学派形成的影响因素有哪些？
3. 中医学派对中医学传承发展有何贡献？
4. 中医学派的划分标准是什么？

第三章
中医学派的研究现状

第一节　当代中医学派的研究与传承发展

中医学派纷呈、独树一帜是中医药学的特色之一，也是中医药学术思想和临床经验传承创新的主要形式。开展中医学派研究，挖掘和揭示各学派形成和发展的历史规律，不仅能够探讨学派在中医药传承与发展中的作用和意义，总结学派形成发展过程中的经验和教训，更重要的是能够以史为鉴、古为今用，不断丰富中医药学术理论体系，对保持当代中医药特色优势和中医药事业的繁荣发展具有重要意义。

当代中医学派的研究思路，首先应基于中医学派的划分标准与方法，建立当代中医学派的评价标准，对当代中医学派进行鉴定和划分。其次是对中医学派进行学术思想、学术渊源、传承体系、教育模式、现状特点、发展趋势等内涵研究。再次为对中医学派进行学派内部与学派间比较、古今中医学派变化比较、学派与其他学科交叉研究、学派对中医药发展的影响等外延研究。研究方法主要采用文献调查、问卷调研、实地考察、名家专访、专家咨询、经验总结、比较研究、文献计量学、数据挖掘技术等。

目前，中医学派研究成果主要体现在四个方面。其一，中医学派理论研究。主要围绕中医学派的概念、划分标准与方法、研究思路与方法、形成与发展等方面，探讨当代中医学派评价标准，总结分析学派对中医学传承和发展的影响，揭示当代中医学派的现状与存在问题，提出相应的对策与建议。其二，古代中医学派研究。结合特定的历史背景、文化思潮、地理环境特征及医学发展概况，围绕发展源流、传承谱系、学术创见、治疗主张、学术影响等内容，对古代著名中医学派进行系统研究，探讨不同学派的学术特色对中医学创新、发展、繁荣中的价值。其三，当代中医学派研究，包括专科性学派研究和地域性学派研究。研究多以学派或名老中医为主要研究对象，探讨学派的形成原因、学术渊源、传承脉络，总结当代中医学派对基础理论创新与临床诊疗具有重要指导意义的学术思想、独特诊疗技术。其四，中医学派教育传承模式研究。结合当代中医药教育体制，对中医学派传承现状与问题进行分析，提出符合中医学派学术特色和优势传承规律的对策与建议。

第二节　存在的问题与展望

分析当代中医学派的研究现状，虽然已经取得了一定成绩，但在某些方面仍存在不足。例如，各中医学派的研究进展参差不齐，研究内容零散，部分较新的学派研究内容多以代表人物、学术特色、传承脉络等学派基本要素为主，研究进展停留在原始文献资料的收集与挖掘阶段，而部分较为成熟典型的学派虽研究深度得到一定扩展，但学术思想缺乏鲜明特色和创见性，学派间比较研究、古今中医学派变化研究、与其他学科交叉研究、学派对中医药发展的影响等方面研究较少，表现出研究层次不够深入、范围不够广泛；中医学派的形成发展与历史、文化、地理、气候等因素息息相关，对其研究需要融合其他学科先进的研究方法和科学知识，所以在研究方法上尚需进一步探索；对中医学派的评价标准需进一步规范和推广；中医学派的传承教育模式仍存在缺陷，虽然具有师承关系，但学术特色并没有得以延续，出现传而不承的现象等。

当代中医学派的研究、保护、传承问题已经受到越来越广泛的关注，国家中医药管理局在全国范围内遴选建设中医学术流派传承工作室，各省、市中医药管理部门也相继推动和支持中医学派的传承发展，标志着规范建设中医学术流派传承发展新模式正式开启。深入研究、传承、发展中医学派，不仅是中医学术创新、进步的驱动力，也是医学传播和人才培养的摇篮；不仅能够提高学者的理论水平和临床疗效，还能够促进新理论、新思维、新方法的产生，从而使中医学理论体系在发展中完善，在实践中提高，在创新中繁荣。

【思考题】

1. 谈一谈当代中医学派研究的意义。
2. 当代中医学派研究方法有哪些？
3. 根据当代中医学派研究存在的问题，提出你的建议或对策。

各　论

第四章

师承性学派

在中医学几千年的发展过程中，师承教育是中医学的主要传承方式，也是形成中医各学派的决定性因素。据《史记·扁鹊仓公列传》记载，扁鹊师从长桑君，并带徒行医，是有文字记载的最早的民间医学师承教育。师承教育主要有家学相传、师徒授受、私淑遥承等多种形式，老师通过言传身教、讲学论辩、著书立说的方式，将学术观点与思想、经验与方法等传授给学生，师授己学，徒守家法，在某一领域内逐渐形成基本观点一致、学术风格相近、研究方法相似的学派。因此，以创始人为核心，以学术传承、学术渊源为依据划分的学派，称为师承性学派。

中医学在发展历史上，产生了众多的师承性学派。《汉书·艺文志》将"医经"分为黄帝、扁鹊、白氏等学派，最早从师承的角度划分了"医经"的学派。《四库全书总目提要》曰："儒之门户分于宋，医之门户分于金元。观元好问《伤寒会要》序，知河间之学与易水之学争；观戴良作《朱震亨传》，知丹溪之学与宣和《局方》之学争也。"此处的"河间之学"与"易水之学""丹溪之学"与"《局方》之学"等学派纷争，除"《局方》之学"外，其余均属师承性学派。在众多名家辈出的师承性学派中，以扁鹊学派、河间学派、易水学派、攻邪学派、丹溪学派等贡献最大，影响最为深远，本章选取这五大学派作为师承性学派的代表，对每个学派的发展源流与传承谱系、代表性医家与著作、学术思想等分别进行详细介绍。

第一节 扁鹊学派

一、扁鹊学派简介

扁鹊学派是以战国时期著名医家扁鹊为鼻祖形成的一个医学派别，创始人扁鹊被视为医者之宗。扁鹊学派确立了"独取寸口"的诊脉标准，奠定了中医学望、闻、问、切四诊合参诊法的基础，首次将脏腑学说与经络学说结合在一起，将阴阳五行学说引入中医学，奠定了中医理论的基础。扁鹊学派采用的治疗方法也十分丰富，除运用汤药、烫熨外，尤其擅长用艾灸和针刺治疗疾病。

（一）发展源流与传承谱系

阴阳学说与五行学说是肇始于先秦的哲学思想，对中医学基础理论的形成具有重要作用。这两大学说的产生与稷下学宫的学术争鸣密切相关。

稷下学宫，又称稷下之学，位于战国时期齐国国都临淄（今山东淄博）稷门附近，是当时百家争鸣的学术中心，汇集天下贤士多达千人。其中，著名的学者如邹衍、荀子、鲁仲连、驺奭等。邹衍等基于原始的阴阳学与五行说，建立了相对完备的阴阳五行思想体系。

阴阳五行学说很快便被以扁鹊为代表的医家吸收进中医学领域。扁鹊认为，导致疾病的主要原因是阴阳不协调，治疗强调调节机体阴阳的平衡，并将阴阳学说引申到人体经络、脏腑、气血各个方面，奠定了中医学的理论基础。如扁鹊认为，尸厥是由于阳脉下行，致阴脉上行与阳脉相争，阴阳之气汇集在一起，闭塞了上下通道，阴气欲上而外出，阳气欲下而入内，外出入内皆不通，络绝而脉乱，脉乱而形静如死，但并不是真的死去。通过调节阴阳，疾病便可向愈。又如，扁鹊根据五行配属关系，创立了五色脉诊等。阴阳五行学说的产生时期也正是中医学日渐走向成熟的时期。阴阳五行学说的滥觞，为扁鹊学派创立和医学理论发展提供了直接支持。

《汉书·艺文志·方技略》著录了7种医经类图书，即《黄帝内经》《黄帝外经》《扁鹊内经》《扁鹊外经》《白氏内经》《白氏外经》《旁篇》。据此，一般认为《汉书》将医经分为黄帝、扁鹊、白氏等学派。医经类著作论述的是人体血脉骨髓、脏腑经络、阴阳表里、疾病、诊法与汤液、针砭、处方用药等疗法及其理论，涵盖了中医学的理、法、方、药各个方面，揭示了中医学至此已发展为成熟的医学，扁鹊学派业已成为主流医学。

据《史记》记载，扁鹊年轻时曾担任客馆主事，其间有位叫长桑君的客人持有秘方一直不肯轻易传授给别人。长桑君经过长达十余年的考察，认为扁鹊可以作为传人，于是便将医方医术全部传给了他。扁鹊从此医术大进，尤其擅长诊脉，能通过诊脉判断人的生死，采取相应的治疗，甚至能起死回生。扁鹊带领弟子周游列国，在民间行医，擅长治疗内科、外科、妇科、儿科、五官科等各科疾病，采用针刺、汤熨、汤药等多种疗法，不但以高明的医术和高尚的医德闻名于世，而且开创了扁鹊学派，成为我国历史上最早的医学流派，扁鹊也被尊为"方者之宗"。

扁鹊学派的历史源远流长，拥有广泛的师承关系。据《史记·扁鹊仓公列传》记载，扁鹊的弟子有子阳、子豹；《韩诗外传》载其弟子有子同、子明、子游、子仪、子越。其中，子仪著有《本草经》（又名《子仪本草》），惜早已失传。后世私淑扁鹊之学者不可胜数，最著名的莫过于仓公淳于意。

西汉初，齐国临淄人淳于意从其业师公乘阳庆处得到扁鹊脉书，继承并进一步发扬了扁鹊医学，如将脉学理论与临床实践相结合，治疗患者时，一定先切脉，然后决定治疗方案。淳于意弟子有宋邑、高期、王禹、冯信、杜信、唐安等。

东汉时期的名医有涪翁、程高、郭玉、华佗等，有证据显示其均与扁鹊学派相关。据《后汉书·方术列传》记载，东汉时期，涪翁的医术传程高，程高传郭玉。据现有史料，最早使用专诊寸口诊脉法的医生是涪翁、程高和郭玉，而最早论及"独取寸口"脉法的是《难经》。《难经》脉法与郭玉脉法高度相合，故郭玉的学术思想与仓公一脉相承，都属于扁鹊学派。另据《备急千金要方》卷九和《外台秘要》卷一所引华佗之言，华佗认为，伤寒病的发病过程是一日在皮，二日在肤，三日在肌，四日在胸，五日在腹，六日入胃，以上与扁鹊对疾病传变过程的观点基本一致。而且华佗进一步完备了寸关尺诊法，发展了《难经》的诊脉法，因此华佗也属于扁鹊学派。

魏晋时期，魏太医令王叔和编写的脉学著作《脉经》，记载了部分扁鹊脉学的内容，使得散佚的扁鹊脉学得以留存一二，为传承扁鹊医学作出了重要贡献。

据《南史·徐文伯传》记载，徐文伯的曾祖徐熙隐居时，一个道人赠给他《扁鹊镜经》一卷。徐熙精心研学，于是名震海内，因此徐氏医学也属于扁鹊学派。徐氏家族从徐熙开始，后世子孙相传八代，历时两百余年，名医辈出，如徐文伯、徐之才、徐之范等。

历代都有不少推崇扁鹊的医家，如南宋窦材自称第三扁鹊，著有《扁鹊心书》，其中也零星继承了扁鹊学派的一些学术成果，但扁鹊学派的学术思想已经逐渐失去自身的系统性和完整性，与其他学派融合为一体，成为中医学不可分割的一部分。

扁鹊学派师承关系：亲传者有子阳、子豹、子同、子明、子仪、子越、子游。遥承私淑者有公乘阳庆，淳于意及其弟子宋邑、高期、王禹、冯信、杜信、唐安，涪翁、程高、郭玉、华佗、徐熙徐氏家族等。扁鹊学派师承关系详见图4-1～图4-5。

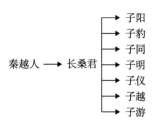

图4-1 扁鹊秦越人师承谱系

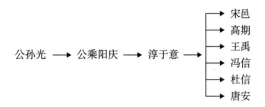

图4-2 扁鹊学派淳于意师承谱系

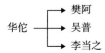

图4-3 扁鹊学派涪翁师承谱系

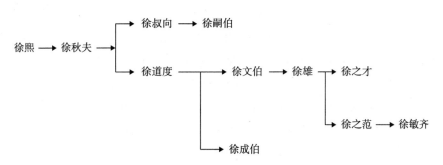

图4-4 扁鹊学派华佗师承谱系

图4-5 扁鹊学派徐氏家族师承谱系

（二）代表性医家医著

扁鹊，姓秦，名越人，约生活在战国时期，其里籍有争议，有卢、郑等地的说法。卢，在今山东济南长清境内；郑，在今河北或山东。扁鹊以医著称，早在先秦两汉时期便被誉为"医者之宗"，是中医学理论体系的奠基人。扁鹊行医足迹遍及齐、赵、秦、晋诸国，培养弟子众多，形成了影响深远的扁鹊学派。扁鹊作为古代名医，受历代人崇仰，在山东、河北、河南、陕西、山西等地都建有扁鹊墓冢、庙、祠、碑碣等，至今仍有遗存。其事迹详见《史记·扁鹊仓公列传》《韩非子·喻老》等。扁鹊的医学经验及理论大部分体现在《难经》中。

淳于意，姓淳于，名意，西汉初期齐国临淄人，因曾为太仓长，故又称仓公。淳于意师从公乘阳庆，得以研习扁鹊医学，进一步发展了脉学，并将脉学与临证结合起来。

《难经》三卷，又名《黄帝八十一难经》，作者及成书年代均不详。唐代杨玄操及《旧唐书·经籍志》均认为其作者是秦越人。从内容来看，《难经》成书于东汉以前，是一部我国早期的重要医学著作，也是扁鹊学派的代表性著作。全书以问答的形式讨论了81个问题，称为八十一难，依次论述了脉学、经络、脏腑、疾病、腧穴、针法等内容。该书首次提出"十二经皆有动脉，独取寸口以决五脏六腑死生吉凶"，确立了"独取寸口"的诊脉标准，并首次提出奇经八脉理论。其左为肾、右为命门的观点及三焦有名无形的观点，与《黄帝内经》的命门观、三焦观显著不同，具有更深刻的理论意义和更有效的临床指导作用。

《诊籍》是淳于意的临床诊疗记录，见载于《史记·扁鹊仓公列传》，是中国现存最早的体例完善的医案，记有25个病案，载有患者姓氏、地址、职务、病名，详细论述了疾病的病因、病机、脉象、治疗过程、疗效和预后等。其体例与内容开后世病历医案之先河。《诊籍》记录了淳于意治疗疾病的经验和教训，反映了西汉初年的医学水平。

另外，扁鹊脉学的著作虽然早已失佚，但部分内容保存在《脉经》中，如《脉经》卷四"诊损至脉第五"，卷五"扁鹊阴阳脉法第二""扁鹊脉法第三""扁鹊诊诸反逆死脉要诀第五"等。2012年，成都天回镇老官山西汉墓中出土了一批医书，经鉴定，确属扁鹊学派，有《五色脉诊》《敝昔医论》《脉死候》《六十病方》《尺简》《病源》《经脉书》《诸病症候》《脉数》等，理法方药俱全，除脉学、诊断学等内容外，还有内科、外科、妇科等疾病的记载。

二、学术成就与影响

（一）阴阳五行学说

扁鹊将阴阳学说引入中医学，首先提出以阴阳来解释病因、治疗疾病，认为阴阳不协调是导致疾病的主要因素，阴阳调和则疾病愈，阴阳离决则病不治，并擅长以阴阳断生死。辨证区分阴阳，扁鹊能够"闻病之阳，论得其阴；闻病之阴，论得其阳"，即知道疾病之阳，可以推论疾病之阴；知道疾病之阴，可以推论疾病之阳。他明确提出"阴阳并，脏气不定"是"六不治"之一。相应地，在治疗时他特别强调调节机体的阴阳平衡。以扁鹊为首的扁鹊学派，不仅运用阴阳学说分析和治疗疾病，还将阴阳学说引申到人体经络、脏器、气血各个方面。

扁鹊将五行学说引入中医学，创立了五色诊病。其色脉关系基本符合临床实际，色脉配合关系与五行学说的配属关系相吻合，有极大的实用性。《难经》进一步根据阴阳刚柔相济、五行生克制化的原理，探讨十二经的阴阳五行属性，提出阴经井穴属木，阳经井穴属金，为五输穴治疗脏腑疾病奠定了理论基础。《难经》还根据脏腑经脉之间的五行关系，首创补水泻火法，治疗心肝之火有余、肺肾之水不足的证候，是五行学说运用于临床治疗的典范。

（二）脉学与针灸学理论

1. 脉学 扁鹊学派的最大贡献之一是创立和完善了脉学理论。扁鹊以脉诊著称，司马迁谓

"至今天下言脉者，由扁鹊也"。

扁鹊学派以阴阳为纲、以时间为序，首次定义了三阴三阳脉及其主病，阐明了外在的脉与内在的脏腑之间的关系，对正常脉象和疾病状态的脉象作了详细总结，论述了三至、四至、五至之脉，损脉、反逆死脉的脉象与主病，所创立的三部九候基本原理，同样是后世脉学研究的指导思想。例如，以时序、阴阳分脉："脉，平旦曰太阳，日中曰阳明，晡时曰少阳，黄昏曰少阴，夜半曰太阴，鸡鸣曰厥阴，是三阴三阳时也。"其对脉的 6 种阴阳分类方法，为"六经"的产生提供了依据。扁鹊学派又提出从二月至八月，阳脉在表，从八月至正月，阳脉在里，并且论述了阴脉、阳脉的主病，具体记述了少阳、太阳、阳明等三阳脉，以及少阴、太阴、厥阴等三阴脉的脉象、王时（见《脉经·卷五·扁鹊阴阳脉法第二》）。该学派总结了脉象主病，如脉弦急，主肝病，症状有头眩目痛、腹满厌食、筋脉挛急等；脉浮数，如不发热则多因感受风邪等，十分详细，切合实际，能够有效地指导临床。

淳于意进一步把脉学理论与临床相结合，以分析和判断疾病，决定治疗方案。《难经》更是详细论述了脉的阴阳虚实、四季主脉、正常脉象与反常脉象、脉象主病与疾病预后等脉学理论。后世医家从王叔和到李时珍，都将扁鹊学派的脉学理论作为基本法则。随着临床实践的深入和医学水平的发展，脉学理论越来越丰富和完善，但其理论基础和诊察的基本方法一直遵循《难经》模式。

2. 针灸学　扁鹊学派除脉学方面的贡献外，还为针灸理论的发展作出重要贡献。

首次提出奇经八脉的概念（见《难经·二十七难》至《难经·二十九难》），指出奇经八脉是区别于十二经脉的一个独立的经脉体系，对奇经八脉的起止、分布、病候、作用等进行论述，发展了奇经八脉理论，是明代李时珍《奇经八脉考》的主要参考内容。

首次提出八会穴理论（见《难经·四十五难》），提出"腑会太仓，脏会季胁，筋会阳陵泉，髓会绝骨，血会膈俞，骨会大抒，脉会太渊，气会三焦"，可用以治疗热邪引起的内热病变，对后世临床起到了指导作用。如明代袁坤厚认为八穴可治气、血、筋、骨、脉、髓、脏、腑八者之病，清代孙鼎宜认为八会主治的热病，实乃外感热病，等等。

《难经·六十七难》提出"五脏募皆在阴，而俞皆在阳"，奠定了俞募穴理论的基础。

《难经·六十四难》阐发了五门十变、刚柔相配的关系，成为后世子午流注的理论基础，金代何若愚《子午流注针经》即本于此。

（三）脏腑经络与元气理论

1. 命门学说　《难经》开创"命门学说"之先河，首次提出左为肾、右为命门。命门乃精神之所舍，元气之所系，男子以藏精，女子以系胞，实为生命之根本。几千年来，众多医家一直没有停止对命门学说的阐发，成为脏腑理论的重要组成部分，进一步完善了中医理论体系，提高了中医理论对临床的指导作用。后世左归丸、右归丸等，即是以命门学说为指导进行组方的。

2. 元气学说　《难经》创立元气学说，从五脏六腑之本、十二经脉之根、呼吸之门、三焦之源、人之根本等方面系统阐述了元气的作用和生理功能。元气学说成为中医学的基础理论，医家根据寸口脉象有无元气对疾病的预后进行推测，认为有元气则生，无元气则亡；通过培补元气来治疗疾病，预防疾病，延年益寿。元气学说自产生以来，即成为指导临床和养生的理论依据。

3. 其他　扁鹊将脏腑学说与经络学说结合在一起分析病因病机，提出脏腑与经络、脏腑与脏腑之间需要用经脉联络。首次提出病邪沿经络的循行与脏器的浅深，由表入里进行传变的理论。这一理论至今仍在有效地指导临床、判断疾病的转归和预后。

（四）诊断技术

扁鹊创造性地运用切脉、望色、听声、写形的方法来诊断疾病，在使用四诊方法的基础上提出了四诊的概念及诊病应四诊合参的原则，奠定了望、闻、问、切四诊的理论基础。

1. 脉诊　脉诊是切按脉象以诊察疾病的一种方法，这是中医学诊疗技术的一大发明。扁鹊是第一个运用切脉诊断疾病的人。脉诊法经扁鹊学派的医家不断实践和细化，确立了独取寸口的诊法，进一步提出脉的三部指寸、关、尺，九候指浮、中、沉，三部九候各有所主的理论，这是扁鹊学派的一大重要医学贡献，也是中医脉诊至今仍在遵循的标准。

2. 望诊　扁鹊的望诊水平极高，如通过望齐桓侯的气色、形态，准确地预断了他的病情变化。

望色：通过望面、目、耳、鼻、齿等部位的病色，论述其主病及转归。例如患者目无精光、牙齿黑色，以及色白如枯骨、色黑如烟炱，都是濒死的颜色。

望形态：通过望目、口、唇、舌、脐、阴囊、足等部位的形态，判断所主疾病及转归。如通过观察患者舌的形态，如"舌卷""舌转"等，即可做出准确的预后判断。

3. 闻诊

闻声音：扁鹊学派提出了闻声音以诊病、判断生死的方法。如神明不守，声音嘶哑者，死；循衣缝，谵言者，不可治；阴阳俱绝，循衣撮空，妄言者，死；妄语错乱及不能语者，不治；阴阳俱绝，失音不能言者，三日半死。

闻气味：如闻到患者身上有尸臭味者，不可治。

（五）治疗技术

扁鹊学派重视从整体上全面把握病情，善于抓住关键，针对患者的不同证候、病程的不同阶段，综合利用望、闻、问、切四诊，采用综合治疗的方案和丰富的治疗方法。除了善于运用药物治病外，扁鹊学派还擅长针刺、熨烙、外科手术等疗法。特别是针刺，扁鹊是中国医学史上有确切记载的运用经络学说并循经取穴进行针刺治疗的第一人。擅长利用针刺治疗疾病，是扁鹊学派的主要治疗特色之一。

（六）"治未病"思想

扁鹊通过望诊，判断齐桓侯疾病的发展与转归，劝告齐桓侯要及早治疗，提出在疾病早期进行治疗，即"治未病"，是治病的最高水平，反映了扁鹊提倡对疾病早发现、早诊断、早治疗、防微杜渐的"治未病"思想。

扁鹊学派提出"六不治"，其中有因"衣食不能适"导致的不治，提示人们要讲究饮食卫生，饮食作息规律，遵循季节变化，根据气温的高低增减衣物，以适应气候，减少疾病发生，避免轻病变重病。肇始于扁鹊学派的"治未病"思想，是现今中医学预防思想的发端。

扁鹊总结了先秦的医学经验，首先提出机体阴阳不协调是导致疾病的主要原因，将阴阳五行学说引入中医学。其独取寸口的切脉方法成为中医脉诊法的标准。作为我国早期的医学主流，扁鹊学派的阴阳、五行、脏腑、经络、寒热、表里、逆顺、有余不足、精神气血、外内相应等中医学基本概念和理论，在建立中医学理论体系的过程中起到了奠基作用。扁鹊学派的医学理论与治疗技术对后世产生了极其深远的影响。扁鹊之后，齐鲁之地名医辈出，薪火相传，逐渐形成了具有地域特色的齐鲁医学学派。

三、验案选编与医论医话

（一）切脉独取寸口

曰：十二经皆有动脉，独取寸口，以决五脏六腑死生吉凶之法，何谓也？

然：寸口者，脉之大会，手太阴之脉动也。人一呼脉行三寸，一吸脉行三寸，呼吸定息，脉行六寸。人一日一夜，凡一万三千五百息，脉行五十度，周于身。漏水下百刻，营卫行阳二十五度，行阴亦二十五度，为一周也，故五十度复会于手太阴。寸口者，五脏六腑之所终始，故法取于寸口也。

（《难经·一难》）

（二）三焦论

曰：三焦者，何禀何生？何始何终？其治常在何许？可晓以不？

然：三焦者，水谷之道路，气之所终始也。上焦者，在心下，下膈，在胃上口，主内而不出。其治在膻中，玉堂下一寸六分，直两乳间陷者是。中焦者，在胃中脘，不上不下，主腐熟水谷。其治在脐旁。下焦者，当膀胱上口，主分别清浊，主出而不内，以传导也。其治在脐下一寸。故名曰三焦，其府在气街。

（《难经·三十一难》）

（三）热病

齐中御府长信病，臣意入诊其脉，告曰："热病气也。然暑汗，脉少衰，不死。"曰："此病得之当浴流水而寒甚，已则热。"信曰："唯，然！往冬时，为王使于楚，至莒县阳周水，而莒桥梁颇坏，信则揽车辕未欲渡也，马惊，即堕，信身入水中，几死，吏即来救信，出之水中，衣尽濡，有间而身寒，已热如火，至今不可以见寒。"臣意即为之液汤火齐逐热，一饮汗尽，再饮热去，三饮病已。即使服药，出入二十日，身无病者。所以知信之病者，切其脉时，并阴。脉法曰"热病，阴阳交者死"。切之不交，并阴。并阴者，脉顺清而愈，其热虽未尽，犹活也。肾气有时间浊，在太阴脉口而希，是水气也。肾固主水，故以此知之。失治一时，即转为寒热。

（《史记·扁鹊仓公列传》载淳于意医案）

【思考题】

1. 扁鹊学派在诊断学方面有哪些贡献？
2. 诊脉"独取寸口"的主张是在哪部著作中提出的？对后世有何影响？
3. 试述扁鹊在中国医学史的地位。

<h2 align="center">第二节　河间学派</h2>

一、河间学派简介

河间学派是以宋金时期河北河间著名医家刘完素为开山形成的一个医学流派。其学术思想的中心内容是从运气学说角度出发，探讨火热病机，长于治疗火热病证，善用寒凉药物，故后世又称之为寒凉学派。

(一) 发展源流与传承谱系

河间学派的产生并非偶然。自张仲景《伤寒论》问世之后，一段时期内，在医学理论研究方面少有新的突破。尤其魏晋之后，墨守仲景成规的保守风气异常浓厚，凡外感，无问寒热，动辄治以辛温，误人之迹常在。宋代，官府设立和剂局，编纂《太平惠民和剂局方》（以下简称《局方》），收方788首，均经名医之手选定，疗效肯定。《局方》盛行于世，正如朱震亨所述，"《和剂局方》之为书也，可以据证检方，即方用药，不必求医，不必修制，寻赎见成丸散，病痛便可安痊。自宋迄今，官府守之以为法，医门传之以为业，病者恃之以立命，世人习之以成俗"，渐渐造成了按病索成方，不辨寒热虚实的流弊。而《局方》用药多偏温燥，温热患者或阳盛阴虚之体用之，不仅疗效不佳，反生出种种弊端。刘完素生活在北方，风土刚燥，世人禀赋强壮，多饮食牛羊乳酪，脍炙醇浓，体常蕴热。加之又值宋金交战，动乱不安，疫病多次流行，故无论仲景之法还是《局方》之剂均非所宜。另外，宋代理学盛行，程颐、朱熹之理学强调"格物致知"，主张穷理，促进学术理论研究之风，对医学界也产生了影响。在上述环境条件下，面对社会需要和弊端，刘完素很自然地产生了革故鼎新思想。他从研究《内经》病机理论和运气学说入手，对火热病证详加阐发，提出"六气皆从火化"的著名观点，创立新治法、新方药，独成一派，大大提高了当时的临床疗效，成为金元一大学派之创始。

河间学派有其独特的理论体系和师承授受关系，据史料记载，亲炙其学者有穆大黄、马宗素、荆山浮屠等；私淑其学者有葛雍、馏洪、张从正等。荆山浮屠再传于罗知悌，罗知悌三传于朱震亨，使河间之学从北方传到南方，研究内容亦为之一变。朱震亨着力阐发相火为病，又创立"阳有余阴不足论"，主张以气、血、痰、郁辨治杂病，成一家之言，被誉为丹溪学派。张从正私淑刘完素，为攻邪学派之代表，主张无论风之与火还是湿之与燥，都是侵于体内的邪气，邪留伤正，邪去正安，故治疗当以攻除邪气为先，善用汗吐下三法，另创新说。

其师承关系见图4-6。

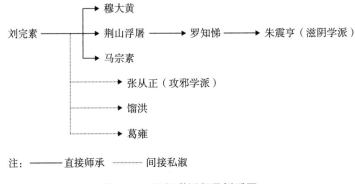

注：—— 直接师承　------ 间接私淑

图4-6　河间学派师承授受图

(二) 代表性医家医著

刘完素（1110—1200年），字守真，自号通玄处士，又号宗真子，金代章宗赐号"高尚先生"，宋金时期河间（今河北省河间市）人，后世又称其为刘河间。他幼年家境贫寒，其母病，因家贫三请医生而不至，致使身亡，故立志学医，以济世活人。著有《素问玄机原病式》《黄帝素问宣明论方》《素问病机气宜保命集》《三消论》等。

《素问玄机原病式》一卷。该书运用运气学说分析病机，并发挥《素问》病机十九条，将其分属五运主病和六气主病。其中对火热病机的阐发尤有独到见解，提出著名的"六气皆从火化"说，力倡辛凉解表与泄热养阴的治疗原则。

《黄帝素问宣明论方》15 卷。该书前两卷首论《内经》62 病证，次列诸风、热、伤寒及杂病、眼目、小儿诸病等 18 门，每门先叙总论，后介绍药方。所载 352 方，既有历代名医之方，更有其自创之方，其中不乏寒温并用、通补兼施者。

《素问病机气宜保命集》三卷。该书作者为谁尚有待考证，但就其内容主要反映了刘完素的学术思想。上卷为医论，包括原道论、原脉论、摄生论、阴阳论、察色论、伤寒论、病机论、气宜论、本草论等 9 篇；中下两卷，论述了临床常见各科疾病的证治。

《三消论》一卷，现存于《儒门事亲》一书中。该书论述消渴，强调燥热为其主要病机，主张不可一方通治，当分消渴、消中与肾消，且首次提出以三焦病机论消渴，对后世消渴论治有一定影响。

二、学术创见

（一）五运六气病机学说

刘完素对运气学说的研究与运用，重视结合临床实际。运气学说分五运与六气，有大运和小运之别，大运主一年，小运各主一季，他更加重视小运的变化。刘完素指出，一年二十四节气，分春、夏、长夏、秋、冬五季，每季各主七十三日五刻，合三百六十五日二十五刻为一岁。一岁中又有六气所主，从大寒至春分，为初之气，属厥阴风木，故温和而多风；春分至小满，为二之气，属少阴君火，故暄暖；从小满至大暑，为三之气，属少阳相火，故炎热；从大暑至秋分，为四之气，属太阴湿土，故湿阴云雨；从秋分至小雪，为五之气，属阳明燥金，故凉而物燥；从小雪至大寒，为六之气，属太阳寒水，故寒冷。人与天地之气相应，故一年中六气之变化必然影响于人体。刘完素认为，虽每年有大运主令，但年与年间的变化不易观察，相比之下，一年四季中六气的变化十分明显，不同季节表现有不同的气候，因此疾病发生不一，治疗原则各异，这是易于把握的。他强调六气为病，重视一年中小运的变化，使运气学说的实用价值得到了更多体现。

除此之外，他还综合《内经》"天人相应"理论，认为人体内部存在着类似天地五运六气的兴衰变化，并对五运和六气主病作了全面论述。他在《素问·至真要大论》病机十九条的基础上，将五脏主病的内容归纳为"五运主病"，如诸风掉眩，皆属肝木；诸痛痒疮，皆属心火；诸湿肿满，皆属脾土；诸气𫘎郁，皆属肺金；诸寒收引，皆属肾水。虽仅加入木、火、土、金、水诸字样，但这却是他创造性地运用五运作为疾病分类的纲领，使运气学说与临床紧密结合在一起的体现。于六气病机，他发挥尤多，如将"诸暴强直，皆属于风"发挥为"诸暴强直，支痛软戾，里急筋缩，皆属于风"，扩充"诸痉项强，皆属于湿"为"诸痉强直，积饮，痞隔中满，霍乱吐下，体重，胕肿肉如泥，按之不起，皆属于湿"。他还增列了燥气病机一条："诸涩枯涸，干劲皴揭，皆属于燥"，使六气病机更臻完善。如此，脏腑病机、六气病机与运气学说结合在一起，使错综复杂的诸般病证归于 11 类，可谓纲举目张。

（二）火热论

1. 六气皆从火化 刘完素在论述病机时，尤其重视火热为病。他将病机十九条中属于火热的病从原来的 17 种扩充成为 50 多种，对属于风、燥、湿的诸种病证，在论述病机时也多从火热阐发，形成了以"火热论"为中心的学术观点。

对风、湿、燥、寒诸气与火热的关系，他强调，风、湿、燥、寒在病理变化的过程中皆能化生火热，而火热又往往是造成风、湿、燥、寒的原因之一。如风与火热：风属木，木能生火，风可以助火，反之，热甚亦能生风，风与火热在病变过程中又常常相兼为病；湿与火热：积湿可以成热，反之，火热怫郁，导致水液不能宣通，停滞而生水湿，故湿热可以互生，亦能相兼为病；燥与火热：燥易伤津而化生火热，反之，热盛津伤亦可成燥，燥热常相兼为病；寒与火热：寒主凝滞收敛，致阳气不得宣通而怫郁，亦可成为热证，至于热极生寒者，则是热深厥深的假寒之象，并非火热化生寒邪、变生寒证。因此，风、湿、燥、寒诸气为病均可化生火热，而火热为病又可产生风、湿、燥、寒诸证，火热就成为六气的中心，这就是其"六气皆从火化"说的基本观点。

2. 五志过极皆为热甚　在研究外感火热病机的同时，刘完素又对内伤火热病机提出"五志过极皆为热甚"的观点，认为情志过极，躁扰阳气，易化生火热，而致中风偏枯、惊、躁扰、谵、狂越等症。反之，火热亢极又可扰乱神明，出现神志异常。五志化火生热的关键在于心，而心火暴甚、肾水虚衰则是上述病理变化中的一个重要环节。如中风偏枯，是因为将息失宜，心火暴甚，肾水虚衰不能制之；惊为水衰，心火自甚所致；躁扰为躁动烦热，扰乱不宁，火之体也；谵言多语是因心火热；狂越为心火旺则肾水衰。在治疗上，他提出了益肾水、降心火的治疗法则。于内伤火热病证，他从情志角度加以探讨，这点很有创见。

火热论是河间学派学术理论的核心，"六气皆从火化""五志过极皆为热甚"为其主要观点，说明了火热病证的多发性及普遍性。

3. 玄府气液说　玄府为气液运行的通道，这是刘完素对人体生理、病理观的又一独特见解。"玄府"这一概念，最早见于《素问·水热穴论》"所谓玄府者，汗空也"。他却创造性地提出，"玄府"并不专指汗孔，且不唯独具于人。《儒门事亲·刘河间先生三消论》云："然玄府者，无物不有，人之脏腑、皮毛、肌肉、筋膜、骨髓、爪牙，至于万物，悉皆有之，乃出入升降，道路门户也。"可见他对玄府的认识已远远超越了《内经》。他将人体各种组织的腠理间隙统称为"玄府"，并明确指出"玄府"为气液运行之通道，将气血津液在人体脏腑、皮肉、筋骨的"玄府"中正常运行的生理功能称为"气液宣通"。"玄府"通畅则气液流行无阻，四肢、耳目、脏腑、肌肤、骨髓、毛发皆能得其营养而维持正常功能。除此之外，他还指出"玄府""气液宣通"与"神机出入"也有密切关系，即"玄府"也是"神机"出入通利之处。《素问玄机原病式·热类》云："气血宣行，则其中神自清利，而应机能为用矣。"如是则"目得血而能视，耳得血而能听，手得血而能摄，掌得血而能握，足得血而能步，脏得血而能液，腑得血而能气"；若"玄府"郁结则"气血不能宣通，神无所用而不遂其机"，导致"目郁则不能视色，耳郁则不能听声，鼻郁则不能闻香臭，舌郁则不能知味"等病理现象，其他如筋痿、齿痛、发痛、皮肤不仁、肠不渗泄等症亦可随之而见，说明人体脏腑器官的各种生理、病理现象，都与"玄府"气液是否宣通及"神机"的作用密切相关。导致"玄府"闭郁的原因，他认为主要为阳气怫郁和寒气凝闭两端。

"玄府气液说"是刘完素病机学说的另一个重要组成部分，其要旨在于研究人体精、气在幽微难见的"玄府"中运行的规律及其在生理病理中的重要作用。虽因受到当时科学条件的限制未能进一步深化，但他的这些精湛见解充实了中医学的病机理论，具有很高的研究价值。

三、治疗主张

(一) 治热病运用寒凉，主张分表证里证

刘完素在理论上重视火热病机，治疗上善用寒凉，他将外感火热病分表证和里证进行治疗。在表他运用汗法，但另立辛凉解表之途；在里或攻下，或清里，或养阴退阳，总以寒药攻之；表里相兼者，主用表里双解。若邪在半表半里，则宗仲景之法，以小柴胡汤和解之。

1. 表证 表证治疗当汗解。他认为，外感初起多为怫热郁结，辛甘热药虽能发散，但汗之而热不去，会使热病转甚，变证百出。唯有用辛凉或甘寒以解表，才是正治，并明确提出辛凉解表，常用石膏、滑石、甘草、葱、豉等开发郁结。若表证兼有内热之证，他用表里双解法，如防风通圣散、双解散，或用天水一凉膈半散，或用天水凉膈各半散，散风壅，开结滞，使气血宣通，郁热自可解除。

2. 里证 对里证的治疗，他根据临床表现提出了3种不同治法。表证已解，里热郁结，大便不行者，当用承气汤，并自创三一承气汤广泛用于多种里证。热毒极深，或用汗吐下后而热不退者，当用黄连解毒汤清热解毒，或与承气汤配合使用。大下之后，热势尚盛者，可用黄连解毒汤清解余热。若热极失下，残阴欲绝，又当用黄连解毒汤合凉膈散，或白虎汤合凉膈散，养阴退阳。

(二) 重视益肾水、降心火

对阳实阴虚、水弱火强之证，他重视益肾水、降心火，以养阴退阳。他指出，头目昏眩、耳鸣或聋、上气喘咳、涎唾稠黏、口苦舌干、咽喉不利、肢体焦痿、筋脉拘倦、中外燥涩、便溺闭结等症皆属阳实阴虚之候，七情所致的谵妄、狂越等症也由五志化热而致水虚火旺引起。对中风，他强调为心火暴盛、肾水虚衰所致；对消渴，亦主张系肾水不胜心火而致上下俱热。在益肾水与降心火二者之间，要因证而施，不拘一格。他还擅长用补益肾精，以使"火归水中"，地黄饮子便是一例。该方擅治肾虚足废不用，火旺乘金暴喑失语，目前临床仍广为沿用，以治中风后遗症等。

(三) 主张开发郁结，宣通气液

他在治疗用药中还重视开发郁结，以保持玄府气液宣通。他对热病、下痢、带下、水肿、结胸、郁、淋、战栗等的治疗都明确强调这一点。如在《素问玄机原病式·热类》中，他对热病的治疗指出，"石膏、滑石、甘草、葱、豉之类寒药，皆能开发郁结，以其本热，故得寒则散也"，说明辛凉药物在治疗火热类疾病时发散开郁的重要性。对痢疾的治疗，他说："夫治诸痢者，莫若以辛苦寒药治之，或微加辛热佐之则可。盖辛热能发散开通郁结，苦能燥湿，寒能胜热，使气宣平而已，如钱氏香连丸之类是也。故治诸痢者，黄连、黄柏为君，以其至苦大寒，正主湿热之病。"并提出了"行血则便脓自愈，调气则后重自除"的治痢卓见，创芍药汤以行气血、导积滞、清湿热。对带下，他认为是"下部任脉湿热甚者，津液涌溢"，故治疗不宜用辛热之剂，应以"辛苦寒药，按法治之，使微者甚者，皆得郁结开通，湿去燥除，热散气和而愈"，始终强调一个"通"字。

(四) 精于辨证，合理用药

刘完素重视火热病证的治疗，以善用寒凉著称，但并非偏用寒凉。他仍然强调辨证论治，合

理用药。他在《素问玄机原病式·热类》中指出："大凡治病，必求所在……中外脏腑经络皆然。病气热则除其热，寒则退其寒，六气同法，泻实补虚，除邪养正，平则守常，医之道也。"从中可见其用药指导思想之一斑。寒热温凉攻补之法随证而施，并非局限于寒凉一途。《黄帝素问宣明论方》350 首方剂中属寒凉之剂有 39 方，属温热之剂有 44 方，其余方均为寒热并用或药性平和之剂，即使在伤寒门中，对偏于寒者他也仍然选用麻、桂、小青龙、四逆汤等辛热之剂。由此可见，他的用药正确把握了中医学因时、因地、因人制宜的辨证施治原则，这对纠正当时医学界轻视理论及扭转受滥用《局方》之影响而忽视辨证的不良倾向都具有一定作用。

四、学术影响

河间学派理论联系实际，独创一家之言。其创造性地以五运六气作为疾病分类纲领，将运气学说与病机十九条结合起来，阐发中医病机，使中医病机研究大倡；提出了火热病证的广泛性，在治疗上力主寒凉，创辛凉解表、清热解毒、养阴退阳等法，突破了魏晋之后仲景成规的保守学风，也为明清时期温热病的研究与治疗开辟了新途径；倡言玄府气液说，赋予"玄府"全新的概念，是中医学理论发展进程中又一次了不起的创新。在其影响下，李杲、张从正、朱震亨及明清诸家均重视对病机的探讨，从不同角度对中医学各个领域进行良性争鸣，并不断推陈出新，标志着中医学理论研究进入新阶段。

河间学术盛行于金元，薪传数百年，对后世医学流派的创立影响很大。金代张从正私淑河间之学而创攻邪学派，元代朱震亨师承河间之学，旁开东垣、戴人之门创丹溪学派，明清治温病学诸家又遥承河间学说，发展成为温病学派。其学术在明代还东传日本、朝鲜，两国在医书的整理收集和治疗经验的总结提高方面均深受河间理论的指导。刘完素的名方防风通圣散在日本受到欢迎，江户时代的医者广泛采用此药，直至今日仍有医者沿用此药。

河间学术对近现代医学发展也具有深远影响。近代张伯龙《类中秘旨》、张山雷《中风斠诠》、张锡纯《医学衷中参西录》中对中风的论述，均受河间中风内因论的启示而加以阐发。现西南医科大学王明杰教授著《玄府学说》一书，以河间玄府理论为基础，对玄府学说的学术源流、理论内涵、基本内容等作了系统研究，论述了该理论在温病、眼病、脑病、心病、肺病、肝病、肾病、皮肤病、鼻病、耳病等各科疾病的临床应用经验和现代研究，构建了玄府学说的现代学术体系。河间学派精湛的医术使其声名远扬，其敢于创新、勇于质疑、辨证论治的科学精神，更值得后世医者学习。

五、验案选编与医论医话

（一）玄府气液论

故余著有《原病式》曰：皮肤之汗孔者，谓泄汗之孔窍也。一名气门者，谓泄气之门户也。一名腠理者，谓气液之隧道纹理也。一名鬼门者，谓幽冥之门也。一名玄府者，谓玄微之府也。然玄府者，无物不有，人脏腑、皮毛、肌肉、筋膜、骨髓、爪牙，至于万物，悉皆有之。乃出入升降，道路门户也。故《经》曰：出入废则神机化灭，升降息则气立孤危，故非出入则无以生长壮老已，非升降则无以生长化收藏，是知出入升降，无器不有。故知人之眼、耳、鼻、舌、身、意、神、识，能为用者，皆由升降出入之通利也。有所闭塞，则不能用也。若目无所见，耳无所闻，鼻不闻香，舌不知味，筋痿骨痹，爪退齿腐，毛发堕落，皮肤不仁，肠胃不能渗泄者，悉由热气怫郁，玄府闭塞，而致津液、血脉、营卫、清气不能升降出入故也。各随郁结微甚，而为病之大小焉。病在表，则怫郁腠理，闭密阳气，不能散越，故燥而无汗，而气液不能出矣。

（《儒门事亲·刘河间先生三消论》）

（二）三消论

故治消渴者，补肾水阴寒之虚，而泻心火阳热之实，除肠胃燥热之甚，济一身津液之衰，使道路散而不结，津液生而不枯，气血利而不涩，则病日已矣。况消渴者，本因饮食服饵失宜，肠胃干涸，而气液不得宣平；或耗乱精神，过违其度；或因大病，阴气损而血液衰虚，阳气悍而燥热郁甚之所成也。故济众云，三消渴者，皆由久嗜咸物，恣食炙煿，饮酒过度；亦有年少服金石丸散，积久石热，结于胸中，下焦虚热，血气不能制石，热燥甚于胃，故渴而引饮。若饮水多而小便多者，名曰消渴。若饮食多而不甚饥，小便数而渐瘦者，名曰消中。若渴而饮水不绝，腿消瘦而小便有脂液者，名曰肾消。如此三消者，其燥热一也，但有微甚耳。余闻世之方，多一方而通治三消渴者，以其善消水谷而喜渴也。然叔世论消渴者，多不知本，其言消渴者，上实热而下虚冷，上热故烦渴多饮，下寒故小便多出，本因下部肾水虚，而不能制其上焦心火，故上实热而下虚冷。又曰：水数一，万物之本，五行之先，故肾水者，人之本，命之元，不可使之衰弱。根本不坚，则枝叶不茂，元气不固，则形体不荣。消渴病者，下部肾水极冷，若更服寒药，则元气转虚，而下部肾水转衰，则上焦心火亢甚，而难治也。但以暖药补养元气，若下部肾水得实，而胜退上焦心火，则自然渴止，小便如常而病愈也。

（《儒门事亲·刘河间先生三消论》）

【思考题】

1. 试述刘完素"六气皆从火化"的学术观点。
2. 河间火热论的主要内容是什么？
3. 刘完素对火热病的论治有何特点？
4. 试述刘完素玄府气液说的主要内容。

第三节　易水学派

一、易水学派简介

金元时期，自河间刘完素创立火热论之后，河北易州张元素在总结前人学术成就的基础上，创立了较为系统的以寒热虚实为纲的脏腑辨证体系。其后，李杲、王好古、罗天益等医家，在其学说影响下，围绕中医脏腑理论，相继在脏腑病机和辨证治疗方面取得重大成就。因其开创者张元素系金代易州（今河北易水）人，故后世称为易水学派。

（一）发展源流与传承谱系

易水学派的形成有其特定的社会历史背景。金元时期，社会变迁剧烈，中国北方战火连年，人民饱受饥馑、劳役、惊恐之苦，内伤病发生较多，这为脏腑病机研究提供了临床基础。魏晋以来至宋代，医学的发展一直处于经验积累阶段，偏重于临证经验的收集应用，而在一定程度上忽略了医学理论的研究。经过一段时期临床实践的经验积累，医学理论的总结提高已势在必行，脏腑病机的理论研究已成为当时医学发展的客观需要。故张元素在总结前人经验的基础上，建立了以寒热虚实为纲的脏腑辨证体系，在医学发展上起到了承前启后的作用，成为易水学派的开山。易水学派有较为清晰的理论体系和师承授受关系，据文献记载，亲炙其学者有李杲、张璧、王好古、罗天益等。

刘完素与张元素二人，论其学说渊源，刘氏受北宋韩祗和、庞安时、朱肱的影响较多，张元素则受《中藏经》和钱乙的影响较深。尽管他们的学术思想有所不同，但关系却很密切。在张元素的《医学启源》中，其中卷"《内经》主治备要"中的五运主病、六气为病、五运病解、六气病解，几乎全部出自刘完素的《素问玄机原病式》原文，张元素给以提纲挈领，使眉目更为清晰；"六气方治"中的列方叙证，亦大半取材于刘完素的《黄帝素问宣明论方》；《脏腑标本虚实寒热用药式》中的命门相火之说，并与三焦为表里，亦类同于《素问玄机原病式》所论而又加以发挥。因此，《重刻刘守真先生宣明论方·序》中说："本郡志称，刘氏所论著皆发前古所未发，与洁古齐名，世号刘张法。"《金史》亦载张元素治愈刘完素的伤寒病。可见二者完全是切磋技艺、互学相长的学谊关系。

然而河间、易水学派活动于南北分裂的金元时期，自然范围不广，只局限于冀南豫北之地。《青岩丛录》载："李氏弟子多在州中，独刘氏传之荆山浮屠师，师至江南，传之罗知悌，南之医皆宗之。"即经荆山浮屠、罗知悌至丹溪，北学南渐，再经丹溪学派的广泛传播而遍及全国。元代延佑二年，杜思敬将他们的著作节录汇编成《济生拔粹》一书，进一步扩大了易水学派学术思想及临证经验的传播。

易水学派的脏腑病机理论在明代有了新的发展。一批医家在继承李杲脾胃学说的基础上，注重研究肾和命门病机，从阴阳水火角度探讨脏腑虚损的病机与辨证治疗，建立了以温养补虚为特色的辨治虚损病证的系列方法，理论上发展成为以先天阴阳水火为核心的肾命理论，虽被后人习称为温补学派，实则为易水学派学术思想的延续，代表性医家有薛己、孙一奎、赵献可、张介宾、李中梓等。元末以降，丹溪之学盛行，医者多偏执滋阴降火之说而滥用寒凉，袭以成弊，温补诸家起而驳正之，其承东垣脾胃之学而由脾及肾，深究阴阳理论与肾命病机，注重保护人体阳气，丰富了对脏腑虚损病证的辨证与治疗，成为易水学派发展过程中以温养补虚为临床特色的一个重要分支流派。

易水学派师承关系见图4-7。

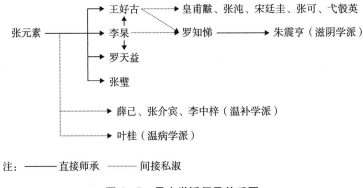

注：—— 直接师承　------ 间接私淑

图4-7　易水学派师承关系图

（二）代表性医家医著

1. 张元素　字洁古，金代易州（今河北省易水）人，约生活于公元12~13世纪，与刘完素同时代而略晚。张元素有感于当时医者执古方以疗今病的习俗，主张从实际出发，提出"运气不齐，古今异轨，古方今病不相能也"的著名论断，在脏腑辨证和方药理论上勇于创新，是一位具有革新思想的医药学家。著有《医学启源》《珍珠囊》《脏腑标本寒热虚实用药式》等。

《医学启源》三卷，上卷载天地六位藏象图、手足阴阳、五脏六腑十一经脉（除心包络）证法、三才治法、三感之病、四因之病、五郁之病、六气主治要法、主治心法，主要论述脏腑、经脉、病因及主治之法；中卷为《内经》主治备要和六气方治；下卷为用药备旨，列有19篇，分别介绍对中药气味厚薄、寒热升降、四气五味、五脏苦欲补泻等理论的认识，所论悉遵《素问》诸篇之旨，是研究经典中药药性理论的重要专篇文献。

《珍珠囊》一卷，载药113种，各药首列药名，次列性味、阴阳属性、归经、主治、宜忌、配伍应用等。另详列手足十二经引经报使药，简述诸证宜用之药、四季宜药、疮毒用药法及加减等。本书首次将归经学说系统化、具体化，开拓了临床用药思路，具有较高的实用价值。其所论引经理论、疮家用药规律、药物宜忌与配伍应用等亦皆有独到之处。

《脏腑标本寒热虚实用药式》一卷，未见单行本，李时珍将其收录在《本草纲目·序例》之中。全篇以脏腑为纲，以标本虚实为目，分别列述了五脏六腑的虚实补泻、标本寒热用药。

2. 李杲 李杲（1180—1251年），字明之，金代真定（今河北正定）人，晚年自号东垣老人。在张元素脏腑辨证思想的启示下，他精研经典，创立脾胃学说，提出"内伤脾胃，百病由生"的论点，为易水学派的主要代表性医家。著有《脾胃论》《内外伤辨惑论》《兰室秘藏》等。

《脾胃论》三卷，卷上博引《内经》对脾胃之论，强调"人以胃气为本"，阐述了脾胃盛衰对其他脏腑的影响，指出内伤疾病的产生始于脾胃虚衰，并创立补脾胃、泻阴火之升阳汤等方；卷中列述脾胃病诸证方治，提出饮食劳倦所伤始为热中论，创制甘温除热名方补中益气汤，兼论脾胃虚弱诸病治方及加减用药法等；卷下立有脾胃虚则九窍不通论、胃虚脏腑经络无所受而俱病等医论14篇。

《内外伤辨惑论》三卷，卷上主要从阴证阳证、脉象、寒热、手心手背、口鼻、头痛、筋骨四肢、饮食、渴与不渴等方面鉴别内伤和外感病；卷中分设饮食劳倦论、四时用药加减法、暑伤胃气论、肺之脾胃虚方及肾之脾胃虚方；卷下为辨内伤饮食用药宜忌及附方。另有论酒客病、临时制方、随时用药、重明木郁则达之之理。

《兰室秘藏》三卷，共21门，将脾胃学说广泛运用于临床，涉及内、外、妇、儿、五官各科疾病，以内科疾病为主，每门之下先设总论，然后辨证处方，所论皆穷其旨要，所附皆效验之方。

3. 王好古 王好古（约1200—1264年），字进之，号海藏，元代赵州（今河北省赵县）人。曾与李杲一起学医于张元素，后又从师于李杲，在张、李二家的影响下，精研《伤寒论》，重视三阴阳虚病证研究，以阴证学说为独到之处，成为易水学派又一名家。著有《阴证略例》《医垒元戎》《汤液本草》《此事难知》等。

《阴证略例》一卷，为专门论述阴证的专著。其撷取前贤有关阴证论述，参以己见，从病因病机、诊断治疗方面对阴证进行了较为全面的阐发，旨在阐明伤寒阴证的危害性及其证治。

《医垒元戎》十二卷，以十二经为纲，首述伤寒，附以杂证。学术渊源以仲景为本，参酌张元素、李杲等名家论述及证治之法。选方采用《太平惠民和剂局方》者颇多。

《汤液本草》三卷，卷上为药性总论，选辑李杲《药类法象》《用药心法》部分内容并作补充。卷中、卷下分论药物。书中所论药性，均据各药所入三阴、三阳经特点，结合气味、阴阳、升降浮沉等性能予以发挥，并附引各家论述。

4. 罗天益 罗天益（1220—1290年），字谦甫，元代藁城（今河北省藁城）人，为晚年李杲入室弟子，尽得其术，曾为元太医。整理刊出多部李杲医著，对传播"东垣之学"发挥了重要作用，是易水学派理论形成和发展过程中承前启后的一位重要医家。著有《卫生宝鉴》《东垣先生试效方》等。

《卫生宝鉴》二十四卷，系罗氏以东垣学术思想为基础，旁采诸家之说，结合自身经验整理而成。卷一至卷三为"药误永鉴"，就临床实践中一些值得注意的问题加以讨论，示例"知前车之覆，恐后人蹈之也"；卷四至卷二十为"名方类集"，为本书的主要部分，共记载方剂700余首；卷二十一为"药类法象"，按气味厚薄及升降浮沉作用分类，并对109种药物的功用主治、炮制、配伍等加以说明；卷二十二至卷二十四为"医验纪述"。

二、学术创见

（一）脏腑辨证说

张元素在整理总结《内经》《难经》《中藏经》有关脏腑辨证思想的基础上，汲取《备急千金要方》《小儿药证直诀》脏腑辨证用药经验，结合自身临床经验，对脏腑辨证进行了总结与创新。每一脏腑（除心包络之外）均从生理、病理、演变、预后及治疗方药等方面进行阐述，形成了标本寒热虚实条理清晰的脏腑辨证体系，对脏腑辨证的发展作出了重要贡献。

张元素所提出的脏腑辨证新说具有以下几方面的特点：一是以寒热虚实为纲，标病本病分明。针对每一脏腑，分别论述脏腑之实、脏腑之虚、脏腑之寒、脏腑之热。其中脏腑的虚实主要指脏腑之气的虚实。对于脏腑的寒热，张氏根据脏腑自身不同的生理特性，又与脏腑虚实结合，分为脏腑实寒、虚寒、实热、虚热等不同的脏腑病机亚型。二是因机立法，治有标的。张氏以寒热虚实为纲论述脏腑的生理、病理特点，以"虚者补之、实者泻之、寒者温之、热者寒之"为总则，结合脏腑功能特性分别采用不同的治疗法则和药物，具体治疗法则根据脏腑的不同特性而灵活多变。三是重视脾胃。张氏秉承《黄帝内经》脾胃为后天之本的观点，强调脾胃在五脏六腑中的重要作用，指出："胃者，脾之腑也，又名水谷之海，与脾为表里，胃者人之根本，胃气壮，则五脏六腑皆壮。"李东垣即是在继承张氏辨证独重脾胃思想的基础上开创了脾胃内伤之说。

（二）遣药制方论

《素问·阴阳应象大论》的气味厚薄、寒热升降理论，以及《素问·脏气法时论》《素问·至真要大论》的五味、五脏苦欲补泻理论是中药学的重要组成部分。易水学派以《内经》理论和运气学说为指归，并紧密结合临床，对药物的气味厚薄与升降浮沉、药物的归经和苦欲补泻、制方大法等都进行了深入探讨和发挥，对中药学、方剂学理论发展作出了突出贡献。在李时珍的《本草纲目》中，张元素的《脏腑标本寒热虚实用药式》和李杲的《随证用药凡例》均被采录，同时各个药味功能介绍的条目中，也多采用张氏师徒三人之论，说明李时珍研究药物时较重视易水学派的药学成就。

1. 创立药物气味与升降浮沉相关理论　张元素认为，凡药皆有性，性分寒、热、温、凉；亦必有味，味分酸、苦、甘、辛、咸、淡，性味相合乃成药性，从而决定药效作用，临床重视对药物性味的考察。《素问·阴阳应象大论》云："味厚者为阴，薄为阴之阳，气厚者为阳，薄为阳之阴。"张氏联系具体药物对此做了解释。如《医学启源·用药备旨》说："升降者，天地之气交也。茯苓淡，为天之阳，阳也，阳当上行，何谓利水而泄下？《经》云：气之薄者，阳中之阴。所以茯苓利水而泄下，亦不离乎阳之体，故入手太阳也。麻黄苦，为地之阴，阴也，阴当下行，何谓发汗而升上？《经》曰：味之薄者，阴中之阳。所以麻黄发汗而升上，亦不离乎阴之体，故入手太阴也。附子，气之厚者，乃阳中之阳，故《经》云发热。大黄味之厚者，乃阴中之阴，故《经》云泄下。竹淡，为阳中之阴，所以利小便也。茶苦，为阴中之阳，所以清头目也。"张氏在阐释每一药物功用时，均先明确其气味厚薄，后述其功效，使中药学理论与临床应用紧密结合，推动了中药学理论的发展。

2. 创中药法象分类方法　张元素认为："凡同气之物，必有诸味；同味之物，必有诸气。互相气味，各有厚薄，性用不等，制方者必须明其用矣。"他在《医学启源·药类法象》中叙述药物分类时，十分注重气味厚薄、升降浮沉的异同和辩证关系，制订了药类法象，将所举的 100 多味药物分为风升生、热浮长、湿化成、燥降收、寒沉藏五类，创立了类分药物的新方法。张氏认为，某一类的药物，由于吸收了某一四时天地之气味，故其具有了类似天地四时春生、夏长、秋收、冬藏之气的特点。以自然四时之象的特性来感悟药物的性质与功能特点，是张元素熟练运用运气学说指导遣药制方的具体反映。如他认为"风升生"类药物，为味之薄者，味薄则能宣通，如春之象能升发宣散，具有疏风解表、通彻内外、生发上升等功效，如防风、羌活、升麻、柴胡、桔梗、麻黄之类。此种法象药理分类方法，是张氏的独到见解，其弟子李杲、王好古、罗天益等也都依此辨证用药。

3. 发明药物归经、引经说　张元素重视脏腑辨证，并将脏腑经络与用药密切结合，提出了药物归经说。如他在《医学启源·用药备旨》中云："去脏腑之火，黄连泻心火，黄芩泻肺火，白芍药泻肝火，知母泻肾火，木通泻小肠火，黄芩泻大肠火，石膏泻胃火。柴胡泻三焦火，须用黄芩佐之；柴胡泻肝火，须用黄连佐之。胆经亦然。黄柏泻膀胱火，又曰龙火……已上诸药，各泻各经之火，不惟止能如此。更有治病，合为君臣，处详其宜而用之，不可执而言也。"在归经学说的基础上，张氏认为制方还应注意"各经引用"，若药有向导，则其效速，其效专，其力宏。张氏归纳了手足十二经的引经报使药，如太阳小肠、膀胱经病，在上用羌活，在下用黄柏；少阳胆、三焦经病，在上用柴胡，在下用青皮；阳明胃、大肠经病，在上用升麻、白芷，在下用石膏；太阴脾、肺经病，用白芍；少阴心、肾经病，用知母；厥阴肝、包络经病，在上用青皮，在下用柴胡。归经、引经理论的发明，既是临床经验的系统总结，又为辨证施治提供了理论依据，是对中药学理论的重大发展。

张元素之后，李杲及王好古等人又进一步发展了归经理论，这可从他们存世的《用药法象》和《汤液本草》等著作中得到体现。特别是王好古《汤液本草》一书，除收集张元素、云岐子、李杲等之药论外，并类集《伤寒论》《太平惠民和剂局方》等有关药论，间附己意，成为金元时期本草学的代表著作之一，共收载药物 242 味，其中 80 多味均注明"入某经药"或"某引经药"。为了便于后人诵记掌握，王氏还将张元素所列的各经引经药物编成歌诀，收入书中。

4. 创"六气内淫制方大法"　张元素在《内经》六淫为病治疗原则的基础上，通过研究五运六气，以药物气味与病机的协调为基础，首次以五行生克原理阐发制方原则，拟定了风、寒、暑、湿、燥五类制方大法，极大地丰富和深化了方剂学理论。张氏认为："酸、苦、甘、辛、咸，即肝木、心火、脾土、肺金、肾水之本也。四时之变、五行化生，各顺其道，违则病生。圣人设法以制其变，谓如风淫于内，即是肝木失常也，火随风炽，治以辛凉，是为辛金克其木，凉水沃其火，其治法例皆如此。"如针对脾胃病制方时，遵循湿制法原则，"脾、土、甘、中央化成之道也，失常则病矣。湿淫于内，治以苦热，佐以咸淡，以苦燥之，以淡泄之"。根据上述制方原则，张元素制成"当归拈痛汤"一方，并详细阐明了方义，成为启示后学根据"六气内淫制方大法"处方用药的范例，至今仍在临床广泛使用。

（三）脾胃论

脾胃学说肇基于《黄帝内经》，东汉张仲景在《伤寒杂病论》中亦专设太阴病篇、阳明病篇探讨脾胃生理、病理及治疗，脾胃学说自此基本形成。后经唐代孙思邈、宋代钱乙补充完善，脾胃学说得以继续发展。金元时期，由于易水学派的兴起，脾胃学说得到全面发展。学派创始人张元素提出了更加完整的脾胃疾病辨证思想，其弟子李杲进而提出了"内伤脾胃，百病由生"的著名观点，着重研究了脾气虚和中气下陷、阴火证等，创制了补中益气汤、升阳散火汤、升阳益胃汤等著名方剂，将脾胃理论研究推向了高潮。

1. 脾胃为元气之本　李杲认为，脾胃是人身生命活动的动力源泉，突出强调了脾胃在人体生命活动中的重要作用。他指出："真气又名元气，乃先身生之精气也，非胃气不能滋之。胃气者，谷气也，荣气也，运气也，生气也，清气也，卫气也，阳气也；又天气、人气、地气乃三焦之气，分而言之则异，其实一也。不当作异名异论而观之。"认为胃气是元气之异名，其实一也。人身之气的来源不外两端，或来源于先天父母，或来源于后天水谷。而人生之后，气的先天来源已经终止，其唯一来源则在于后天脾胃。可见，脾胃之气充盛，化生有源，则元气随之得到补充而充盛；若脾胃气衰，则元气得不到充养而随之衰退，"则五脏、六腑、十二经、十五络、四肢皆不得营运之气，而百病生焉"。故李杲诊断内伤虚损病证多从脾胃入手，强调以调治脾胃为中心。

2. 脾胃为人体精气及气机升降的枢纽　李杲认为，自然界春夏地气升浮，秋冬天气沉降，唯长夏土气居中为之枢纽。人为万物之一，脏腑精气的升降亦法象天地，准绳阴阳，故须脾胃土气居中为之转输，故精气输布依赖于脾气之升，浊气的排出依赖于胃气之降。李杲对脾胃升降作用的认识，从单纯化生精气的作用扩展至对清浊之气代谢的作用，若脾胃升降之降。清气不升，浊气不降，将会出现多种病证，"或下泄而久不能生，是有秋冬而没春夏，乃生长之用陷于殒杀之气，而百病皆起；或久升而不降，亦病焉"。至此，李杲将内伤病的主要病机归纳为升发不及或沉降太过，或则久升而不降，而其根本原因均在于脾胃的升降失常。对待升降问题，李杲又十分重视生长与升发的一面。因为人体的健康、生机的活跃主要归因于正气充足。保护正气，必须重视脾胃之气的升发作用。

（四）阴火说

1. 阴火之名　"阴火"的提出，是李杲运用阴阳学说，精研《内经》理论，结合临床实践，辨别内伤和外感发热不同病理基础的一种创新学说。李杲认为，各种内外因素引起脾胃虚损，阳气不行，精微不行，反变生湿浊，不能上输于肺，则流于下焦肝肾，闭阻气机，导致肝肾相火不得流通而变生为病理性壮火。因此，火源于中焦，起于下焦，称之为阴火。阴火亢盛反能耗气伤阴，故称其为"贼火"或"元气之贼"。

2. 阴火产生过程和机理　李杲认为，饮食失节、劳役过度、情志所伤三者往往交互为患，相互影响，综合作用，从而导致元气与阴火关系失调，而其中精神因素在发病过程中具有主导作用。他说："皆先由喜、怒、悲、忧、恐，为五贼所伤，而后胃气不行，劳役不节继之，则元气乃伤。"他在《内外伤辨惑论》中论及阴火的形成原因时说："或因劳役动作，肾间阴火沸腾，事闲之际，或于阴凉处解脱衣裳，更有新沐浴，于背阴处坐卧，其阴火下行，还归肾间，皮肤腠理极虚无阳，但风来为寒凉所遏，表虚不任其风寒，自认外感风寒，求医解表，以重绝元气，取祸如反掌。"李杲认为，元气与阴火关系的失调是内伤热中证的基本病机。针对当时许多医生不明脾胃虚弱是引起内伤热中证的重要原因，往往套用伤寒治法给予治疗的情况，他着重强调了元气与阴火的辩证关系，指出："火之与气，势不两立，故《黄帝内经》曰：壮火食气，气食少火，少火生气，壮火散气。""相火，下焦包络之火，元气之贼也。火与元气不两立，一胜则一负。"

（五）内外伤辨惑论

针对内伤热中证的许多症状与外感病表面相似但实质并不相同的情况，李杲撰《内外伤辨惑论》，以证世人之误。他列举了多种鉴别方法，冀望后世医家能"触类而长之，免后人之横夭耳"。

1. 辨脉

外感：人迎脉大于气口为外感，其病必见于左手脉，左手主表。故外感寒邪，独左寸人迎脉浮紧，按之洪大，紧者急甚于弦；若外感风邪，则人迎脉缓，而大于气口一倍，或两三倍。

内伤：气口脉大于人迎为内伤，其病必见于右手脉，右手主里。内伤饮食，则右寸气口脉大于人迎；若饮食不节，劳役过甚，则心脉变见于气口，气口急大而涩数，时一代而涩；宿食不消，则独右关沉而滑。

2. 辨寒热

外感：外感寒邪，发热恶寒，寒热并作。其热者，谓翕翕发热，又曰拂拂发热，因寒邪所乘，郁遏阳分，阳气不得伸，故见发热；其恶寒者，虽重衣下幕，逼近烈火，终不能御其寒，必待表解或邪传入里作下证乃罢。

内伤：饮食不节或者劳役过度，见风见寒或居阴寒处，便觉恶寒，但避风寒及温暖处，或添衣被温养其皮肤，所恶风寒即止。其热者，必蒸蒸而燥热，上至头顶，旁彻皮毛，浑身燥热，得寒凉即已，或热极而汗出亦解。

3. 辨手心手背

外感：手背热，手心不热。

内伤：饮食不节或劳役过度，则病手心热，手背不热。

4. 辨口鼻

外感：风寒外证必显在鼻，鼻壅重，声重浊不清利，其言壅塞气盛有力，口中必和，伤寒面赤，伤风则鼻流清涕。

内伤：饮食劳役所伤，外证必显在口，口不知谷味，必腹中不和，不欲言，纵勉强对答声必怯弱，口沃沫多唾，鼻中清涕或有无，伤食则恶食。

5. 辨头痛

外感：头痛常作，直须表解或传里成实方罢。

内伤：头痛有时而作，有时而止。

6. 辨四肢筋骨

外感：得病之日，便着床枕，非扶不起，筋骨为之疼痛，不能动摇。

内伤：怠惰嗜卧，四肢沉困不收。

7. 辨渴

外感：感受风寒之邪，三日以外，谷消水去，邪气传里，始有渴。

内伤：初劳役形质、饮食失节，伤之重者，必有渴；饮食失节、劳役久病者，必不渴。

（六）阴证论

王好古有感于历代研究《伤寒论》者，多详于三阳证而略于三阴证，同时伤寒阴证为害极大，而世之所喻者甚少，故遍考《内经》及张仲景、王叔和、朱肱、许叔微、韩祗和、成无己、张元素诸家论阴证之说，并附己意，对阴证的病因病机、诊断、治疗等作了详细的分析和阐述，对后世产生了重要影响。

1. 阴证的病因　王好古总结阴证的成因在于人之本气先有虚损，认为阴证"乃嗜欲之人，耗散精气，真水涸竭，元阳中脱"。又说："有单衣而感于外者，有空腹而感于内者，有单衣、空腹而内外俱感者，所禀轻重不一，在人本气虚实之所得耳。岂特内寒饮冷，误服凉药而独得阴证哉？重而不可治者，以其虚人，内已伏阴，外又感寒，内外俱病，所以不可治也。"但若人体本气实，虽然感寒饮冷，亦不足以罹病；而平素气弱而内阴已伏之人，感寒饮冷虽不甚，或既未感寒又未饮冷，亦可患阴证。

2. 阴证的病机　王好古认为，阴证病机总为"元阳中脱"，有"阳从内消"和"阳从外走"两种不同形式，具体病机则有三阴经之不同。如其云："若饮冷内伤，虽先损胃，未知色脉各在何经？若面青黑，脉浮沉不一，弦而弱者，伤在厥阴也；若面红赤，脉浮沉不一，细而微者，伤在少阴也；若面黄洁，脉浮沉不一，缓而迟者，伤在太阴也。"同时，王好古还认为"内伤三阴"的病机实为肝阳、脾阳、肾阳之虚损，尤以脾肾阳虚为重点，从而将对伤寒阴证的研究侧重在内感方面。

三、治疗主张

（一）注重扶养脾胃

易水学派创立了完整系统的脏腑辨证理论，其中，针对脾胃病的辨治原则与治疗方法成为易水学派师徒相授传习的重点。

1. 提出脾胃病治疗原则　张元素从脏腑标本虚实寒热议病的主导思想出发，对于脾胃虚实病证的治疗，形成了比较系统、完整的方法。他根据脾喜温运、胃宜润降的特点，确立了治脾病宜守、宜补、宜升，治胃病宜和、宜攻、宜降的治则。本湿除之，方法有燥中宫，洁净府；标湿渗之，主要是开鬼门。胃腑病时，胃实泻之，主要是泄湿热、消饮食；胃虚补之，主要是补胃气以化湿热、胜寒湿；本热寒之，主要是降火；标热解之，主要是解肌。通过分析黄芪、人参、甘草、半夏、苍术、白术、陈皮、青皮、升麻、葛根、羌活、防风、黄连、苦参、茵陈、知母等药气味厚薄及其升降浮沉的药类法象特点，阐发了遣药制方理论在脾胃病中的运用，这些药物多数亦成为后世组方治疗脾胃病的高频药物。在具体临证用药时，他时刻将保护脾胃的思想贯穿始终。如对于脾胃虚弱而有食积者，治当先补脾胃之弱，随后化其所伤，不纯用峻利消食导滞之品，以免损伤脾胃；使用苦寒药物则先予炮制，如大黄须煨，黄柏、知母须酒浸曝干，以免寒伤胃气。

2. 倡"养正则积自除"思想　张元素认为："养正积自除，譬如满座皆君子，纵有一小人，自无容地而出，今令真气实，胃气强，积自消矣。"故而对于脾胃疾病，张元素主张治疗应以扶助正气、补养脾胃为主，消痞导滞为辅，认为单纯着眼于积滞之实证，一味攻伐，往往会导致积滞不去而正气已伤的结果。张元素根据《金匮要略》治水饮方枳术汤化裁创制枳术丸。枳实、白术的原方用量比为2：1，且作汤剂，以取其见效迅速，可针对"心下坚，大如盘，边如旋盘"

的水饮所作证候。张氏改以白术用量重于枳实1倍，且改汤为丸，乃以补养脾胃为主，兼治痞消食。方中配以荷叶裹烧，取其芬芳增强升清降浊之力，引胃气以上升；更以米饭为丸，与白术协力滋养胃气。其后，李杲亦创制橘皮枳术丸、半夏枳术丸、木香枳术丸等多首枳术丸变方治疗各种气虚、气滞、食积等病情轻重有别的脾胃病证。

3. 补中升阳泻火，调脾胃谐升降 李杲认为，脾胃属土居中，与其他各脏关系密切，无论哪脏受邪或劳损内伤，均会伤及脾胃，各脏腑疾病也可通过脾胃来调和濡养、协调解决。具体治疗时，李杲指出："唯当以辛甘温之剂，补其中而升其阳，甘寒以泻其火则愈矣。经曰：劳者温之，损者温之。又云：温能除大热。大忌苦寒之药损其脾胃。"李杲将补脾胃、升清阳、泻阴火以调整升降失常作为治疗大法，提出了著名的甘温除热法，并创制了千古名方补中益气汤，效用极佳，也是其遣药制方的代表。对于脾胃虚弱、五乱互作的复杂证候或阴火等标证突出的情况，他认为须区分缓急，标本兼顾，分别采用甘温补益脾胃、升发清阳、燥湿和中、潜降阴火等法给予针对性治疗，并根据证候特点及四时节气灵活加减。

（二）阴火证的治疗

易水学派一脉传承的对阴火证的治疗方略，总以顾护胃气为主，其余辛散升提、苦温燥湿、苦寒沉降、淡渗利湿等则为权宜之法，无论是留于下焦，抑或上攻头面五官，还是流窜诸脏经络，总以益气和中为法度，使人身正气先充为基础，再权宜运用泻火之品，清降炽盛之阴火。此种治疗，既可防过炽之阴火耗伤元气，亦可使浊阴下降，且利于脾胃之气的升发。选药处方时多依据各药归经特性而有所侧重。如阴火上攻头目，见头面肿大、目不能开、咽喉不利、舌干口燥、憎寒体重者，多选用僵蚕、柴胡、升麻、玄参、连翘、桔梗、牛蒡子、薄荷、马勃、板蓝根、大青叶等解毒利咽；若阴火炽盛之象较为明显，则少加黄柏以救肾水，泻阴中之伏火；若见烦忧不止，则复加生地黄以补肾水，使水旺而心火自降。概括而言，易水学派众医家辨治阴火证，讲究主次分明、寒温并用、攻补兼施、散敛结合、升降浮沉配合，创制了许多名方，如当归补血汤、升阳益胃汤、清暑益气汤等，因时、因地、因脏腑经络所伤之不同，而行辨证论治的灵活变化，且配合生活调养，强调饮食忌大咸大辛之味，适寒温、禁劳役、远欲省言、安养心神。

（三）伤寒阴证的治疗

王好古对于伤寒阴证的治疗，继承了张仲景、朱肱、韩祗和、许叔微诸家之法。他在《医垒元戎》中将"伤寒不可汗、不可下、不可吐诸证"冠于六经之首。指出："不可汗、下、吐，一条三法，利害非轻，前人多列经后。大抵医之失，只在先药，药之错则变生；若汗下不瘥，则永无亡阳、生黄、蓄血、结胸、痞气及下痢、洞泄、协热痢、痉急虚劳等证生矣。以其如此，故录大禁忌于前，使医者当疾之初不犯也。"

王好古结合易水学派医家脾胃学说，倡导温中补虚，极力反对使用寒凉之品。其制方选药及医案中尤以附子、干姜并用居多，甚适于脾肾两虚者。张元素提出三阴实证可下之法，王好古引用《伤寒论》三阴虚证的可补之法，对张氏之说进行了补充，并举仲景当归四逆汤、通脉四逆汤、理中汤等证以阐明其病机。若面赤黑，脉浮沉不一，弦而弱，辨为肝阳虚损，伤在厥阴肝经，方用当归四逆汤；若面红而赤，脉浮沉不一，细而微，辨为肾阳虚损，伤在少阴肾经，方用通脉四逆汤。若面黄或洁，脉浮沉不一，缓而迟，是脾阳虚损，伤在太阴脾经，方用理中汤。可见，其所论之内伤三阴例，实指肝阳虚损、肾阳虚损、脾阳虚损。

更为可贵的是，王好古据阴证的具体病因及不同表现，制方遣药又能自出机杼，以其所创的新方与古方配合，运用自如。如内伤饮冷兼外感寒邪者用神术汤，中雾露三邪者用神术加藁本汤、神术加木香汤，若内伤冷物兼外感风邪用白术汤。治疗"元阳中脱"者，则强调以"调中"为主，认为"药当从温，不可遽热"，制有黄芪汤、调中丸、海藏己寒丸等方。

（四）四时用药宜禁

易水学派重视因时制宜，李东垣结合四时、经络、疾病性质、药物性质四个方面说明用药应有宜禁，不可不明辨而用之。其云："凡治病服药，必知时禁、经禁、病禁、药禁。夫时禁者，必本四时升降之理，汗、下、吐、利之宜。大法：春宜吐，象万物之发生；夏宜汗，象万物之浮而有余也；秋宜下，象万物之收成；冬周密，象万物之闭藏，使阳气不动也。经云：夫四时阴阳者，与万物浮沉于生长之门，逆其根，伐其本，坏其真矣。又云：用温远温，用热远热，用凉远凉，用寒远寒，无翼其胜也。故冬不用白虎，夏不用青龙，春夏不服桂枝，秋冬不服麻黄，不失气宜。如春夏而下，秋冬而汗，是失天信，伐天和也；有病则从权，过则更之。"四时用药之宜，张仲景《伤寒杂病论》、王叔和《脉经》等前人著作中也有载录，李东垣对此进行了较为系统的归纳总结，并主张需灵活权变，如用药失宜，应及时更改。

李东垣根据四时升降浮沉的规律提出："春时有疾，于所用药内加清凉风药，夏月有疾加大寒之药，秋月有疾加温气药，冬月有疾加大热药，是不绝生化之源也。"罗天益亦言："春初服宣药者，乃伐天和而损脾胃，非徒无益而又害之。""少阳用事，万物向荣生发之时，唯当先养脾胃之气。"且提到宣药即牵牛、大黄等成丸或散，为苦寒泄下之剂。临床上，易水学派众医家亦时时注重结合四时变化规划权宜用药宜禁，如罗天益盛暑之时诊治一右臂肿盛老人，症伴肤凉、脉沉细微、泻痢、呃逆，治以托里温中汤，虽正值盛暑，但罗氏辨其内在病机与外在表现相反，须舍时从证，采用干姜、附子等辛热之物，以求其温中发阳。

（五）针药共济

易水学派许多医家还在针法、灸法、针灸与药物同用等治疗领域进行了卓有成效的研究与实践。

1. 刺血灸法皆活用　张元素对某些疼痛性疾病、伤寒阴证及神志病的治疗，常采取特定穴刺血疗法或灸法。如《济生拔粹·洁古刺痛论》中载："腰痛，昆仑及委中出血。""百节疼痛，实无所知，三棱刺绝骨出血。""大烦热不止，昼夜无度，刺十指间出血，谓之八关大刺。"李杲则将刺血疗法用于虚证、虚实夹杂之证的治疗。《脾胃论·阴病治阳阳病治阴》云："上热下寒，经曰：阴病在阳，当从阳引阴，必须先去络脉经隧之血。若阴中火旺，上腾于天，致六阳反不衰而上充者，先去五脏之血络，引而下行，天气降下，则下寒之病自去矣。"《脾胃论·脾胃虚弱随时为病随病制方》云："若虚损脾胃，有宿疾之人，遇此天暑……必汗大泄。""如汗大泄者，津脱也，急止之……三里、气街，以三棱针出血；若汗不减不止者，于三里穴下三寸上廉出血。"此治法即先用三棱针刺足三里、气冲微出其血，泄其湿热，使脾胃不受邪气困扰，进而根据"小肠主液，大肠主津"理论，刺上巨虚出血，使津液输布正常，达到"灌溉皮毛，充实腠理"的治疗作用。李杲及其弟子罗天益认为，吐血日久，元气必虚，然此病虽以虚为主，但瘀血内阻，络脉不通，新血不得生，正气不得充，妄投补益之法，恐助邪伤正，故采用三棱针点刺气冲出血，使脉络通畅，新血始生，经气复行，形成祛血、生血、补血的良性循环，从而促进疾病的恢复。

在治疗伤寒诸证时，张元素还采用灸特定穴的方法进行治疗。如"辨伤寒药附针灸法"中

"伤寒经与里合之证，灸太溪穴"；"灸少阴原救脉法"篇中"阴毒伤寒，体沉四肢皆重，腹痛，脉微迟，当灸气海或关元"等。另外，《阴证略例》和《卫生宝鉴》中还记载有张元素的数个灸治案例。罗天益承先师之法，重视三焦辨证，认为三焦热证宜清热，采用针刺、刺血疗法泄热祛邪；三焦寒证宜温阳，采用艾灸、温熨之法温阳散寒，故治疗上热下寒之证，在刺血的基础上予以灸法治疗，先于头面赤肿处刺五十余针，出紫黑血，以清上焦实热，再灸气海百壮，以助下焦阳虚，退其阴寒，再次灸足三里二穴各三七壮，引热下行，同时予既济解毒汤调理脏腑，标本兼顾，避免妄投寒凉之品损伤脾胃、加重下寒之弊端。

在操作方法上，易水学派遵循《灵枢·终始》"脉实者深刺之，以泄其气；脉虚者浅刺之，使精气无得出，以养其脉"之论述，治疗实证以多刺、深刺、出血量大的重刺激手法为主，对于虚证则选择轻刺、浅刺、微出其血，以调和营卫，鼓舞正气，恢复机体功能，达到刺络补虚的治疗效果。

2. 大接经法治中风 张元素、张璧父子根据"随经辨脉"的原则，应用五输穴、原穴配伍治疗热病汗不出、伤寒结胸痞气、三阴腹痛、伤寒阴病等病证。如《云岐子论经络迎随补泻法·热病汗不出》记载，热病汗不出，取"手阳明有商阳、合谷，手太阳有腕骨、阳谷，足少阳有侠溪，足阳明有厉兑，手厥阴有劳宫"。伤寒结胸痞气，"刺两经（足少阴、手厥阴）之井、原"，"刺足太阴、手少阴之井、原"，"刺足厥阴、手太阴之井、原"。伤寒三阴腹痛，"刺太冲、太渊、大陵"，"刺太溪、大陵"，"刺太白、神门、三阴交"。伤寒阴病，"脉实欲绝，当灸太溪"。罗天益承袭的大接经法，核心是针刺井穴，以通经络，并载医案诠释之，使其成为近八百年针灸治疗中风之经典，疗效确切，这也正是大接经法延续至今的意义所在。

3. 补"募"配"合"理脾胃 李杲认为："元气乃伤，当从胃合三里穴中推而扬之，以伸元气，故曰从阴引阳。若元气愈不足，治在腹上诸腑之募穴。若传在五脏，为九窍不通，随各窍之病，治其各脏之募穴于腹。"李氏关于"元气不足，补以募穴，调理脾胃，针之以俞"的学术观点，对当今临床实践仍有启迪。

四、学术影响

河间学派和易水学派为中国医学史上承前启后影响巨大的两大学派。王好古曾慨叹云："盖张氏用药，依准四时阴阳升降而增损之，正《内经》四气调神之义，医而不知此，是妄行也。刘氏用药，务在推陈致新，不使少有怫郁，正造化新新不停之义，医而不知此，是无术也。能用二家之长，而无二家之弊，则治法其庶几乎！"（《此事难知·卷下》）

张元素重视脏腑辨证及扶养胃气的思想，对李杲创立以"补土"为特色的系统的脾胃理论产生了重要影响，并最终成为易水学派最突出的理论特色。张元素的学术思想形成以后，经过诸弟子及后代医家的继承、发展，成为与河间学派并肩齐名的一大流派，两大不同学术风格的流派，既相互争鸣，又相互促进，带动了整个金元时期医学学术的繁荣发展。

张元素根据《内经》理论，创造性地将运气学说与药物气味厚薄特性相结合，建立了一整套临证遣药制方理论，对中药学、方剂学的发展作出了重大贡献。在内伤杂证治疗方面，易水学派共同倡导并实践了扶养脾胃、养正除积的学术思想。李杲大倡"内伤脾胃，百病由生"，创用补中升阳、甘温除热之法治疗内伤热中证。朱丹溪虽为河间学派的三传弟子，且曲高自立而成丹溪学派，但其学说也继承了李杲学说的精髓。王好古独重伤寒内感治疗，善用温补脾肾之法。易水学派的诸多学术创见，为后世温补学派的产生提供了理论源泉，如薛己、赵献可、孙一奎、张介宾、李中梓等均对易水学派脾胃学说予以继承、完善和发展，强调了肾阴和肾阳对脾胃的滋养和温煦作用。罗天益承李杲之学而又有所发挥，使李杲关于脾胃病的治疗更为具体化和条理化。罗氏阐释脾胃与其他四脏及营卫津液关系，剖析饮伤、食伤及劳倦所伤虚中有寒、虚中有热等证，论治脾胃重在甘辛温补，健脾消滞并施，慎用苦寒，反对滥用下法，非常重视其他脏腑对脾胃的影响，亦为后世温病学派重视脾胃分论及胃阴学说、三焦辨证体系以及轻清灵动用药风格的形成奠定了基础。此外，葛应雷、倪维德、龚廷贤、龚居中、张志聪、傅山、高斗魁、陈世铎、李时珍、黄元御等均受李杲学说影响很大。

　　易水学派的学术思想对近现代医学发展也有深远影响。"扶养脾胃"已然成为现代顽、难、杂、慢之病治疗之不易王道，现西南医科大学王明杰教授所著的《风药新识与临床》一书，以易水学派有关"风升生"法象，推拟出风药如风之性，治风之病，将风药从眼科常用、囿于解表的现状，推而广之，认为其有升阳、健脾、疏肝、通络、祛痰、活血、祛风、通窍、息风等多重功效，并结合河间玄府理论，认为风药有开玄启膝之功，对各种玄府闭塞之病，风药为增效之良药，论述了该风药理论在临床各科疾病的临床应用经验和现代研究，成为"川南玄府流派"的独有心法。由此可见，易水学派的学术影响源远流长，其敢于质疑、善于创新、不断探索新知的科学精神，始终值得后世师法。

五、验案选编与医论医话

（一）验案选编

1. 小便不利案　予病脾胃久衰，视听半失，此阴盛乘阳，加之气短，精神不足，此由弦脉令虚，多言之过，皆阳气衰弱，不得舒伸，伏匿于阴中耳。癸卯岁六七月间，淫雨阴寒，逾月不止，时人多病泄利，湿多成五泄故也。一日，予体重，肢节疼痛，大便泄并下者三，而小便闭塞。思其治法，按：《内经·标本论》：大小便不利，无问标本，先利大小便。又云：在下者，引而竭之，亦是先利小便也。又云：诸泄利，小便不利，先分别之。又云：治湿不利小便，非其治也。皆当利其小便，必用淡味渗泄之剂以利之，是其法也。噫！圣人之法，虽布在方册，其不尽者，可以求责耳。今客邪寒湿之淫，从外而入里，以暴加之，若从以上法度，用淡渗之剂以除之，病虽即已，是降之又降，是复益其阴，而重竭其阳气矣，是阳气愈削，而精神愈短矣，是阴重强而阳重衰矣，反助其邪之谓也。故必用升阳风药即瘥，以羌活、独活、柴胡、升麻各一钱，防风根截半钱，炙甘草根截半钱，同㕮咀，水四中盏，煎至一盏，去渣，稍热服。大法云：湿寒之胜，助风以平之。又曰：下者举之，得阳气升腾而去矣。又法云：客者除之，是因曲而为之直也。夫圣人之法，可以类推，举一而知百病者，若不达升降浮沉之理，而一概施治，其愈者幸也。

（《脾胃论·卷下·调理脾胃治验》）

　　按语：此案妙在能跳脱既往经典之陈训，不以渗利之法治小便不利，反思其成因乃是脾胃久病，阳气受损在内，又逢连月淫雨之客湿外侵，而阴邪伏匿于下致清浊不分，泄泻癃闭并存；阳气亦不得伸展，清窍失养而视听半失，精神短少，故另辟蹊径，遵"下者举之""风药胜湿"之理，以少许风药使阳气升腾而无重削阳气之弊，反获佳效。此皆效法天地，深明自然升降浮沉之理也，堪为后世垂法。

2. 气虚头痛案　杨参谋名德，字仲实，年六十一岁。壬子年二月间，患头痛不可忍，昼夜不得眠。郎中曹通甫邀予视之。其人云：近在燕京，初患头昏闷微痛，医作伤寒解之，汗出后，痛转加，复汗解，病转加而头愈痛，遂归。每过郡邑，召医用药一同，到今痛甚不得安卧，恶风寒而不喜饮食。诊其六脉弦细而微，气短而促，语言而懒。《内经》云：春气者病在头。年高气弱，清气不能上升头面，故昏闷。此病本无表邪，因发汗过多，清阳之气愈亏损，不能上荣，亦不得外固，所以头苦痛而恶风寒，气短弱而不喜食，正宜用顺气和中汤。此药升阳而补气，头痛自愈。顺气和中汤：黄芪一钱半，人参一钱，甘草（炙）七分，白术、陈皮、当归、白芍各五分，升麻、柴胡各三分，细辛、蔓荆子、川芎各二分。上㕮咀，作一服。水二盏，煎至一盏，去渣温服，食后服之。一服减半，再服痊愈。

原按：《内经》云：阳气者，卫外而为固也。今年高气弱，又加发汗，卫外之气愈损，故以黄芪甘温补卫实表为君；人参甘温、当归辛温，补气血，白芍酸寒，收卫气而为臣；白术、陈皮、炙甘草苦甘温，养胃气，生发阳气，上实皮毛，肥腠理，为佐；柴胡、升麻苦平，引少阳阳明之气上升，通百脉灌溉周身者也；川芎、蔓荆子、细辛辛温，体轻浮，清利空窍为使也。

（《卫生宝鉴·诸风门·气虚头痛治验》）

（二）医论医话

1. 脾胃胜衰论 胃中元气盛，则能食而不伤，过时而不饥。脾胃俱旺，则能食而肥；脾胃俱虚，则不能食而瘦。或少食而肥，虽肥而四肢不举，盖脾实而邪气盛也。又有善食而瘦者，胃伏火邪于气分，则能食，脾虚则肌肉削，即食㑊也。叔和云：多食亦肌虚，此之谓也。

夫饮食不节则胃病，胃病则气短精神少而生大热，有时而显火上行，独燎其面，《黄帝针经》云：面热者，足阳明病。胃既病，则脾无所禀受，脾为死阴，不主时也，故亦从而病焉。形体劳役则脾病，脾病则怠惰嗜卧，四肢不收，大便泄泻；脾既病，则其胃不能独行津液，故亦从而病焉。

大抵脾胃虚弱，阳气不能生长，是春夏之令不行，五脏之气不生。脾病则下流乘肾，土克水，则骨乏无力，是为骨蚀，令人骨髓空虚，足不能履地，是阴气重叠，此阴盛阳虚之证。大法云，汗之则愈，下之则死。若用辛甘之药滋胃，当升当浮，使生长之气旺。言其汗者，非正发汗也，为助阳也。

（《脾胃论·脾胃盛衰论》）

2. 饮食自倍肠胃乃伤论 《痹论》云：阴气者，静则神藏，躁则消亡。饮食自倍，肠胃乃伤。谓食物无务于多，贵在能节，所以保冲和而遂颐养也。若贪多务饱，饫塞难消，徒积暗伤，以召疾患。盖食物饱甚，耗气非一，或食不下而上涌，呕吐以耗灵源；或饮不消而作痰，咯唾以耗神水；大便频数而泄，耗谷气之化生；溲便滑利而浊，耗源泉之浸润。至于精清冷而下漏，汗淋漓而外泄，莫不由食物之过伤，滋味之太浓。如能节满意之食，省爽口之味，常不至于饱甚者，即顿顿必无伤，物物皆为益。糟粕变化，早晚溲便按时；精华和凝，上下津液含蓄。神藏内守，荣卫外固，邪毒不能犯，疾疢无由作。故圣人立言垂教，为养生之大经也。

（《卫生宝鉴·名方类集·饮食自倍肠胃乃伤论》）

【思考题】

1. 易水学派脏腑辨证说的内容包括哪些方面？
2. 易水学派遣药制方的创新性特点是什么？
3. 易水学派对脾胃学说的贡献体现在哪些方面？

第四节 攻邪学派

一、攻邪学派简介

攻邪学派是以金代医家张从正为创始人的一个医学流派。其学术思想的中心内容是对疾病发生、发展的认识归结于病由邪生，采取的主要治疗方法即是汗、吐、下三法，故后世又称之为攻下派。

（一）发展源流与传承谱系

攻邪理论源于《内经》，基于实践。面对上至皇帝下至平民喜补恶攻、滥用温补的不良风气，张从正历陈种种为庸医或方士所误致死之例，"有服丹置数妾，而死于暴脱"，"有服草乌头、如圣丸，而死于须疮"，"有服乳石、硫黄，小溲不通"，"有习气求嗣，而死于精血"，"有嗜酒而死于发狂见鬼"，"有好茶而为癖"，有"病嗽，服钟乳粉数年，呕血而殒"，等等，明确指出："诸药皆不可久服，但可攻邪，邪去则已。"

在《儒门事亲》中，张氏多次提到"今代刘河间真得黄庭之秘旨也"。张从正发河间"六气皆能化火"论，提出"风从火化，湿与燥兼"之说，其攻邪三法，深得河间"怫热有结，玄府结涩"等病理观的启迪，选方推崇河间所制双解、通圣、益元诸方，用药苦寒。《金史》认为"其法宗刘守真"。近人任应秋先生说"从正之学，远则取法乎《素问》《伤寒论》，近则独宗于刘完素"，径将其划归于"河间学派"。可见张氏受河间之学影响颇深。但是张从正的病邪理论、气血流通病机论、攻邪三法的治法与方药，与刘河间并不完全一致。以河间所倡"降心火，补肾水"之治法为例，张从正治病亦每论及此法。实际上是用攻邪三法，攻逐火郁湿滞，以交通上下，达到既济肾，虽提法相同而实质则异。所以任应秋先生认为："是河间之学传至张从正，又为之一变矣。"显然张氏学术思想受河间影响较深，并在此基础上进行了创新。

《儒门事亲》张颐斋序云："宛丘张子和出……兴定中，召补太医，居无何求去，盖非好也，于是退而从麻征君知几、常公仲明辈，日游濦上，相共讲明奥义，辨析至理……"麻九畴，字知几，长于经史，《归潜志》云："晚更好医方，与名医张子和游，尽传其学。"张从正的著作多半出于麻九畴之手。熊氏中德堂本《张子和心镜》一卷，题为"门人镇阳常德仲明编按"，而《心镜》的内容仅有七篇，首论河间双解散及从正增减之法，其余都属于刘、张二家的绪论。据此推测，常德是张从正的弟子。《儒门事亲》卷九《杂记九门》之"临变不惑"记载了张从正指导门人栾景先使用涌吐法，因此栾景先也是张从正的入门弟子。又《儒门事亲·后序》云："有隐士林虑李君子范者，以其有老母在，刻意岐黄，及得是书，喜而不舍，遂尽得宛丘真传。"李子范亦为私淑从正之学而有心得者。

攻邪学派师承关系见图4-8。

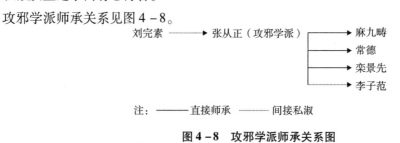

图4-8 攻邪学派师承关系图

（二）代表性医家医著

张从正，字子和，号戴人，睢州考城（今河南省兰考县）人，复因久居宛丘，而被称为"宛丘张子和"，或径称"宛丘"，约生活于金正隆元年（1156 年）至金正大五年（1228 年）间。他曾被召补为太医，后因故辞归乡里，"隐然名重东州（周）"。张从正主要著作有《儒门事亲》，另有《张子和心镜别集》凡 7 篇短文，系常德整理张从正之论所作。

《儒门事亲》十五卷，前三卷为其手定，复经麻九畴润色加工，卷三之后两篇文章及所余各卷，多为后人据其平日所著论议及尝试有效的经验整理编辑而成。诚如李濂所谓："子和草创之，知几润色之，而仲明又摭其遗。"《儒门事亲》其例有说、有辨、有记、有解、有诚、有笺、有诠、有式、有断、有论、有疏、有述、有衍、有诀，阐发己见，辩驳谬说，鞭辟入里，为张从正医论总集，最能反映其学术思想。卷四至卷五为治病百法，论说 100 个病证的治疗方法。卷六至卷八为十形三疗（实为十一形），系张从正的医案专集（其中附有个别其门人弟子的治验），收集医案 139 则，涉及内、外、妇、儿各科，并以风、暑、火、热、湿、燥、寒、内伤、外伤、内积、外积等十一形为纲，以汗吐下三法为主，间用以情治情等疗法。卷九为杂记门，包括误中涌法、误中寒凉、临变不惑、当禁不禁、不忌反忌、高技常孤、群言难正、病人负德、同类妒才等内容。卷十为撮要图，内容上自《黄帝内经》，下至张氏的经验和发挥，病因、病机、治则、方药无所不及。卷十一为治病杂论，系常德摭其遗而作。卷十二为三法门，系张从正门人将其常用方剂按吐、汗、下三法及风、暑、湿、火、燥、寒六门进行类分。卷十三为刘河间三消论，因为此书未传于世，麻九畴偶得之，恐为沉没，故与《儒门事亲》同时刊行。卷十四为治法心要，系张从正门人随师习医所录读书笔记及释疑问难之词。卷十五为世传神效名方，所录方剂多源于前人著述，或采自民间。

二、学术创见

（一）攻邪论

张从正主张"病由邪生，攻邪已病"，这是他的主要学术思想。张氏认为，任何病，无论大小、轻重、寒热、虚实都是病邪缠身的缘故，病邪不是人体应该有的。因此，治疗当施以攻法，以速去其邪为首要，"邪去而元气自复也"。在这种思想的指导下，张氏经过多年的临床实践，提出各种邪气侵犯部位不同，攻邪方法亦应有所区别。根据发病部位在上、在中、在下与具体症状的不同，他分别采用汗、吐、下三法，因势利导，使邪气或由表解，或自上涌，或从下泄，邪去则正气自安。其于三法的运用"识练日久，至精至熟，有得无失，所以敢为来者言之"。

张从正着眼于邪气而主攻，是根据疾病发生、发展机制而采取的对策。他极力反对社会上不管病之久暂、体之虚实，一味强调"当先固其元气，元气实，邪自去"的说法。张从正认为，邪气未去，即用补药固元气，正气未能补，邪气反壮大。不若先攻邪，邪气去，正气自复。

（二）血气说

张从正对《内经》"唯以血气流通为贵"这一宗旨反复体验，提出了血气"贵流不贵滞"的观点。张从正认为，人在正常情况下血气运行是畅通无阻的，无论是邪气侵阻，还是病邪稽留不去，都可以导致血气壅滞而致病。所以，邪气影响血气流通是疾病发生的根本原因。张从正认为，所有疾病都具有"邪壅血气"的共同病机，只有祛邪、攻邪的治法才能促使血气流通复常；

只有根据疾病属性及其发展趋势，正确使用"祛邪为首务"的治疗原则，才能达到上下无碍、气血宣通而无壅滞的治疗目的。

（三）补益观

张从正主张攻邪，并不废弃补养正气，但认为补养正气之法有一可、两不可。张氏认为，只有对脉脱下虚，无积无邪的虚证患者，方可议投补剂。两不可：一是不可对无病之人用补药；二是不可对邪积未去之人用补药，而应以攻药居先，如果邪未去而先投补，则无异于以粮资寇，慎于用补是为了避免助邪伤正。

至于补养正气的方法，张氏提出了食补的重要性。他认为，养生当论食补，主张以谷、肉、果、菜补益养生。张氏尤其重视患者的胃气，认为善于用五谷当补药，才是真正符合补益之道。不仅如此，张氏还将药攻与食养相结合，用以治病。他强调投祛邪药不能孟浪从事，应"中病即止，不必尽剂"，以免"过而生克伐正气"。对于用药攻后未尽的病邪，则提倡进食米粥素净之品，助正气以尽邪，即《内经》"食养尽之"之谓，当"病久之后续以五谷养之，五果助之，五畜益之，五菜充之"，使正气得以恢复。

（四）五志七情，病从心发

张从正很重视情志对人体的影响，他曾灵活运用情志疗法治疗很多疾病。《儒门事亲》中记载情志疾病60余种。其中包括由暴怒所致的呕血、飧泄、煎厥、薄厥等；由狂喜所致的笑不止、毛发焦、狂等；由悲哀所致的癫、阴痿、暴下绿水等；由思虑所致的失眠、白淫、不欲食等。

张从正以《素问·举痛论》九气为病为依据，在刘完素"六气皆从火化""五志过极皆为热甚"的火热理论基础上，对情志疾病提出独特的见解。他认为，情志性疾病皆与"心"有关，治疗当从"心"着眼。他根据五行生克制化原理，提出"九气感疾更相为治"的法则，治疗五志化火的七情病变，他用这一观点指导心理治疗，改变患者的心理病理状态，收到良好的效果。

三、治疗主张

（一）攻邪之法，行汗吐下

张氏研究《内经》《伤寒论》，认为除病必须祛邪，祛邪必须依靠汗、吐、下三法。实际上，张氏所称三法中包括其他祛邪治病之法，如其自述"三法可兼众法"。

1. 汗法 张从正论汗法源于《内经》。《素问》曰："因其轻而扬之……其有邪者，渍形以为汗；其在皮者，汗而发之。"除服用辛温解表或辛凉解表等药物发汗之外，诸如灸、蒸、熏、渫、洗、熨、烙、针刺、砭射、导引、按摩，凡解表者，都属汗法。

（1）适应范围 凡邪在肌表尚未深入者均可用汗法。具体归纳为：其一，凡风寒暑湿诸邪之在表者，其症或疼痛、出汗、麻痹不仁及四肢肿痒拘挛，皆可用汗法。其二，感受风邪诸疾，如风寒湿痹、小儿惊风等均可发汗以祛风排毒。其三，热邪郁表，如癫、狂病等属热郁者，可用汗法以疏散热郁，即"火郁发之"之义。

（2）论治方药 张氏在用汗法治疗时选方范围很广，具体包括辛热解表的麻黄汤与桂枝汤等，麻黄汤为表实而设，桂枝汤为表虚而设；辛温解表的升麻汤、葛根汤等；苦寒解表的大柴胡汤、小柴胡汤、柴胡饮子等；辛凉解表的防风通圣散、双解散、当归散子等。

（3）其他方法 张从正还用其他外治方法发汗。若"导引而汗者，华元化之虎、鹿、熊、猴、鸟五禽之戏，使汗出如傅粉，百疾皆愈"；"张苗治陈廪丘，烧地布桃叶蒸之，大汗立愈"；"许胤宗治许太后感风不能言，作防风汤数斛，置于床下，气如烟雾，如其言，遂愈能言"。这些简便易行的外治方法，在必要时亦可采用。

（4）注意事项　张氏告诫人们在使用汗法时，应使患者"周身漐漐然，不欲如水淋漓，欲令手足俱周遍，汗出一二时为佳。若汗暴出，邪气多不出，则当重发汗，则使人亡阳。凡发汗中病则止，不必尽剂。要在剂当，不欲过也"。

2. 吐法　张从正所论吐法"凡上行者，皆吐法也"，凡能使邪气涌而出之的方法，均属吐法，包括探吐、鼻饲、取嚏、催泪等外治法。

（1）适应范围　胸膈痰涎、中焦饮食积滞等。吐法的宜忌，先用小量，不效再用大量，中病即止。张从正指出，吐法应用不广的原因是"夫吐者，人之所畏，且顺而之，尚犹不乐，况逆而上之，不悦者多矣"。

（2）论治方药　张氏用吐法，使用的方药很多。如伤寒头痛用瓜蒂散，杂病头痛用葱根白豉汤，痰、饮、食证用独圣散（瓜蒂末）加茶末少许，两胁肋刺痛濯濯水声者（湿在上）用独圣散加全蝎梢。根据张氏的经验，凡用瓜蒂及诸草木类药物引起呕吐不止的，宜煎麝香汤解之。用藜芦而引起呕吐不止的，则以葱白汤解之。用矿石类药物引起呕吐不止的，当以甘草、贯众解之，亦可用人工吐法，如外物刺激喉头来催吐。

（3）注意事项　性情刚暴，好怒喜淫及病势重危，老弱气衰，自吐不止，亡阳血虚，各种出血病证等皆不可吐，吐则转生他病。由于吐法从上而越，其势较剧，吐之不当，易变他病，故为人所不喜。

3. 下法　张从正指出："凡下行者，皆下法也。"除用药物泻下通便之外，催生、下乳、磨积、逐水、破经、泄气等具下行作用的方法，均属下法。

（1）适应范围　张氏把下法广泛运用于临床各科，如滞结脘下、热毒上蒸、伤寒汗后劳复、杂病腹满拒按、黄疸、食劳以及落马、坠井等外伤科疾患。

（2）论治方药　张从正将常用攻下方剂分为五类：即寒药攻下方有调胃承气汤、大承气汤、小承气汤、桃仁承气汤、陷胸汤、大柴胡汤；凉药攻下方有"八正散泄热兼利小溲、洗心散泄热兼治头目、黄连解毒散治内外上下蓄热而不泄者、四物汤凉血而行经者也、神芎丸解上下蓄热而泄者也"；温药攻下方有"无忧散下诸积之上药也、十枣汤下诸水之上药也"；热药攻下方有煮黄丸、缠金丸；调中攻下方有三一承气汤、调中汤。

（3）注意事项　洞泄寒中、伤寒脉浮、表里俱虚、五痞心证、厥而唇青手足冷（属内寒，以脉别之）、小儿慢惊、两目直视、鱼口出气、十二经败甚等，凡属其一者，均禁止使用下法。

（二）血实决之，急刺出血

张从正认为，人体在正常的生理情况下，血气本是流通的，一旦患病便血气壅滞。而邪气侵阻是影响血气流通的根本原因，故治疗疾病时应以祛邪为首要，病邪如得祛除，可以达到恢复人体血气流通的目的。

1. 适应范围　张从正擅用出血疗法，但从不孟浪行事。特别指出太阳、阳明二经多血，故宜出血，而少阳经血少，则不宜出血。所谓"刺太阳、阳明出血，则目愈明；刺少阳出血，则目愈昏"，说明刺之出血首先要辨明经络气血多寡，凡血少之经则不宜出血。如雀目不能夜视及内障，多属血少，忌出血，只宜补肝养肾，不能用刺血法；小儿骨肉娇嫩，不能刺血；后顶、强间、脑户、风府四穴，因位置特殊，避忌较多，不可轻易刺出血。

2. 论治方法 张从正的出血疗法有出血量多、砭刺次数多、刺激量大、刺血部位多等特点，砭射方法包括循经取穴、病灶局部及鼻内砭刺出血三种。循经取穴，应知经络气血之常数。如目疾宜取太阳、阳明，"盖此二经血多故也。少阳一经，不宜出血，血少故也"。砭射治疗多选用铍针、草茎或磁片等器具。

3. 注意事项 出血之后，禁食兔、鸡、猪、狗、酒、醋、冷面等动风生冷之物，避免精神刺激及过度劳累。

（三）虚实相间，攻补兼施

张从正对补法的认识及运用亦有很多独到之处，虚者当补是他所倡导的治疗大法，张氏特别注重培补先后天之气，并注意结合病情选用相宜的药物。张氏认为不少疾病是有虚必有实，因此在治疗上宜攻补兼施，或先攻后补，或先补后攻，或以药先攻以食善后，均能取得满意的疗效。另外，他还常用"取其气之偏胜者，其不胜者自平"的方法，损其有余而达到补其不足的目的。张氏将无比山药丸作为治疗虚损的专方，从病因到治疗均从脾肾着眼，"虚者当补"的重点也是调补脾肾二脏。他在临床实践中虽然能根据各种不同的病证变换处方，但是注意固护先后天之气的原则是不变的。

张氏虽说攻邪即是补虚，但又注意不伤败胃气，认为攻邪之后补养胃气非常重要，多用"五谷养之，五果助之，五畜益之，五菜充之，相五脏所宜，毋使偏倾可也"。以药先攻，以食善后，善始善终，这在张从正的医案中屡见不鲜。

（四）以情胜情

张从正依据《内经》五情相胜理论，运用情志疗法治疗疾病。《素问·五运行大论》有"怒伤肝，悲胜怒；喜伤心，恐胜喜；思伤脾，怒胜思；忧伤肺，喜胜忧；恐伤肾，思胜恐"之论，张从正据此发挥为"悲可以治怒，以怆恻苦楚之言感之；喜可以治悲，以谑浪亵狎之言娱之；恐可以治喜，以迫遽死亡之言怖之；怒可以治思，以污辱欺罔之言触之；思可以治恐，以虑彼志此之言夺之。凡此五者，必诡诈谲怪，无所不至，然后可以动人耳目，易人听视"。这种以情胜情的治疗方法在临床可取得良好疗效。

张从正虽善以情胜情，但却有所创新。张氏根据《内经》"惊者平之"之理，用循序渐进的方法，让患者对当初的惊吓声或者情景渐渐习以为常，最终治愈受惊之疾病。如治疗卫德新妻受惊案，因患者受惊吓而畏响，张从正"击拍门窗，使其声不绝"，让患者对响声逐渐习以为常，神志趋于安定而惊恐渐消。

四、学术影响

在目前公认的七大流派（河间、易水、丹溪、攻邪、温补、伤寒、温病）中，张从正的学术思想是较为独特的一家。张从正的学术经验阐发了攻邪却病的道理，面对世俗喜补恶攻、滥用温补的不良风气，他力倡病由邪生、攻邪已病之说，临证善用汗、吐、下三法，不仅积累了丰富的以三法治疗疾病的经验，而且形成了一套完整的理论体系，同时也发展了中医的治则治法，对中医学的发展作出了一定的贡献，对后世产生了深远影响。

攻邪学派对后世医学的发展及学派的创立有一定影响。明清时期，张从正的学说日益受到重视，其所著医书多次刊刻，以便于时人习读。沈时誉所撰《医衡》就收录有张从正的两篇医论"汗吐下该尽治法论"和"三消从火断"，这也是张从正学说重新进入医界的体现。吴有性《温疫论》首要达邪，强调下法。其后叶桂、薛雪、吴瑭、王士雄等温病学家又有所发展和创新，均具攻邪学说余绪。张从正善用攻邪疗法，是特定时代的产物，若后人不明医理，容易误用。明代温补之风兴起后，其学说大受排斥，经历了明前中期的沉寂，直到后期出于对温补之弊的修正及寒凉与温补学派的争鸣，加之名流医者的推崇，其著作才得以反复刊刻和广泛传播，逐渐受到医界关注。

五、验案选编与医论医话

（一）攻邪论

一妇人年四十余，病额角上耳上痛，俗呼为偏头痛。如此五七年，每痛大便燥结如弹丸，两目赤色，眩运昏涩，不能远视。世之所谓头风药、饼子风药、白龙丸、芎犀丸之类，连进数服。其痛虽稍愈，则大便稍秘，两目转昏涩。其头上针灸数千百矣。连年着灸，其两目且将失明，由病而无子。一日问戴人，戴人诊其两手脉，急数而有力，风热之甚也。余识此四五十年矣，遍察病目者，不问男子妇人，患偏正头痛，必大便涩滞结硬，此无他。头痛或额角，是三焦相火之经及阳明燥金胜也。燥金胜，乘肝则肝气郁，肝气郁则气血壅，气血壅则上下不通，故燥结于里，寻至失明。治以大承气汤，令河水煎三两，加芒硝一两，煎残顿令温，合作三五服，连服尽。荡涤肠中垢滞结燥，积热下泄如汤，二十余行。次服七宣丸、神功丸以润之，菠菱、葵菜、猪羊血为羹以滑之。后五、七日、十日，但遇天道晴明，用大承气汤，夜尽一剂，是痛随利减也。三剂之外，目豁首轻，燥泽结释，得三子而终。

（《儒门事亲·偏头痛九十二》）

（二）补益观

息城酒监赵进道，病腰痛，岁余不愈。诊其两手脉，沉实有力，以通经散下五七行；次以杜仲去粗皮细切，炒断丝为细末，每服三钱；猪腰子一枚，薄批五七片，先以椒盐淹去腥水，掺药在内，裹以荷叶，外以湿纸数重封，以文武火烧熟，临卧细嚼，以温酒送下；每旦以无比山药丸一服，数日而愈。

（《儒门事亲·推原补法利害非轻说》）

【思考题】

1. 简述张从正汗、吐、下三法的含义和具体内容。
2. 简述张从正病邪理论的要点。
3. 简述张从正对补法的认识。

第五节　丹溪学派

一、丹溪学派简介

丹溪学派是指以朱震亨为开创者，以养阴为宗旨的医学派别。丹溪学派强调保存阴精，学术渊源承于《黄帝内经》。丹溪学派学术的核心思想是主张阴虚火旺为病因病机关键，治疗以"重养阴"为特色。丹溪学派虽推崇养阴，但又并非独崇"养阴"，擅长治疗气、血、痰、郁等杂病，故后世留有"杂病用丹溪"的美誉。

（一）发展源流与传承谱系

丹溪学派的学术思想遥承于《内经》，后接受了金元四大家的学术观点，尤其是受河间学派鼻祖刘完素"火热论"的影响颇深。至北宋时，政府组织专人编修的《太平惠民和剂局方》（简称《局方》）盛行于世，医者尊崇《局方》，滥用辛热燥烈之风盛行，伤阴劫液之弊端已然呈现，医者杀人于无形、害人不自知的案例频频发生。朱震亨生逢其时，感慨时弊，发医者之仁心，遂致力于纠时弊、创新法，最终成为"滋阴"一派的开创者，后世称之为"丹溪学派"。

丹溪学派弟子众多，传播甚广，治学既主张博采众长，又注重创新，对后世医家产生了极大的影响。自元代以来，崇尚丹溪之学并投其门下者众多，既有入室弟子传承，更有诸多医家私淑遥承，加上再传、三传乃至四传、五传弟子的不断汇聚，通过师徒授受，丹溪学派的思想和理论得以代代流传，其嫡传弟子及私淑弟子对丹溪学说亦多有发明补阙，最终形成了一个医家众多、学术特点鲜明的医学流派。朱丹溪传承弟子中名医辈出，如戴思恭、王履、虞抟、王纶、汪机等，这些传人对朱丹溪的学术思想进行不断地研究、传承、发挥，从而使丹溪学派的学术思想影响力不断扩大，历经百年而不衰。与此同时，也为中医学的发展培养了大批专业人才，为中医学的传承和发展作出了突出贡献。

丹溪学派有其独特的理论体系和师承授受关系。创始人朱震亨着力阐发相火为病，创立"阳有余阴不足"论，主张以气、血、痰、郁辨治杂病。其入室弟子有 19 人，再传弟子有 30 余人，私淑其学者众多。其师承关系见图 4－9。

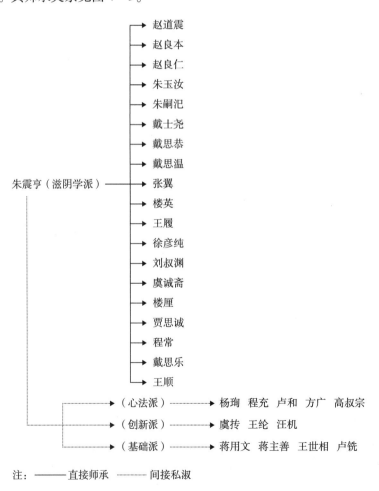

注：——— 直接师承　　- - - 间接私淑

图 4－9　丹溪学派师承关系图（1）

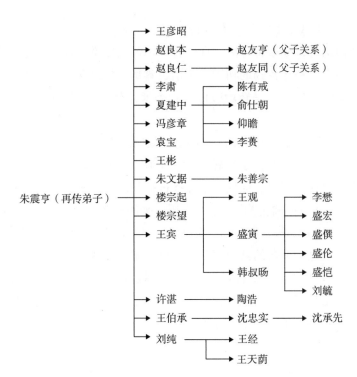

图 4 - 9 丹溪学派师承关系图（2）

（二）代表性医家医著

1. 朱震亨 朱震亨（1281—1358 年），字彦修，婺州义乌（今浙江省金华义乌）人。因其故居有条小溪名"丹溪"，后世遂尊称其为"丹溪翁"或"丹溪先生"。朱丹溪早年师承理学家朱熹的四传弟子许谦，修习理学，后转儒从医，师承刘完素的再传弟子罗知悌。朱丹溪是 13 世纪早期著名的医学家，也是金元四大家中最晚出的一位医家。朱丹溪聪慧过人，在跟师学习的同时又旁及张从正、李杲之学，融会贯通，自成体系，最终开创了以养阴为宗旨的丹溪学派。他一生著作颇丰，有《格致余论》《局方发挥》《金匮钩玄》《本草衍义补遗》《外科精要发挥》等，还有后人整理的《丹溪心法》《朱丹溪治法心要》《丹溪心法类集》《丹溪纂要》《丹溪心法附余》《伤寒辨疑》等，此外还有一些散佚的著述。

《格致余论》共一卷，收医论 42 篇，涉及内容广泛，篇次排列没有规律。论养生者有"饮食色欲箴""养老论"等；论生理病理者有"受胎论""阳有余阴不足论"等；论诊断者有"涩脉论""治病先观形色然后察脉问证论"等；论治则者有"治病必求其本论""大病不守禁忌论"等；论具体病证者有"痛风论""疟论"等；论具体方药者有"脾约丸论""石膏论"等。

《局方发挥》共一卷。朱氏认为，《局方》盛行，流弊很大，《局方发挥》实则是他对《局方》进行问释和评价的著作。朱氏先发议论，后以设问形式提出质疑，继之予以解答，如此答问31 次；涉及内容相当繁杂，对伤寒、内科、妇科杂病都有论述，对生理、病因、病机、辨证、方药均有涉及。作者在书中力倡"滋阴降火""戒温燥"，以纠时弊，其中心思想主要有二：一是强调辨证论治，二是反对滥用温燥。

《金匮钩玄》共三卷，卷一、卷二所列杂症百余条，有论有方。卷三对妇人及小儿科疾病做了介绍。书末附有专题论述六篇，不仅反映出朱丹溪的学术思想，也是其临床实践经验的总结。

《本草衍义补遗》是一部本草类著作，成书于元至正七年（1347 年）。该书是对宋代寇宗奭

《本草衍义》的补订。全书载药 189 种，有五行归属、气味归经、产地炮制、功能主治、禁忌鉴别等，或广泛阐发兼而论之，或取舍有别，详略各异。各药叙说多针对《本草衍义》而言。补遗内容有二：一是纠正舛误，补充各药的功用、主治、鉴别、禁忌等，除 9 种药的内容与原著相仿外，其余均有不同程度的增补；二是新增败龟甲、御米壳等 36 种药物。书中增补的用药经验多为其临证心得。

《丹溪心法》系其弟子纂辑而成。卷首为总论，载论六篇，是朱丹溪论治疾病的纲领；各论共五卷，分列内、外、妇、儿、五官诸科病证共 100 篇，充分反映了朱氏论治各科疾病的经验和特色；附录部分对病名解释、病因、证候、治疗等进行了深入分析；卷末附有宋濂的《故丹溪先生朱公石表辞》、戴良的《丹溪翁传》，是研究朱氏生平的重要史料。

2. 戴思恭　戴思恭（1324—1405 年），字原礼，号肃斋，婺州浦江（今属浙江浦江）人。他是朱丹溪的入室弟子，也是著名的宫廷医家。家世业儒，并数世业医。著有《秘传证治要诀及类方》《推求师意》《本草摘抄》《类证用药》等，并校补了朱丹溪的《金匮钩玄》等。后世称颂其"所得于丹溪者，触而通之，类而比之，研精殚思，明体适用……后之人能知丹溪之学者，是公有以倡启之也"，有"国朝之圣医"的美誉。

《秘传证治要诀及类方》由《秘传证治要诀》十二卷和《证治要诀类方》四卷构成。《秘传证治要诀》分为诸中、诸伤、诸气、诸血、诸痛、诸嗽、诸热、大小腑、虚损、拾遗、疮毒、妇人十二门，分门列证，先论病因，再叙病源，根据病象分析病证，最后说明治法。《证治要诀类方》按要诀中的各门分类处方，用药则随病加减，剂型又分汤、饮、丸、散、膏、丹 6 种。

《推求师意》共两卷，主要阐发朱丹溪的学术主张。该书从"阳常有余，阴常不足"的观点出发，强调了"火"的危害，进一步阐明了"阳气易亢，阴血易乏"，提出"审证求因"的治疗方法；在临证上，发挥朱丹溪"人身诸病多生于郁"的学术主张，论述了"六郁之病"的证候与治法。

3. 王履　王履（约 1332—1391 年），字安道，号畸叟，又号抱独山人。元末昆山（今属江苏省）人。王履才华横溢，工诗能文，善画山水，尤其精于医术。他一生笃志苦学，博览群书，教学乡里，为后进之楷模。师承于朱丹溪，并有所发挥，著有《医经溯洄集》一卷、《百病钩玄》二十卷、《医韵统》一百卷、《伤寒立法考》《医史补传》等，以上著作仅有《医经溯洄集》流传于世。

《医经溯洄集》共一卷。该书对《内经》《难经》《神农本草经》《伤寒论》《金匮要略》等医学典籍进行了探讨，尤其对《内经》中的"亢害承制"理论有独到见解，认为"亢则害，承乃制"是人体"造化之枢纽"；对中风病首创"真中""类中"之论述；阐述了伤寒、温病和热病的概念，主张发挥五郁之治，并提出自己的见解。根据《四库全书》所载《医经溯洄集》引《伤寒立法考》论述："《素问》云伤寒为病热，言常不言变，至仲景始分寒热，然义犹未尽，乃备列常与变。"明确提出伤寒与温暑不同，并指出："仲景专为即病之伤寒设，不兼为不即病之温暑设也。"

二、学术创见

（一）阳常有余、阴常不足论

朱丹溪早年研读刘完素、张从正、李杲、王好古等名医著作，后师从于罗知悌。河间学派的"火热论"、补土派的"湿热阴火论"都对其学术思想的形成产生过重要影响。

"阳常有余、阴常不足"是朱丹溪对人体阴阳体系认识的基本观点。他运用"天人相应"理论分析天、地、日、月、阴、阳现象和人的生命发展过程，提出在正常生理状态下，人体就存在着"阳常有余、阴常不足"。"人受天地之气以生，天之阳气为气，地之阴气为血，故气常有余血常不足"。"人之生也，男子十六岁而精通，女子十四岁而经行。是有形之后，犹有待于哺乳水谷以养，阴气始成，而可与阳气为配，以能成人……可见阴气之难于成"。他引用《内经》中的"年至四十，阴气自半，而起居衰矣"；"男子六十四岁而精绝，女子四十九岁而经断"；"夫以阴气之成，止供得三十年之视听言动，已先亏矣"，认为人体正常的发育中就存在着阳常有余、阴常不足，即人体的阴阳平衡是一个动态平衡，即使是在阴平阳秘的情况下仍然存在"阳常有余、阴常不足"这样一个平衡之中的不平衡。《格致余论·养老论》曰："人生至六十、七十以后，精血俱耗，平居无事，已有热证。""阴不足以配阳，孤阳几欲飞越，因天生胃气尚尔留连，又借水谷之阴，故羁縻而定耳。"意思是说，人体的阴精随着年龄的增长而逐渐衰少，若饮食、色欲不知节制，心为外物所动，恣意妄为，不加顾护；或药食所伤，如滥用辛燥之剂，妄用汗、吐、下法等，则人身之阴气易亏。因此，反对滥用燥热毒药是朱丹溪的重要学术主张。基于此，朱丹溪反对服食金石类药物之风，反对轻易使用香燥辛热药，特别反对将《局方》作为用药准绳的做法。

其弟子戴思恭则将这一观点进一步发挥，提出"血盛则形盛，血弱则形衰；神静则阴生，形役则阳亢；阳盛则阴必衰，又何言阳旺而生阴血也"，并指出治血必用血属之药，首推"四物汤"。

（二）相火论

《格致余论·阳有余阴不足论》云："主闭藏者，肾也；司疏泄者，肝也。二脏皆有相火而其系上属于心。心，君火也，为物所感则易动，心动则相火亦动，动则精自走，相火翕然而起，虽不交会，亦暗流而疏泄矣。所以圣贤只是教人收心养心，其旨深矣。"认为相火内寄于肝肾，相火由心之君火控制。朱丹溪认为，相火是人体生命的原动力，"人非此火不能有生"，相火的产生依赖于君火之动。心为外物所感，动而产生相火。若动而中节则"相火唯有裨补造化，以为生生不息之运用耳"。朱丹溪的相火理论吸收了周敦颐《太极图说》中"太极动而生阳，静而生阴"的观点，指出"阳动而变，阴静而合，而生水、火、木、金、土"，即太极的动与静产生了世间万物。自然界如此，人体亦有动静阴阳。在人体，肾主藏精，为静，为阴；肝主疏泄，为动，为阳。在相火的作用下，肝肾的动静配合便产生了生生不息的人类生命。朱丹溪所论之相火是指生发之气，即《素问》所说的"少火"，是人体生命活动的动力所在，是促进人体新陈代谢的动力所在；但同时也指亢烈之火，即《素问》中的"壮火"之义，是五志化火，"阳有余"即生"壮火"。《格致余论·相火论》云："火内阴而外阳，主乎动者也，故凡动皆属火。以名而言，形气相生，配于五行，故谓之君；以位而言，生于虚无，守位禀命，因其动而可见，故谓之相。天主生物，故恒于动；人有此生，亦恒于动。其所以恒于动，皆相火之为也。"心为君火，而相火藏于肝肾，"君火不妄动"。"相火唯有禀命守位"，则"焉有燔灼之虐焰"，即心神不被外界事物，如美色、美声等所诱惑而"收心、养心"，则藏于肝肾之阴精得以保存，人的生命才得以生生不息。可见，相火有常有变。《格致余论·相火论》载："相火易起，五性厥阳之火相煽，则妄动矣。火起于妄，变化莫测，无时不有，煎熬真阴，阴虚则病，阴绝则亡。"病理性相火不外乎"五性为物所感"，发而不中节而使相火妄动。

其弟子戴思恭遵从朱丹溪的"阴常不足、阳常有余"观点，结合自己的临床实践经验，强调了火邪致病的危害性。他论述了人身之火除君、相二火之外，余脏皆有，并联系刘河间《素问玄机原病式》中关于火热的认识，把《病机十九条》原文中六气引起的证候由 21 种扩大到 81 种，从而说明"火邪致病既多且暴"的观点。

（三）气血痰郁学说

将气、血、痰、郁作为杂病的辨证纲领始于朱丹溪。如论治中风"东南之人多是湿土生痰。痰生热，热生风"。治疗主张分"气虚、血虚、夹水与湿"，设"有痰治痰为先，其次养血行气"等原则。论治痰证时，"治痰，实脾土燥脾湿是治其本也"；"善治痰者不治痰而治气，气顺则一身津液随气而顺矣"。朱丹溪的"气、血、痰、郁"论是一个有机的整体，论因多重"气血"，论证则重"痰郁"。他认为，凡气血怫郁，津液必停滞不化凝而为痰，而痰一旦形成又反过来阻滞气机运行而加重郁滞。由痰致瘀不外为痰阻经络，经气不利而血脉不得畅通则滞而成瘀；或由痰浊阻滞气机，气滞则血行不利而成瘀。反过来，瘀也可以致痰。瘀血停滞脉络，阻碍津液入脉化血，聚为痰浊，表现为"痰阻血瘀"或"血瘀痰滞"的共同征象。故不治"痰郁"则"气血"无以调和，而调和"气血"又多是为了治"痰郁"。

郁，即蕴结而不畅达，气机阻滞不畅是郁证发生的关键病机。条达机体内的气机升降开合之枢机，使之升降有常，就可以调节各脏腑的功能活动。气郁、湿郁、痰郁、热郁、血郁、食郁之六郁均可阻滞气机，气失通畅则为郁。故气、血、痰、火、湿、食六者可单独为患，亦可相因致病。正如《丹溪心法·六郁》所云："气血冲和，万病不生，一有怫郁，诸病生焉，故人身诸病，多生于郁。"因此，祛除各种外邪或体内病理产物的郁滞，调整气血阴阳平衡，使阴阳偏盛偏衰归于平复是治疗郁证的大法。戴思恭在此基础上提出六郁致病多在中焦，建议以苍术、川芎为主药。因苍术归阳明经，气味雄壮辛烈，强胃健脾，可运化水谷之气而化湿浊，其功最著；而川芎归厥阴经，能直达三焦，使升发之气上至颠顶，下抵血海，燮理阴阳，调和气血。二药并用，不仅可条达三焦，且能使胃气行于三阳，脾气行于三阴。

（四）湿热观

朱丹溪在《格致余论·序》中关于湿热为病的论述甚多。他在前人论湿热为病的基础上，扩大了湿热为病的证治范围。《格致余论》中记载有"六气之中，湿热为病，十居八九"。湿热所致的病证较多，如痿证"因于湿，首如裹，湿热不攘，大筋软短，小筋弛长，软短为拘，弛长为痿"；如痛风"血受湿热，久必凝浊，所下未尽，留滞隧道，所以作痛"；如鼓胀的形成乃"热留而久，气化成湿，湿热相生，遂生胀满"所致；如论疝气"始于湿热在经，郁而至久，又得寒气外束，湿热之邪不得疏散，所以作痛"。朱丹溪在《局方发挥》中有对吐酸的认识："平时津液随上升之气郁积而成。郁积之久，湿中生热，故从火化，遂作酸味。"此外，《丹溪心法》中还有关于湿热可导致下痢、咳嗽、腰痛、疝痛、精滑等病的论述。这些论述都大大扩充了湿热为病的范围。

关于湿热为病的治疗，朱丹溪继承并发挥了李东垣用"清燥之剂""寒凉以救之"的观点，主张分治三焦湿热，善用黄柏、苍术等药。他提出"去上焦湿及热，须用黄芩，泻肺火故也；去中焦湿与痛，须用黄连，泻心火故也；去下焦湿肿及痛，膀胱有火邪者，必须酒洗防己、黄柏、知母、草龙胆"。在这一理论指导下，他还创立了许多治疗湿热的有效方剂，如治"筋骨疼痛因湿热者"及痿证的二妙散，药虽仅苍术、黄柏两味，功效却十分显著。后人据此加入牛膝即为三妙丸，再加薏苡仁即为四妙丸，均是治湿热的名方。又如治吐酸，朱丹溪为补李东垣"无治热湿郁积之法"的缺憾，以炒黄连为君，反佐炒吴茱萸，顺其性而折之，此即著名的左金丸。

三、治疗主张

（一）病皆不出气血痰郁

私淑朱丹溪的明代著名医家王纶言："丹溪先生治病，不出乎气、血、痰，故用药之要有三：气用四君子汤，血用四物汤，痰用二陈汤。又云久病属郁，立治郁之方，曰越鞠丸。盖气、血、痰三病，多有兼郁者，或郁久而生病，或病久而生郁，或误药杂乱而成郁，故余每用此方治病，时以郁法参之。"朱丹溪以四君子汤调理脾胃之气，对于脾胃气虚患者，擅长用人参、白术培补脾土，以滋气血生化之源；治血主张将滋阴与降火结合并用，滋阴有利于泻火，是乃"补阴即火自降"意也。同时降火有利于滋阴，即"泻火有补阴之功"。在具体方药的选用上，降火常用知母、黄柏等寒凉药物，而补阴又有补阴精和补阴血之别；治痰以二陈汤为主方。朱丹溪还强调审证求因、审因论治，认为辨治痰证应根据痰之成因、性质及痰在人体的部位而辨证论治。治血也主张从痰入手，而治痰又须兼以治血，正所谓痰血同治。朱丹溪认为，郁证为百病之源，郁证百端又可分为"气郁、血郁、火郁、食郁、湿郁、痰郁"6种，由此创越鞠丸作为治六郁之主方，以求养血降火、调理脾胃、理气解郁。

（二）滋阴降火乃求本之道

朱丹溪提出"阴常不足、阳常有余论"与"相火论"，用以阐述"阳道实，阴道虚"，凸显阴的不足，尤其重视难成易亏之阴气，认为滋阴乃是"治病求本"。如论《黄帝内经》中的"冬不藏精，春必病温"，指出若于此时恣嗜欲以戕贼，至春生之际，下无根本，阳气轻浮必有温热。再如朱丹溪认为，阴虚内热的根源是"阴不足而阳有余"，肾水亏损，相火失制，合而为邪，乃生虚热之诸症，如遗精、盗汗皆由相火内扰或阴虚内热所致；骨蒸潮热、咳嗽咯血、舌红少苔俱为相火内动耗伤真阴，乃致肺肾两虚而起。在治疗方面，朱丹溪遵循《黄帝内经》"精不足者，补之以味"；"阳病治阴，阴病治阳"之要义，用甘、寒、咸、酸之剂补其阴，以苦寒泄相火，坚真阴，制龙家之火，培其阴，阴阳回复，其病自愈。"阴平阳秘，精神乃治"是滋阴降火的目的所在。

滋阴降火立法缘于"阴常不足、阳常有余"，故治宜常养其阴，阴与阳齐则水能制火。朱丹溪滋阴降火的常用药物为黄柏、知母。他说"黄柏有泻火为补阴之功"，"知母止嗽清肺、滋阴降火"。《丹溪心法·补损门》中记载的大补丸（又名大补阴丸），用黄柏炒褐色、知母酒浸炒各四两，熟地黄酒蒸、龟甲酥炙各六两，猪脊髓和蜜丸。这是朱丹溪滋阴降火的主方，方中以熟地黄、龟甲滋补真阴、潜阳制火，猪脊髓、蜂蜜俱为血肉甘润之品，用以填精补阴以生津液，此为培本一面；黄柏苦寒，泻相火以坚阴，知母苦寒，上以清润肺热，下以滋润肾阴，此为清源一面，两面配伍，以收培本清源之效。仅培本而其虚火难清，只清热则病本犹恐复生，故须培本清源，以使阴盛阳潜，虚火降而虚热自清，是方能骤补真阴以制相火。

四、学术影响

作为滋阴派的创始人，朱丹溪一生传承刘河间的学术思想，并引入理学观点，结合所处地域环境，精勤实践，著书立说，提出"阳常有余、阴常不足论"和"相火论"，将"滋阴"从单纯的治则治法概念发展为有理论架构、系统方药和临床实践相对完整系统的"滋阴学说"，被后世称为"滋阴派"，成为"医之门户分于金元"的重要标志。自元以来，丹溪学派极大地影响了中医学。崇尚丹溪之学并投其门下者众多，通过师徒授受、学派流传，其嫡传弟子及私淑弟子对丹溪学说多有发明补阙。他们前赴后继地探索、研究、发挥、传播丹溪学说，弟子中名医辈出，从而壮大了丹溪学派，使丹溪之学辐射范围更广，影响经久不衰。丹溪学说不仅在海内所学者众多，还远播海外，特别是日本。据林乾良教授考证，"朱丹溪学说早在公元 15 世纪就传入日本，在织田、车臣时代（16 世纪）有很大发展，到德川初期（17 世纪）达到了高潮"。尤其在我国明朝时期，日人月湖、田代三喜等曾来华攻研丹溪之学，将丹溪学说传至日本。日本医学界还成立了丹溪学社专门研究丹溪学说，可见丹溪学说对日本汉医的形成和发展产生了重大影响。又如朝鲜，15 世纪中叶，金礼蒙等编纂的大型医学类书《医方类聚》就辑录了《格致余论》和《局方发挥》；许浚编撰的《东医宝鉴》中大量载录朱丹溪著述的有关内容。这些都极大地促进了朝鲜传统医学的形成和发展。

五、验案选编与医论医话

（一）阳有余而阴不足论

男子六十四岁而精绝，女子四十九岁而经断。夫以阴气之成，止供给得三十年之视听言动，已先亏矣。人之情欲无涯，此难成易亏之阴气，若之何而可以供给也？经曰：阳者，天气也，主外；阴者，地气也，主内。故阳道实，阴道虚。又曰：至阴虚，天气绝；至阳盛，地气不足。观虚与盛之所在，非吾之过论。主闭藏者，肾也；司疏泄者，肝也。二脏皆有相火，而其系上属于心。心，君火也，为物所感则易动，心动则相火亦动，动则精自走，相火翕然而起，虽不交会，亦暗流而疏泄矣。所以圣贤只是教人收心养心，其旨深矣。天地以五行更迭衰旺而成四时，人之五脏六腑亦应之而衰旺。四月属巳，五月属午，为火大旺。火为肺金之夫，火旺则金衰。六月属未，为土大旺，土为水之夫，土旺则水衰。况肾水常借肺金为母，以补助其不足，故《内经》谆谆于资其化源也。古人于夏，必独宿而淡味，兢兢业业于爱护也。保养金水二脏，正嫌火土之旺尔。《内经》曰：冬不藏精者，春必病温。十月属亥，十一月属子，正火气潜伏闭藏，以养其本然之真，而为来春发生升动之本。若于此时恣嗜欲以戕贼，至春升之际，下无根本，阳气轻浮，必有温热之病。夫夏月火土之旺，冬月火气之伏，此论一年之虚耳。若上弦前、下弦后，月廓月空，亦为一月之虚。大风大雾，虹霓飞电，暴寒暴热，日月薄蚀，忧愁忿怒，惊恐悲哀，醉饱劳倦，谋虑勤动，又皆为一日之虚。若病患初退，疮痍正作，尤不止于一日之虚。今日多有春末夏初，患头痛脚软，食少体热，仲景谓春夏剧，秋冬瘥，而脉弦大者，正世俗所谓疰夏病。若犯此四者之虚，似难免此。夫当壮年，便有老态，仰事俯育，一切隳坏，兴言至此，深可惊惧。古人谓不见所欲，使心不乱。夫以温柔之盛于体，声音之盛于耳，颜色之盛于目，馨香之盛于鼻，谁是铁汉，心不为之动也？善摄生者，于此五个月出居于外，苟值一月之虚，亦宜暂远帷幕，各自珍重，保全天和，期无负敬身之教，幸甚！

（《格致余论·阳有余阴不足论》）

（二）相火论

太极，动而生阳，静而生阴。阳动而变，阴静而合，而生水、火、木、金、土，各一其性。唯火有二：曰君火，人火也；曰相火，天火也。火内阴而外阳，主乎动者也，故凡动皆属火。以名而言，形气相生，配于五行，故谓之君；以位而言，生于虚无，守位禀命，因其动而可见，故谓之相。天主生物，故恒于动；人有此生，亦恒于动。其所以恒于动，皆相火之为也。见于天者，出于龙雷，则木之气；出于海，则水之气也。具于人者，寄于肝肾二部，肝属木而肾属水也。

朱子曰：必使道心常为一身之主，而人心每听命焉。此善处乎火者。人心听命乎道心，而又能主之以静。彼五火之动皆中节，相火惟有裨补造化，以为生生不息之运用耳，何贼之有？或曰：《内经》相火，注曰少阴、少阳矣，未尝言及厥阴、太阳，而吾子言之何耶？曰：足太阳、少阴，东垣尝言之矣，治以炒柏，取其味辛能泻水中之火是也。戴人亦言：胆与三焦寻火治，肝和胞络都无异。此历指龙雷之火也。予亦备述天人之火皆生于动，如上文所云者，实推广二公之意。或曰：《内经》言火不一，往往于六气中见之，言脏腑者未之见也。二公岂它有所据耶？子能为我言之乎？经曰：百病皆生于风、寒、暑、湿、燥、火之动而为变者。岐伯历举病机一十九条，而属火者五，此非相火之为病之出于脏腑者乎？考诸《内经》，少阳病为瘰疬，太阳病时眩仆，少阴病瘖、暴喑、郁冒、不知人，非诸热瞀瘛之属火乎？少阳病恶寒鼓栗，胆病振寒，少阴病洒淅恶寒振栗，厥阴病洒淅振寒，非诸禁鼓栗，如丧神守之属火乎？少阳病呕逆，厥气上行，膀胱病冲头痛，太阳病厥气上冲胸，小腹控睾引腰脊上冲心，少阴病气上冲胸，呕逆，非诸逆冲上之属火乎？少阳病谵妄，太阳病谵妄，膀胱病狂颠，非诸躁狂越之属火乎？少阳病胕肿善惊，少阴病瞀热以酸，胕肿不能久立，非诸病胕肿疼酸惊骇之属火乎？

（《格致余论·相火论》）

【思考题】

1. 朱丹溪在杂病治疗方面有哪些学术贡献？
2. 简述"相火论"的核心思想。
3. 如何理解丹溪学派的"阳有余、阴不足"理论？结合临床案例进行阐述。

第五章

专题性学派

专题性学派是指以某一专题为研究对象而形成的具有鲜明学术特色的中医学术群体，主要包括医经学派、伤寒学派、温病学派、寒温并论学派、温补学派、汇通学派等。

医经学派重在整理和总结历代医家研究《黄帝内经》的学术主张与学术成就，代表医家如杨上善、王冰、滑寿、张介宾、李中梓等；伤寒学派以研究或阐发张仲景《伤寒论》的辨证论治、理法方药为主要内容，代表医家如朱肱、成无己、许叔微、方有执、喻昌、柯琴、陈念祖等；温病学派以研究外感温热病（含温疫）的发生发展规律、病因病机及辨证论治等为中心，代表医家包括吴有性、戴天章、余霖及"温病四大家"（叶桂、薛雪、吴瑭、王士雄）等；寒温并论学派主张将伤寒、温病进行融合，以寒温共论辨治外感疾病，代表医家如孙思邈、庞安时、缪希雍、杨璇、俞肇源、雷丰等；温补学派突出以温养补虚为特色辨治脏腑虚损病证，代表医家如薛己、孙一奎、赵献可、张介宾、李中梓等；汇通学派主张将中西医学进行汇聚沟通，是中西医结合的先声，代表医家如赵学敏、唐宗海、张寿颐、朱沛文、恽树珏、张锡纯、陆彭年等。

应当指出的是，各专题性学派之间既有实质性区别，又存在一定的联系，切不可将各学派绝对割裂。

第一节 医经学派

一、医经学派简介

医经学派是研究《黄帝内经》的一个医学流派，其研究目标为整理和总结历史上众医家研究《黄帝内经》的学术主张和学术成就。

（一）发展源流

《汉书·艺文志》记载医经七家，有《扁鹊内经》《扁鹊外经》《白氏内经》《白氏外经》《白氏旁篇》《黄帝内经》《黄帝外经》，现仅存《黄帝内经》一家，其他均已失佚。《黄帝内经》包括《素问》《灵枢》各 81 篇，为我国现存最早的一部医学经典著作，系中医学理论的渊薮。书中贯穿了朴素的唯物辩证法思想，同时结合当时自然科学的成就，分别从脏腑、经络、病机、诊法、病证、治则、针灸、方药等方面，对人体的生理活动、病理变化、临床表现及辨证治疗的方法进行了比较系统、全面的综合叙述。历代医家学习和研究中医学无不从《黄帝内经》入手，因此围绕这部经典著作的研究代不乏人，他们或校订，或注疏，或分类整理，或专题发挥，一方面为人们阅读古医经提供了可资信赖的文献资料，且有利于中医学理论知识的普及，另一方面通过对《黄帝内经》理论体系的探讨发挥，促进了中医理论体系的不断充实与完善。在此过程中医经学派逐渐形成并发展起来。

（二）代表性医家医著

1. 杨上善 杨上善（约575—670年），隋唐间人，里居不详。"名著当代，称神，诊疗出奇，能起沉疴笃疾，不拘局方，述《内经》为《太素》，知休咎，今世之云太素脉，皆宗之，鲜有得其妙者"。曾任隋太医侍御和唐太子文学等职。唐初，杨上善奉敕编注的《黄帝内经明堂》和《黄帝内经太素》在唐代及宋初有较大的影响，曾为朝廷规定学习中医的主要课本之一，但在南宋至明初逐渐散佚。幸而两书在唐代传入日本，受到日本政府和医家的重视，并保存至今，自清末从日本传回我国以来颇受中医界的重视。

《黄帝内经太素》三十卷，将《素问》《灵枢》各81篇全部拆散，根据其内容的不同性质分为十九大类及若干小类，随经文有大量注释，或考证，或解释，或阐述，或发挥，有极高的学术价值。原缺五卷，其他各卷亦有部分残缺。

2. 王冰 王冰（710—804年），自号启玄子，生平里居无考。曾仕唐为太仆令，故后世径称王太仆。他夙好养生，留心医学，潜心研究《素问》。王冰认为，《素问》系《黄帝内经》的重要组成部分，是医学理论的根本，奠定了养生之道的基础。书中讲述了济助弱体、拯救生命、保全真元以长寿的要道。因《素问》文字简要，含义广博，故需认真研读，规范地理解其内容，探索幽微深奥的道理，如此方能达到运用自如、技艺精深纯熟的高度，舍此便不能宣扬书中高深的医理要旨。然而，世本《素问》已讹误不堪，其纰缪甚多，文注纷错，义理混淆，篇目重叠，施行运用不易，翻阅领会亦难。王冰为使医经流传久远，传播至精至微之道，不断寻访搜求诸本，并以全元起本为蓝本，与在郭子斋堂所得先师秘藏珍本相互参校，重新编次整理，撰著注文，历经12年之久而成《素问释文》24卷81篇。王注本《素问》经宋臣林亿等人校勘并完整地流传至今，为现存《素问》之最古本，被后人视为重要的医学经典。王冰次注《素问》义蕴宏深，其学术成就对历代医学影响至深，对中医学作出了重大贡献。

《次注黄帝内经素问》（又名《注黄帝素问》《黄帝内经素问注》）24卷81篇，其中72（《刺法》）和73（《本病》）两篇因内容早佚而仅存篇目。此外，王冰又将所谓"旧藏之卷"的七篇"大论"加入其中，作为《素问》原文的一部分，并作了注文。该注本参考了多种《素问》传本，将《素问》原文的次序做了很大调整，对原文的字句进行了校订和增删，并把修订增益的文字以朱字标记出来。其注文广征博引，对原文注释较详，是研究《素问》的重要著作。清·汪昂云："为注释之开山，注内有补经文所未及者，可谓有功于先圣。"

3. 滑寿 滑寿（1304—1386年），字伯仁，号樱宁生，世为襄城（今河南省襄城县）人，当元时父祖官江南，遂徙仪真（今江苏省仪征市），为其出生地，后寄居于鄞（今浙江省宁波市）。滑寿自幼警敏，日记千余言，好学善诗，翰林学士宋濂谓其"博通经史诸家言，为文辞温雅有法，而尤深于医，江南诸医，未能或之先也"。京口名医王居中客仪，滑氏数次前往请教，曰："医祖黄帝岐伯，其言佚不传，世传者惟《素问》《难经》，子其习之。"滑寿受读终卷，抄而读之，撰为《读素问钞》。

《读素问钞》三卷，选录《素问》中的重要内容分为藏象、经度、脉候、病能、摄生、论治、色诊、针刺、阴阳、标本、运气和汇萃十二类，并作了简要注释。明代汪机续注此书，作了若干补充，又名《续素问钞》。

4. 张介宾 张介宾（约1562—1639年），字会卿，号景岳，别号通一子，明代著名医家，先世居四川绵竹县，明初以军功世授绍兴卫指挥，遂迁居会稽（今浙江省绍兴）。其"生颖异，读书不屑章句，韬钤轩岐之学，尤所淹贯。壮岁游燕冀间，从戎幕府，出榆关，履碣石，经凤城，渡鸭绿，居数年无所就，亲益老，家益贫，翻然而归。功名壮志，消磨殆尽，尽弃所学而肆力于轩岐，探隐研神，医日进，名日彰，时人比之仲景、东垣云"。张介宾学医于金英，致力《黄帝内经》研究数十年，有感于《素问》"自唐以来，虽赖有启玄子之注，其发明玄秘尽多，而遗漏亦复不少"，加之《灵枢》古人未注，"皆不能无遗憾焉"，于是奋其毕生精力，"历岁者三旬，易稿者数四"，著成《类经》《类经图翼》与《类经附翼》。

《类经》三十二卷，以《灵枢》启《素问》之微，《素问》发《灵枢》之秘，根据中医学理论体系，将二书内容分为摄生、阴阳、藏象、脉色、经络、标本、气味、论治、疾病、针刺、运气、汇通十二类。全书对《黄帝内经》的类分和注释，是历代研究《黄帝内经》中最为系统、考据诠释最为详尽者，成为后世学者的重要参考书。张介宾在编著《类经》时，对其中意义艰深、言不尽意者，认为"不拾以图，其精莫聚……不翼以说，其奥难窥"，因作《类经图翼》十一卷、《类经附翼》四卷。《类经图翼》包括运气、经络、针灸等内容。《类经附翼》包括医易、律原、求正录、针灸赋等内容，阐述了张介宾"医易相通，理无二致"的学术思想，其中《三焦包络命门辨》《大宝论》《真阴论》等名篇，是体现景岳学说的重要代表作。

5. 李中梓　李中梓（1588—1655 年），字士材，号念莪，又号尽凡居士，明末清初云间（又称华亭，今属上海市松江）人。李中梓博学多闻，少时学经史之文，兼岐黄家言，其著作较多，研究《黄帝内经》的代表著作系《内经知要》。

《内经知要》两卷，为李中梓从《素问》《灵枢》中精选重要篇章的内容及临床切用的经文，依据《内经》理论分类而成。全书分为八篇，搭建了中医理论体系的基本框架。他参考杨上善、滑寿、王冰、张景岳诸家所做的注释文字，立论审慎公正，说理透彻，阐发己意，言简意赅，为初学者的入门读本。

二、学术成就与影响

（一）《黄帝内经》的校订疏证

古代书籍历经竹简、木简、帛书及纸张等载体流布于世，这些形式的书籍极难保存，多为孤本，复本很少。随着年移代革，简脱错落、剥蚀漫漶自然难免，特别是在手工抄刻的过程中，往往会出现讹字衍文、妄删误改、缺页错简等问题，因此，校勘疏证就成为阅读古典医籍必不可少的重要手段。

1. 迁移整理，重序篇第　王冰在《重广补注黄帝内经素问·序》中指出，世本存在着"篇目重叠，前后不伦，文义悬隔"的严重问题，"或一篇重出，而别立二名；或两论并吞，而都为一目；或问答未已，别树篇题；或脱简不书，而云世阙"。若不对"简脱文断，义不相接者；篇目坠缺，指事不明者；篇论吞并，义不相涉，阙漏名目者；错简碎文，前后重叠者"进行校勘更正补订，此书即很难流通阅读。因此，王冰以极严谨的编次原则，采取重序篇卷、移补加字、分篇冠目及删繁存要的方法，对《素问》进行了全面的调整。

例如，王注本第一卷第一篇《上古天真论》，新校正云"按全元起注本在第九卷，王氏重次篇第，移冠篇首"，第二篇为《四气调神大论》（全元起注本在第九卷），第三篇为《生气通天论》（全元起注本在第四卷）。此三篇是养生学说的专论，第一篇讲保精，告诫人们保养先天真气是健康长寿的根本。第二篇讲调神，提出顺四时之气以调摄精神的摄生原则。第三篇讲养气，强调阳气于生命的重要性，阳气不固，人寿夭折。将此三篇移至首卷，序列一、二、三篇，突出了王冰重视预防医学的思想，彰显出《黄帝内经》独特的摄生理论。王注本第二卷中《阴阳应象大论篇第五》（全元起注本在第九卷）、《阴阳离合论篇第六》（全元起注本在第三卷）、《阴阳别论篇第七》（全元起注本在第四卷），系统论述了阴阳五行的基本理论。第三卷为藏象学说的重要篇章，包括《灵兰秘典论篇第八》（全元起注本在第三卷）、《六节藏象论篇第九》（全元起注本在第三卷）、《五脏生成篇第十》（全元起注本在第九卷）及《五脏别论篇第十一》（全元起注本在第五卷）。治法、脉法、经脉、疾病、刺法、运气、医德及杂论等分别归于各卷，这种编排方法较全元起注本更为合理。总之，经过王冰的重新整理编次，原来杂乱的卷篇序列得以规范，使本书的理论体系昭彰显著，有条不紊，对《素问》的流传及指导后学具有极其重大的意义。

王冰在《重广补注黄帝内经素问·序》中指出了"世本纰缪"的种种表现，其中即有"两论并吞而都为一目"的现象。如全元起注本《皮部论》在第二卷，其前部经文讲十二皮部"以经脉为纪"的划分原则，后部经文讲经络色诊。对于这种篇论并合不分，而内容又不相干，缺漏题目的现象，王冰则区别其事类，另立篇目，列于一篇之首。将世本《皮部论》分成两篇，前篇仍名之《皮部论》，后篇另立题目为《经络论》。王冰依据经义考证篇名，有理有据而不臆测。

《素问》原注本中还存在着同一内容之篇幅或章句重复出现的问题。如王注本《离合真邪论篇》，全元起注本在第一卷，篇名《经合》。在第二卷中全篇内容又重复出现，名《真邪论》。王冰则审察经文主旨，删除重复，将两篇文字合成一篇，冠名《离合真邪论篇》。

王冰在次注《素问》中，每遇脱简断文、经义不相承接之处，便搜求经文中相关的内容，调整次序移补其处。如王注本《腹中论》"帝曰：人有身体髀股骱皆肿，环脐而痛，是为何病？岐伯曰：病名伏梁。"王注云："此二十六字错简在《奇病论》中，若不有此二十六字，则下文无据也。"王氏移此二十六字于《腹中论》处以承下文经义。

2. 逐篇释义，义理周详 王冰在对《素问》进行重新整理编次的基础上，逐篇详加注释。王氏师有所承，学识渊博，故训释词义，诠注经文，敷畅玄言多有发挥。他的注释不仅丰富了中医学理论，而且具有重大的临床指导意义，后人称其为注释之开山。

（1）文辞典雅，注文精当 王冰的注释文字简洁，言词考究，颇具文彩。其注释具体翔实，观点精辟，对学习研究经文大有裨益。

1）诠释生化承制规律 《素问·六微旨大论》讲述了六气之间"亢则害，承乃制"的生化承制规律，此为运气学说的重要理论。六气亢盛便会产生损害，必须有相应的气来制约它。有了正常的制约，才能有正常的生化过程。这说明自然界的事物内部存在着自我调节的机制。王冰用极精练的语言，阐述了六气间亢害承制的道理。他指出，"热盛水承，条蔓柔弱，凑润衍溢，水象可见"；"寒甚物坚，水冰流涸，土象斯见，承下明矣"；"疾风之后，时雨乃零，是则湿为风吹，化而为雨"；"风动气清，万物皆燥，金承木下，其象昭然"；"煅金生热，则火流金，乘火之上，理无妄也"。王冰从自然现象的变化加以说明，人的生命活动同样遵循着相互协调、相互制约从而达到相对平衡的规律，五脏气化便是如此，心肾相交、水火既济的生理现象就是生化承制的结果。若心火亢盛，无所制约，必然产生疾病。

2）阐明水肿机理与治法 《素问·汤液醪醴论》云："其有不从毫毛而生，五脏阳以竭也。津液充郭，其魄独居。"王冰注曰："不从毫毛，言病生于内也。阴气内盛，阳气竭绝，不得入于腹中，故言五脏阳以竭也……阴蓄于中，水气胀满，上攻于肺，肺气孤危。魄者，肺神，肾为水害，子不救母，故云其魄独居也。"其深刻地揭示了水肿的发病机理，"生于内"则知非外邪致病，而是由于阴盛于内，阳气竭绝所致。在五脏则病在肾与肺，水聚肾病，子不救母，则肺失通调，水道不利而水湿停聚。经文治以"开鬼门""洁净府"之法。王冰注："开鬼门，是启玄府遣气也……洁净府，谓泻膀胱水去也。""启玄府"即发汗，发汗实为宣通肺气。"泻膀胱水去"则是利小便，利小便实寓恢复膀胱（肾）气化之义。如此治法正与肾、肺病机相合。

（2）传播经旨，发挥经义　王冰不仅是卓越的医学理论家，而且在临床实践中亦颇有造诣。

1）阐发寒热虚实病机，确立"壮水""益火"法则　《素问·至真要大论》曰："诸寒之而热者取之阴，热之而寒者取之阳，所谓求其属也。"王冰剖析了"寒之而热"及"热之而寒"的机理，指明"寒之而热"乃阴亏所致；"热之而寒"为阳虚而成。经文所讲之寒、热，系虚寒、虚热。因此"以热攻寒，以寒疗热，治热未已而冷疾已生，攻寒日深而热病更起，热起而中寒尚在，寒生而外热不除"，进而提出了"益火之源，以消阴翳；壮水之主，以制阳光"的惊世之语。此为虚寒、虚热的基本治则，亦是推求病机本质而施治的法则。王冰这一注文，发前人之所未发，开启后学之颛蒙，其价值无异于经文，为历代医家所推崇，视为千古名言。王氏所谓"壮水之主"是补肾阴，"益火之源"是补心火。其所蕴含的阴阳互根、水火互化思想，对后世影响极大。明代的肾命学说发展了"壮水""益火"的治法，将其归于求责肾命阴阳。如明·张介宾创左归丸以治肾阴亏虚，制右归丸以补元阳不足，即是王冰注文精义在后世的发展。

王冰根据《素问·至真要大论》所论制方大义"微者逆之，甚者从之"指出："夫病之微小者，犹人火也，遇草而焫，得木而燔，可以湿伏，可以水灭，故逆其性气以折之攻。病之大甚者，犹龙火也，得湿而焰，遇水而燔，不知其性以水湿折之，适足以光焰诣天，物穷方止矣；识其性者，反常之理，以火逐之，则燔灼自消，焰火扑灭。"这一"引火归元"的理论，不仅在临床上极具指导意义，而且为后世李杲、赵献可等人创立学说之所本。

2）揭示胃肾关系，创调气治水法则　王冰在注释《素问·水热穴论》"肾者胃之关也，关门不利，故聚水而从其类也"时指出："关者，所以可出入也。肾主下焦，膀胱为府，主其分注，关窍二阴，故肾气化则二阴通，二阴闭则胃填满，故云肾者胃之关也。关闭则水积，水积则气停，气停则水生，水生则气溢，气水同类，故云关闭不利聚水而从其类也。"他指出了胃与肾的关系，胃气不降，与下焦肾之气化有关，亦与二阴有关。故治胃病，尚须调理下焦。王氏还提出了"气水同类"调气治水的观点。气行则水行，化气行水乃治水肿的重要法则。

（3）补七篇大论，传运气之学　王冰次注《素问》之时，以所藏旧本弥补散佚卷篇，终成完璧得以流传。王氏所补内容包括《天元纪大论》《五运行大论》《六微旨大论》《气交变大论》《五常政大论》《六元正纪大论》《至真要大论》，其卷篇浩大，内容广博，系统地阐述了五运六气的深奥道理。五运六气是研究气化运行规律，并借以探讨四时气候变化对人体生理、病理影响与疾病防治的一种学说。由于王冰的补亡，才使运气学说得以流传，实有功于后学。

王冰于运气学说颇有研究，认为五运六气是自然界四时更序、万物化生及气候、气象、物候变化的根本，是自然界一切生命的原动力。诚如他所说："五运更统于太虚，四时随部而迁复，六气分居而异主，万物因之以化生。""天地之气交合之际，所遇寒、暑、燥、湿、风、火胜复之变之化，故人气从之。"《黄帝内经》谓："善言天者，必应于人，善言古者，必验于今，善言气者，必彰于物，善言应者，同天地之化，善言化言变者，通神明之理，非夫子孰能言至道欤。"王冰注曰："物禀五常之气以生成，莫不上参应之……化气生成，万物皆禀，故言气应者，以物明之，故曰善言应者，必彰于物也。彰，明也。气化之应，如四时行，万物备，故善言气者，必同天地之造化也。"王冰所论说明五运六气的变化虽然繁杂，但是却有其规律性，即所谓"四时行，万物备"。王冰在注释《素问·六微旨大论》"应则顺，否则逆，逆则变生，变则病"时说：

"造化之气失常，失常则气变，变常则气血纷扰而为病也。天地变而失常，则万物皆病。"运气失常则时序气候必然出现异常变化，人体气血运行乖乱而导致疾病的发生。因此，五运六气是客观存在的，它应验于天、人，是有证可验的。

运气七篇中用大量文字论述了有关病机、病证、治则治法及组方用药原则等医学理论，这些医学论述皆以运气理论为说理依据。例如《素问·至真要大论》曰："夫百病之生也，皆生于风寒暑湿燥火，以之化之变也。"论中所载众多病证皆为六气胜复所致。王冰详细地解释了其病证的机理及临床表现，以使后学深刻地体会疾病与气候变化的关系。本篇又有"病机十九条"作为分析病机归属的原则，其中就有"五运病机"与"六气病机"。

王冰对运气学说的研究是从实际出发的，他讲求运气之学的目的为言天验人，辨证论治，将运气变化的规律运用于理论与临床实践。这种朴素的运气学说充分反映在七篇大论释文之中，其中许多精辟论述对后人颇多启迪，王冰传运气之学实功不可没。

（二）《黄帝内经》的分类研究

《黄帝内经》系综合性论述中医理论的经典著作，书中每篇内容庞杂，通常会涉及好几个方面的问题，观览检索极不方便。因此，不少医家采取分类的方法对《黄帝内经》进行研究，按其内容各以类从，使《黄帝内经》的理论体系逐渐明晰起来，促进了中医理论体系的不断发展与完善。

1. 全面性分类研究

（1）杨上善的十九类分法　杨上善为已知全面分类研究《黄帝内经》的第一人，他把《素问》与《灵枢》各81篇全部拆散，根据其内容的不同性质，分作摄生、阴阳、人合、脏腑、经脉、腧穴、营卫气、身度、诊候、证候、设方、九针、补泻、伤寒、寒热、邪论、风论、气津液水论、杂病等19大类，每一大类之下又分若干小类，纲举目张。其分类按基础理论、临床基础（诊法、治疗学）、临床医学等次序排列，逻辑严密，十分准确地反映了《黄帝内经》理论体系的层次结构。这种从一般到具体的分类方法，与现代分类方法几乎一致。后世医家的分类大多没有达到《太素》的水平。

分类研究《黄帝内经》是研究中医基础理论的重要科学方法，其作用不可低估。杨上善对《黄帝内经》的分类开探讨中医理论体系之先河，具有深远的历史意义。其后历代医家不断运用分类方法研究《黄帝内经》，为使中医理论体系的更加完善作出了不懈努力，贡献非凡。

（2）张介宾的十二类分法　张介宾认为《黄帝内经》"经文奥衍，研阅诚难"，因此"唯有尽易旧制，颠倒一番，从类分门，然后附意阐发，庶晰其韫"。他在《类经》中将《素问》及《灵枢》的所有内容进行重新编排，分为摄生、阴阳、藏象、脉色、经络、标本、气味、论治、疾病、针刺、运气、会通等12大类，凡390篇，基本反映了《黄帝内经》的理论体系，构建了中医理论体系的基本框架。他还明确说明了如此分类的依据："人之大事，莫若死生，能葆其真，合乎天矣，故首曰摄生类。生成之道，两仪主之，阴阳既立，三才位矣，故二曰阴阳类。人之有生，脏气为本，五内洞然，三垣治矣，故三曰藏象类。欲知其内，须察其外，脉色通神，吉凶判矣，故四曰脉色类。脏腑治内，经络治外，能明终始，四大安矣，故五曰经络类。万事万殊，必有本末，知所先后，握其要矣，故六曰标本类。人之所赖，药食为天，气味得宜，五宫强矣，故七曰气味类。驹隙百年，谁保无恙，治之弗失，危者安矣，故八曰论治类。疾之中人，变态莫测，明能烛幽，二竖遁矣，故九曰疾病类。药饵不及，古有针砭，九法搜玄，道超凡矣，故十曰针刺类。至若天道茫茫，运行今古，苟无穷，协惟一，推之以理，指诸掌矣，故十一曰运气类。

又若经文连属，难以强分，或附见于别门，欲求之而不得，分条索隐，血脉贯矣，故十二曰会通类。"

张介宾所分十二类确较杨上善的十九类更为扼要准确，且合乎临床实际，《类经》实际也是目前为止最早、最完整的一部对《黄帝内经》进行全面分类的著作，对研究中医基础理论具有重要参考价值。

2. 选择性分类研究

（1）滑寿对《素问》的节要类编　滑寿系选择性分类研究《黄帝内经》第一人。他采取分门别类、荟萃精要的方法，选择《素问》的有关内容，分为藏象、经度、脉候、病能、摄生、论治、色诊、针刺、阴阳、标本、运气、汇萃等十二类，这种钩玄提要的分类方法较杨上善和张介宾的毫无选择的分类确实高明得多。诚如汪机所言："删去繁芜，撮其枢要，且所编次，各以类从，秩然有序，非深于岐黄之学者不能也。"由于滑氏所选仅限于《素问》一书，因此就遗漏了《灵枢》中许多重要经文。例如，藏象中未选《灵枢·本输》，即缺少了五脏六腑表里相合的内容；色诊中未选《灵枢·五色》，即缺少了颜面部位望诊的内容。凡此等等，皆为不足。后来汪机取此书而补入注释，并将其收入《汪氏医学丛书》中，丁瓒亦为之补注，使滑氏之书广为流传。

（2）李中梓对《黄帝内经》的择要分类　李中梓治学主张兼采众家之长，不偏不倚。他曾指出："唐之巫咸，周之长桑，秦之和缓，宋之文挚，郑之扁鹊，汉之阳庆、仓公，俱从《内经》分其余绪。至于仲景遗论之撰，玄晏《甲乙》之次，杨上善纂为《太素》，全元起列为《训解》，唐宝应中太仆王冰详为次注，元之滑伯仁摘而为钞，近世马莳有《发微》，鹤皋有《吴注》，张介宾有《类经》。"足见其研究《黄帝内经》，溯本求源，用功匪浅。李中梓对《黄帝内经》的选择分类，与滑寿专注于《素问》不同，而是包含了《灵枢》的内容，因此避免了滑寿编选时的缺欠。李氏精选了《黄帝内经》54篇中80条原文，分为道生、阴阳、色诊、脉诊、藏象、经络、治则、病能八类，不仅所选内容较滑氏少，而且选录内容更为精当，加之分类简要，几将中医基础理论概括无遗，实为学习《黄帝内经》最佳的入门读本。诚如清代名医薛雪所云："唯《内经知要》比余向日所辑《医经原旨》，尤觉近人。以其仅得上下两卷，至简至要，方便时师之不及，用功于鸡声灯影者，亦可以稍有准则于其胸中也。"

医经学派所赅甚广，除了上述校订疏证与分类研究诸家外，还有众多医家对《黄帝内经》中的某些问题进行了专门发挥，如秦越人发挥脉学、皇甫谧发挥针灸学、巢元方发挥病源证候学等，他们从不同的角度丰富了中医学理论，促进了中医学的全面发展。

三、验案选编与医论医话

（一）论研究方法

《内经》者，"三坟"之一。盖自轩辕帝同岐伯、鬼臾区等六臣互相讨论，发明至理，以遗教后世。其文义高古渊微，上极天文，下穷地纪，中悉人事。大而阴阳变化，小而草木昆虫、音律象数之肇端、脏腑经络之曲折，靡不缕指而胪列焉……余初究心是书，尝为摘要，将以自资。继而绎之久，久则言言金石，字字珠玑，竟不知孰可摘而孰可遗，因奋然鼓念，冀有以发隐就明，转难为易，尽启其秘而公之于人。务俾后学了然，见便得趣，由堂入室，具悉本原，斯不致误己误人，咸臻至善。于是乎详求其法，则唯有尽易旧制，颠倒一番，从类分门，然后附意阐发，庶晰其韫。然惧擅动圣经，犹未敢也。

粤稽往古，则周有扁鹊之摘《难》，晋有玄晏先生之类分，唐有王太仆之补削，元有滑撄宁之撮钞，鉴此四君子而后意诀。且此非《十三经》之比，盖彼无须类，而此欲醒瞶指迷，则不容不类，以求便也。由是遍索两经，先求难易，反复更秋，稍得其绪。然后合两为一，命曰《类经》。"类"之者，以《灵枢》启《素问》之微，《素问》发《灵枢》之秘，相为表里，通其义也。

两经既合，乃分为十二类……汇分三十二卷。此外复附著《图翼》十五卷。盖以义有深邃而言不能赅者，不拾以图，其精莫聚；图像虽显，而意有未达者，不翼以说，其奥难窥。自是而条理分，纲目举，晦者明，隐者见，巨细通融，歧贰毕彻，一展卷而重门洞开，秋毫在目。不惟广裨乎来学，即凡志切尊生者，欲求兹妙，无不信手可拈矣。

是役也，余诚以前代诸贤注有未备，间多舛错，掩质埋光，俾至道不尽明于世者，迨四千余祀矣。因敢忘陋效颦，勉图蚊负，固非敢弄斧班门，然不屑沿街持钵。故凡遇驳正之处，每多不讳。诚知非雅，第以人心积习既久，讹以传讹，即决长波犹虞难涤，使辨之不力，将终无救正日矣。此余之所以载思而不敢避也。

吁！余何人斯，敢妄正先贤之训？言之未竟，知必有阚余之谬而随议其后者。其是其非，此不在余，而在乎后之明哲矣。虽然，他山之石，可以攻玉；断流之水，可以鉴形；即壁影萤光，能资志士；竹头木屑，曾利兵家。是编者倘亦有千虑之一得，将见择于圣人矣，何幸如之！独以应策多门，操觚只手。一言一字，偷隙毫端。凡历岁者三旬，易稿者数四，方就其业。所谓河海一流，泰山一壤，盖亦欲共掖其高深耳。世有子云其悯余劳而锡之斤正焉，岂非幸中又幸？而相成之德，谓孰非后进之吾师云。

（《类经·序》）

（二）论阴阳之道

《阴阳应象大论》曰：阴阳者，天地之道也（太极动而生阳，静而生阴，天主于动，地主于静。《易》曰：一阴一阳之谓道。阴阳者，本道体以生，道者，由阴阳而显），万物之纲纪（总之为纲，大德敦化也；纷之为纪，小德川流也），变化之父母（经曰：物生谓之化，物极谓之变。《易》曰：在天成象，在地成形，变化见矣。朱子曰：变者化之渐，化者变之成。阴可变为阳，阳可变为阴，然变化虽多，靡不统于阴阳，故为父母），生杀之本始（阴阳交则物生，阴阳隔则物死，阳来则物生，阴至则物死，万物之生杀，莫不以阴阳为本始也），神明之府也（变化不测之谓神，品物流形之谓明。府者，言变化流形，皆从此出也）。治病必求于本（人之疾病，虽非一端，然而或属虚，或属实，或属寒，或属热，或在气，或在血，或在脏，或在腑，皆不外于阴阳，故知病变无穷，而阴阳为之本。经曰知其要者，一言而终是也。但明虚实，便别阴阳，然疑似之间大难剖别。如至虚有盛候，反泻含冤；大实有羸状，误补益疾；阴症似阳，清之者必败；阳症似阴，温之者必亡。气主煦之，血主濡之，气药有生血之功，血药无益气之理。病在腑而误攻其脏，谓之引贼入门；病在脏而误攻其腑，譬之隔靴搔痒。洞察阴阳，直穷病本，庶堪司命。若疑似之际，混而弗明，攻补之间，畏而弗敢，实实虚虚之祸尚忍言哉）。

（《内经知要·卷上·阴阳》）

【思考题】

1. 《汉书·艺文志》中提到的医经七家包括哪些内容？
2. 王冰是如何整理编次《素问》的？

3. 试述杨上善分类研究《内经》的内容和意义。

4. 滑寿与李中梓进行选择性分类研究《内经》的区别是什么？

5. 简述医经学派治疗水肿的代表性主张。

第二节　伤寒学派

一、伤寒学派简介

伤寒学派是指研究或阐发张仲景《伤寒论》的辨证论治、理法方药为主要内容的众多医家形成的一大医学流派，属专题性中医学术流派，在中医学术领域占有重要地位。张仲景的《伤寒论》总结了汉代以前的医学思想与医学成就，以六经辨证为指导，形成了严密的临床证治体系，被誉为"方书之祖"，对后世影响深远。伤寒学派围绕《伤寒论》的整理研究与临证实践运用而兴起。

（一）发展源流

《伤寒论》成书于东汉末年，不久而散佚不全，后经王叔和搜集、整理与编次，得以流传后世。后世医家对《伤寒论》的搜集、整理、研究与临证发挥的过程，也就是伤寒学派的形成与发展的过程。其发展源流分为如下几个时期。

晋唐时期，为《伤寒论》的搜集、整理时期。这个阶段以晋代太医令王叔和、唐代药王孙思邈为代表。王叔和对已经散佚了的《伤寒论》条文进行了广泛的搜集、整理与编次，他在《伤寒例》中自称："今搜采仲景旧论，录其证候、诊脉、声色、对病真方有神验者，拟防世急也。"从脉、证、方、治等各个方面入手整理了《伤寒论》。与王叔和同时代的医家皇甫谧肯定了王叔和的功绩，在《针灸甲乙经·序》中评价说："近代太医令王叔和撰次仲景选论甚精，指事施用。"但王叔和所编次的《伤寒论》并未得到广泛流传。唐代孙思邈在撰写《备急千金要方》时尚未见到全本《伤寒论》，以至于孙思邈在《备急千金要方》卷第九中写道："江南诸师，秘仲景要方不传。"到晚年之时，孙思邈才得到了一个相对完整的《伤寒论》本子，在《千金翼方》卷第九中感叹："伤寒热病，自古有之，名贤睿哲，多所防御。至于仲景，特有神功。"孙思邈以"方证同条，比类相附"的方法将《伤寒论》编入了《千金翼方》卷第九与卷第十，开创了后世以方证研究《伤寒论》之先河。孙思邈还提出《伤寒论》治法大意："不过三种：一则桂枝，二则麻黄，三则青龙。此之三方，凡疗伤寒，不出之也。"其对后世影响深远，方有执、喻昌等人据此而发挥出"三纲鼎立说"。

宋金元时期，为伤寒学派的形成阶段。这个时期的《伤寒论》研究有数十家之多，主要以如下五家为代表。北宋医家韩祗和著《伤寒微旨论》，析伤寒之病机为阳气内郁，治伤寒杂病于一炉，强调脉诊分辨，以脉入手，并以依时令用药为特色。北宋医家朱肱著《南阳活人书》，从伤寒三阴三阳病的定位定性入手研究，提出以经络辨病位的经络学说，诊断上强调脉与证合参以辨阴阳表里。南宋医家许叔微于《伤寒论》辨证提出以阴阳为纲，统领表里寒热虚实，并在《伤寒九十论》中汇集其伤寒治验 90 例。南宋医家郭雍著有《伤寒补亡论》，选取朱肱、庞安时、常器之等医家后世方弥补《伤寒论》中方药之缺失。金代医家成无己著《注解伤寒论》，为注解《伤寒论》第一家。其注释特点为以经释论，并在《伤寒明理论》中探讨鉴别《伤寒论》中 50 个常见症状。

明清时期，为伤寒学派的发展与兴盛阶段。明代方有执倡言错简重订论，开启明清伤寒学派医家的学术争鸣，在伤寒学派内部形成不同派系，从而促进了伤寒学派的发展，影响较大的有错简重订派、维护旧论派、辨证论治派。

错简重订派认为世传本《伤寒论》有错简，明代方有执首先提出考订重辑《伤寒论》的主张，削去《伤寒例》，合《辨脉》《平脉》改置书末，对六经证治诸篇大加改订。清初医家喻昌赞同方有执错简重订的观点，驳斥王叔和所整理的《伤寒论》本子，批评成无己的《注解伤寒论》，著《尚论张仲景伤寒论重编三百九十七法》。主张错简重订的医家还有张璐、吴仪洛、吴谦、程应旄、章楠、周扬俊、黄元御等人。错简重订派医家思想活跃，不囿于旧说，有一定的创新精神，为伤寒研究注入了新风。

维护旧论派是指主张维护世传《伤寒论》旧本内容完整性和权威性的众多医家。与讥讽王叔和、批评成无己的错简重订派医家相反，维护旧论医家尊王赞成，对王叔和编次《伤寒论》与成无己首注《伤寒论》持基本肯定和褒扬的态度。认为王叔和编次仍为长沙之旧，不必改弦更张；而成无己的注释，不仅未曲解仲景之说，其引经析奥，实为诸家所不胜，主张仿照治经学的章句法进行注释。维护旧论派的代表医家有张遂辰、张志聪、张锡驹、陈念祖等。明代医家张遂辰著《伤寒论参注》，他认为王叔和所编次的《伤寒论》虽卷次略有出入，但内容仍是长沙之旧，并赞扬成无己的注释。清代医家张志聪为张遂辰之徒，承其师说，著《伤寒论宗印》《伤寒论集注》，反对方有执、喻昌等人的三纲鼎立说，首倡六经气化说，主张以五运六气、标本中气之理来解析《伤寒论》六经证治。张锡驹也为张遂辰弟子，著《伤寒论直解》，依照张志聪《伤寒论集注》所分之章节加以阐扬，也推崇六经气化之说。清代医家陈念祖依张志聪所分章节定为三百九十七法，赞同张志聪、张锡驹从运气阐发六经之理。

明清伤寒学派中，有一些医家着眼于对《伤寒论》辨证论治规律进行探讨与发挥，他们对错简重订和维护旧论的观点均持反对意见，认为应当在发扬仲景心法方面下功夫，形成了伤寒学派中的辨证论治派。辨证论治派又可分为以方类证、以法类证、分经审证、按症类证、按因类证等派别。以方类证派源于唐代孙思邈的方证同条、比类相附，以柯琴、徐大椿为代表。柯琴为清代医家，著《伤寒来苏集》，采用以方类证的方法，汇集方证条文分属于六经篇中，并提出六经地面说、六经为百病立法诸说。徐大椿亦为清代医家，著《伤寒论类方》，大胆突破六经的束缚，把《伤寒论》113 方分为 12 类。以法类证派医家以清代钱潢、尤怡为代表。钱潢著《伤寒论证治发明溯源集》，以研究六经分证治法为指导思想。尤怡著《伤寒贯珠集》，其治伤寒以突出治法研究为特点。分经审证派以清代医家陈念祖、包诚为代表，陈念祖对《伤寒论》的临床运用，采用分经审证的研究方法。包诚著《伤寒审证表》，亦主张从六经审证。

明清时代的错简重订、维护旧论、辨证论治三大伤寒学派推动了伤寒学术研究的发展，反映了伤寒学派的学术争鸣。

（二）代表性医家医著

1. 朱肱　朱肱（1050—1125 年），字翼中，自号无求子，晚号大隐翁，吴兴（今浙江省湖州）人。宋元祐三年（1088 年）进士，因曾官奉议郎，人称朱奉议。朱肱精研《伤寒论》，为当时著名伤寒学家，因仲景居南阳，华佗称《伤寒论》为活人书，所以他把自己的主要著作称为《南阳活人书》，即《类证活人书》（原名《无求子伤寒百问》）。

《类证活人书》二十卷，作于元祐四年（1089 年），成于大观二年（1108 年），卷一到卷十一为 101 问，以阐发仲景之奥意，卷十二到卷十五解说《伤寒论》中 112 方药证及药方加减法，卷十六到卷十八采《外台秘要》《备急千金要方》《太平圣惠方》《金匮玉函》等方，卷十九到卷二十论妇人伤寒及小儿伤寒并随证设方。全书用综合分析的方法，以通俗易懂的文字，设为问答的形式，阐述伤寒证治的异同，使人明白易晓，对推广仲景学说的实际应用贡献很大。

2. 成无己　成无己（约1063—1156年），宋代山东聊摄（今山东省阳谷县）人，后聊摄并于金，故又称金人。成无己生于医学世家，精于医理，擅长临床，为宋金时期研究《伤寒论》最为有名的医家之一。著有《注解伤寒论》《伤寒明理论》《药方论》。这三种伤寒著作，有注解，有论证，有论方，联系紧密而相得益彰。

《注解伤寒论》十卷，共二十二篇。成无己为注解《伤寒论》第一家，《注解伤寒论》以经注论，以论证经，给后人无穷启迪，厥功甚伟。

《伤寒明理论》三卷，共五十篇。从"发热"起至"劳复"止，对《伤寒论》中50个主要症状的发病机理、症状表现和辨证要点做了精辟的阐发，开以症状鉴别研究《伤寒论》之先河。

3. 许叔微　许叔微（约1079—1154年），字知可，真州白沙（今江苏省仪征市）人。许叔微11岁时，父母因病辞世，由此深感医道之重要，在习儒同时，精研医学。凡有病者来召，不分昼夜，无问贫富，志在活人，不求其报，颇受时人嘉许。许叔微53岁时中进士，曾任徽州、杭州教官及翰林集贤院学士，故后世称之为"许学士"。许叔微对《伤寒论》研究颇深，著有《伤寒百证歌》《伤寒发微论》《伤寒九十论》，合称《许氏伤寒论著三种》。此外，还著有《普济本事方》等。

《伤寒百证歌》五卷，取仲景方论编成歌诀100首，以便后学习诵。其中，仲景有论无方者，则取《千金方》等方书之方补入。

《伤寒发微论》两卷，共二十二论。第一论列举伤寒72证，并逐一阐释其病机和辨证用药经验；第二论以下则多为许叔微抒发己见的短篇医话、医论，内容涉及伤寒的证候、病证、脉法、治法和用药等各个方面。

《伤寒九十论》记载了许叔微临床治疗的90个病案，是现存最早的医案专著。每案首记病例和治疗经过，然后依据《内经》《难经》《伤寒论》等典籍，结合个人见解，阐发其机理和处方用药心得。

4. 方有执　字中行，别号九龙山人，生于明代嘉靖二年（1523年），卒年不详，明代歙县人（今安徽省歙县），明代伤寒学家。方有执家中妻儿共7人皆因伤寒而死，本人也以大病幸愈而得生，因而发奋钻研《伤寒论》。于70岁高龄完成《伤寒论条辨》，首创错简重订的观点，对王叔和整理、成无己注解的《伤寒论》提出质疑，从而引导了伤寒学派内部的学术争鸣，对伤寒学派的形成和发展起到了不容忽视的作用。

《伤寒论条辨》八卷。首卷论风伤卫；第二卷论寒伤营；第三卷论风寒两伤营卫；第四卷为辨阳明、少阳病；第五卷为辨三阴病；第六卷为风温杂病、霍乱、阴阳易及瘥后劳复等病证；第七卷为痉湿暍病及辨脉法；第八卷为汗吐下可与不可等篇。后附《本草钞》《或问》《痉书》各一卷。

5. 喻昌　喻昌（1585—1664年），字嘉言，晚号西昌老人，江西新建（今江西省南昌）人。喻昌初治举子业，明崇祯年间以选贡生入京，无所成就，后清兵入关，遂隐于禅学，后又出禅攻医，旅居南昌、靖安、常熟等地。所到之处，皆以善医闻名。著有《寓意草》《尚论篇》《医门法律》等，其中《尚论篇》为其研究《伤寒论》的代表著作。

《尚论篇》为《尚论张仲景伤寒论重编三百九十七法》之简称，全书八卷。第一到第四卷详论六经证治，阐述其错简重订及三纲鼎立之说，并以此三纲重订《伤寒论》；第五到第八卷论述春温及夏秋暑湿热病证治，并论伤寒诸方，又称《尚论后篇》。

6. 柯琴　柯琴（1662—1735 年），字韵伯，号似峰，浙江慈溪（今浙江省余姚）人，后迁居于吴之虞山（今江苏省常熟）。柯琴生平着力于《黄帝内经》《伤寒论》之研究，颇有贡献，著有《伤寒论注》《伤寒论翼》《伤寒附翼》，合称《伤寒来苏集》。

《伤寒来苏集》共八卷，分为《伤寒论注》四卷、《伤寒论翼》两卷、《伤寒附翼》两卷。《伤寒论注》将《伤寒论》原文依六经方证，分立篇目，重加编次而成。《伤寒论翼》对伤寒六经之含义、治法及合病、并病、温、痉、湿等病详加阐述，并细析演释六经病及制方大法。《伤寒附翼》为论方专书，以六经为纲，统摄诸方，每经诸方之前先列总论，以阐明本经立法之要，次列诸方，每方后分列组方之意及使用法则。

7. 陈念祖　陈念祖（1753—1823 年），字修园，又字良友，号慎修，福建省长乐县人。陈念祖早年丧父，家境贫寒，幼年时随祖父读经史，兼习医学。后深入研究医学，24 岁行医自给，半治举子业，半治刀圭家。40 岁乡试中举，次年赴京会试，未中进士，遂留寓北京行医。后亦涉足仕途，做过县令。虽为官，却不忘行医济世，终亦以医名世。其医学著作甚多，著名者有 16 种，流传亦广，从学者甚众。其中伤寒研究方面的代表著作有《伤寒论浅注》《金匮要略浅注》《伤寒医诀串解》《长沙方歌括》《金匮方歌括》《伤寒真方歌括》等。

《伤寒论浅注》六卷，推崇张志聪、张锡驹二家，并按其体例以分章节，赞扬二张的标本中气说。于《伤寒论》原文中衬以小注，注文以二张学说为主，兼采诸家精义以求阐明经旨。

《伤寒医诀串解》六卷，为陈念祖晚年之作，乃其研究《伤寒论》的精华所在。全书六卷按照六经排列，以《黄帝内经》理论为依据，以标本中气、经络学说为基础，综合阐发了《伤寒论》条文。

二、学术创见

（一）以经释论

金代医家成无己大量引用《黄帝内经》《难经》和相关经典著作的名言警句，逐条注解，他采用以经释论的研究方法，不仅使《黄帝内经》《难经》和《伤寒论》一脉相承、融会贯通，具有探本求源、互相渗透之妙，而且还起到了经论结合、以论证经、相互印证的效果，使《黄帝内经》《难经》的理论和《伤寒论》的临床实践有机地结合起来。

例如，"太阳病，发汗，遂漏不止，其人恶风，小便难，四肢微急，难以屈伸者，桂枝加附子汤主之。"成无己注解云："太阳病，因发汗，遂汗漏不止而恶风者，为阳气不足。因发汗，阳气益虚而皮腠不固也。《内经》曰：'膀胱者，州都之官，津液藏焉，气化则能出矣。'小便难者，汗出，亡津液，阳气虚弱，不能施化；四肢者，诸阳之本也。四肢微急，难以屈伸者，亡阳而津脱也。《针经》曰：'液脱者，骨属屈伸不利。'与桂枝加附子汤，以温经复阳。"

又如，以《灵枢》释："伤寒表不解，心下有水气，干呕，发热而咳，或渴，或利，或噎，或小便不利，少腹满，或喘者，小青龙汤主之。"成无己认为："伤寒表不解，心下有水饮，则水寒相搏，肺寒气逆，故干呕发热而咳。《针经》曰：'形寒饮冷则伤肺，以其两寒相感，中外皆伤，故气逆而上行'，此之谓也。与小青龙汤发汗、散水。水气内渍，则所传不一，故有或为之证。随证增损，以解化之。"

（二）错简重订论

在方有执之前注《伤寒论》者已不乏人，如元代王履就曾对王叔和编次的《伤寒论》有怀疑。王履认为:"惜其既以自己之说,混于仲景所言之中,又以杂脉杂病纷纭并载于卷首,故使玉石不分,主客相乱。"他仅仅指出"相乱",而没有提出错简重订之说。唯明代医家方有执明确提出"重考修辑",采取整移删削的方法,对《伤寒论》进行了通盘的订正与编次。根据方有执的考据,论中第三篇《伤寒例》于义难通,"岂仲景之言,其为后人之伪,明亦甚矣",竟削去之。

方有执对辨三阴三阳病脉证并治诸篇大加改订,将太阳病分成"卫中风""营伤寒""营卫俱中伤风寒"三篇,是为第一、二、三卷;阳明与少阳二篇合为第四卷;太阴、少阴与厥阴三篇合为第五卷。他认为,论中有关温病杂病的条文,"此皆旧本错杂乱出",于是将有关温病、风温、杂病条文及霍乱、阴阳易、瘥后劳复诸篇合成第六卷,将《辨脉法》与《平脉法》两篇通改为《辨脉法》,与辨痉湿暍病证一篇,合为第七卷。方有执认为,论中"夫以为疾病至急,仓卒寻按,要旨难得,故重集诸可与不可方治,比之三阴三阳篇中,此易见也"之语,是"叔和自揭其编述以下诸篇之由",即汗吐下可与不可诸篇,乃将其移于篇末,合为第八卷。方有执的考订编次确有一定见解,增强了伤寒条文的系统性、条理性,使其规律性更加显著。

(三) 三纲鼎立说

三纲鼎立说为清初医家喻昌在前代《伤寒论》学术研究基础上提出,学术渊源于前代王叔和、孙思邈、方有执诸家。喻昌认为,张仲景《伤寒论》历经千余年,"大纲混于节目之中,无可寻绎,只觉其书之残缺难读"。因此,他把《伤寒论》397 条条文次序全部打乱,重新编次,分为若干类。以冬月伤寒为四时外感的大纲,太阳经证为伤寒六经的大纲,风伤卫、寒伤营、风寒两伤营卫为太阳经的大纲,此即三纲鼎立之说。

喻昌指出:"足太阳膀胱病,主表也。而表有营卫之不同,病有风寒之各异。风则伤卫,寒则伤营,风寒兼受,则营卫两伤,三者之病,各分疆界。仲景立桂枝汤、麻黄汤、大青龙汤,鼎足大纲三法,分治三证。风伤卫,则用桂枝汤;寒伤营,则用麻黄汤;风寒两伤营卫,则用大青龙汤。用之得当,风寒立时解散,不劳余力矣。乃有病在卫,而治营;病在营,而治卫;病在营卫,而治其一,遗其一。与夫病已去营卫而复汗,病未去营卫而误下,以致经传错乱,辗转不已,源头一差,末流百出,于是更出种种节目,辅三法而行……始得井井不紊。仲景参五错综,以尽病之变态,其统于桂枝、麻黄、青龙三法,夫复何疑?"在这一思想指导下,喻昌对三阳三阴病篇进行了全面的类分。三阳经病各为一卷,三阴经病同归卷四,同时将合病、并病、坏病、痰病四类条文附于三阳经末,而将过经不解、瘥后劳复、阴阳易病三类条文则附于三阴经末,每部分前后均有小标题及小结,可谓条理清晰,提纲挈领。

大纲既定,然后详求其目,以"法"为目,特"举三百九十七法分隶于大纲之下,然后仲景之书,始为全书"。例如,太阳经以风伤卫为一类,列为上篇,法 53 条;寒伤营为一类,列为中篇,法 58 条;风寒两伤营卫为一类,列为下篇,法 24 条。经过上述重新编次整理,"始知仲景书中,矩则森森。毋论法之中更有法,即方之中亦更有法",有利于后人结合临床学习与运用《伤寒论》。

(四) 六经气化说

清初医家张志聪从三阴三阳六经气化来认识伤寒。他强调,三阴三阳病多为六经气化为病,虽未排除经络病变的存在,但亦非仅为经络本身的病变,同样也不应不明经气。张志聪说:"世医不明经气,言太阳便曰膀胱,言阳明便曰胃,言少阳便曰胆,迹其有形,亡乎无形;从其小者，失其大者。"三阴三阳之气，虽有内外分布之异，但彼此上下相贯，表里相通，离合转化，阴中有阳，阳中有阴，这就是伤寒六经并重、阴阳表里寒热虚实多种复杂病变的内在机制。因此，张志聪强调："三阴三阳有出有入，有合有离，不知阴阳之经常变易，不可与论伤寒矣。"张志聪以丰富的临床经验和理论修养，论析伤寒，阐述医理，足以启发后学者的思路。

清代中期医家陈念祖推崇张志聪、张令韶的"六经气化说"，强调三阴三阳病，即六经气化为病，而非经络本身之病变。人身六气与天地之气相应，无病则运行如常。人体一旦发病，则气化活动必然有明显变异。正如陈念祖所说："六气之本标中气不明，不可以读《伤寒论》。《内经》云：少阳之上，火气治之，中见厥阴；阳明之上，燥气治之，中见太阴；太阳之上，寒气治之，中见少阴；厥阴之上，风气治之，中见少阳；少阴之上，热气治之，中见太阳；太阴之上，湿气治之，中见阳明。所谓本也，本之下中之见也，见之下气之标也。本标不同，气应异象。"同时附以"脏腑应天本标中气图"及"上中下本标中气图"。陈念祖以经络、脏腑作为六经的物质基础，巧妙地运用气化学说解释六经的功能，所以他提出六经是较完整、确当的，在继承张志聪六经气化说的基础上对其有所发展。

（五）六经地面说

六经地面说为清代医家柯琴提出。柯琴认为，《伤寒论》六经与《素问·热论》六经虽然两者都是辨证论治的纲领，但其内容已有很大不同。后世医家将《伤寒论》六经与《素问·热论》六经等同，并由此而产生的六经即经络循行路线的误解，其源出王叔和之《序例》。柯琴指出："叔和不知仲景之六经，是经略之经，而非经络之经，妄引《内经》热病论作序例，以冠仲景之书，而混其六经之证治，六经之理因不明，而仲景之平脉辨证，能尽合诸病之权衡废矣。"

柯琴对《伤寒论》六经与《素问·热论》六经之异同进行了论述："夫热病之六经，专主经脉为病，但有表里之实热，并无表里之虚寒。虽因于伤寒，而已变成热病，故竟称热病，而不称伤寒。要知《内经》热病，即温病之互名，故无恶寒症，但有可汗可泄之法，并无可温可补之例……夫仲景之六经，是分六区地面，所赅者广，虽以脉为经纪，凡风寒湿热，内伤外感，自表及里，热寒虚实，无乎不包。"可见《素问·热论》的六经分证比较局限，只限于表里之阴阳，未言及寒热虚实之阴阳，其所论之病位，也只限于经络之分布，而柯琴则扩展到领域分区，两相比较，《素问·热论》的三阳经证候，都是仲景的太阳证；其三阴经证候，都是仲景的阳明承气证，而仲景的少阳证和三阴证，则为《素问·热论》所没有。

柯琴在论述六经地面的划分、毗邻关系，以及邪气传变时指出："腰以上为三阳地面，三阳主外而本乎里。心者三阳夹界之地也，内由心胸，外自颠顶，前至额颅，后至肩背，下及乎足，内合膀胱，是太阳地面……腰以下为三阴地面，三阴主里，而不及外……"柯琴以地理作譬喻，概述客邪多由三阳来，正邪多由三阴起，以反映邪气在三阴地面传变的关系，强调"明六经之地形，始得握百病之枢机，详六经之来路，乃能操治病之规则"。

柯琴对于六经地面的划分，除根据经络循行外，主要是以伤寒六经病证牵涉的范围来确定。在他看来，经络是"道路"，伤寒六经是"地面"。这种朴素的譬喻说明，"道路"是"地面"中的"道路"，可以通达各处，但范围小，"地面"则是一大片。六经就是包括了整个人体的六大"地面"，即六个大病位。柯琴六经地面说的实质，是力求把伤寒六经病证的发生与演变落实到具体的"地形"上，即人体形质结构上。由此可见，柯琴十分注意疾病的定位问题，这与伤寒学派中主张六经气化学说，以"重气轻形"为指导思想的医家恰恰相反。

三、治疗主张

（一）从经络辨伤寒病位

《伤寒论》三阴三阳证治各篇没有明确提出"六经"或"经络"的概念，每篇之首也只有"辨太阳病脉证并治""辨阳明病脉证并治"等，并非辨太阳经病、辨阳明经病。北宋医家朱肱提出《伤寒论》三阴三阳即足之六经，即足太阳膀胱经、足阳明胃经、足少阳胆经、足太阴脾经、足少阴肾经、足厥阴肝经，并用此六条经络的循行及生理特点来解释伤寒三阴三阳病证的发生、传变与转归机理。由于朱肱以足六经论三阴三阳，后来人们也就习惯地称伤寒三阴三阳病为"六经病""六经病机""六经辨证"。

朱肱不仅用"经络说"解释单个症状发生的机理，也以之解释由多个症状组成的证候机理。例如，发热、恶寒、头痛、项强、腰背痛等，这些症状之所以联系在一起构成太阳表证，就是因其都发生在足太阳膀胱经脉循行的部位。当然，只要看到由这些症状构成的证候，也就知其病位在足太阳膀胱经。朱氏"经络说"力图阐明伤寒病证的定位问题，他强调："治伤寒先须识经络，不识经络，触途冥行，不知邪气之所在。往往病在太阳，反攻少阴，证是厥阴，乃和少阳，寒邪未除，真气受毙。"

朱肱根据《素问·热论》六经病证，结合《伤寒论》条文所载，提出辨识六经为病的证候指征："发热恶寒，头项痛，腰脊强，则知病在太阳经也。身热目疼，鼻干不得卧，则知病在阳明经也。胸胁痛耳聋，口苦舌干，往来寒热而呕，则知病在少阳经也。腹满咽干，手足自温，或自利不渴，或腹满时痛，则知病在太阴经也。引饮恶寒，或口燥舌干，则知病在少阴经也。烦满囊缩，则知病在厥阴经也。"并设问答六题，补充了六经的脉候。这些论述对后世立六经"提纲证"有很大启发。

（二）以八纲辨治伤寒

南宋医家许叔微对《伤寒论》的研究，着重于八纲辨证的发挥。在八纲之中尤为重视阴阳二纲，认为只有辨明阴阳，才能进一步分析表里、寒热、虚实。

许叔微指出："伤寒最要辨表里虚实为先，有表实，有表虚，有里实，有里虚，有表里俱实，有表里俱虚，先辨此六者，然后用药，无不瘥矣。"《伤寒百证歌》进而总结了表里证的辨治要点："身热恶寒脉又浮，偏宜发汗更何求。要须手足俱周遍，不欲淋漓似水流。"表证泛指太阳经证，宜以汗解。"凡发汗，欲令手足皆周"，不可大汗淋漓。至于里证的分辨则复杂得多，"不恶寒兮反恶热，胃中干燥并潮热，手心腋下汗常润，小便如常大便结，腹满而喘或谵语，脉沉而滑里证决，阳盛阴虚速下之，安可日数拘屑屑"。里实热证则宜下之，不必拘泥于日数多少。辨识表里虚实证更当脉证合参，才能对证处方。

辨别表里证还应进一步分清寒热虚实，正如许叔微所言："病人身热欲得衣，寒在骨髓热在肌。先与桂枝使寒已，小柴加桂次温之。病人身寒衣褛退，寒在皮肤热在髓。白虎加参先除热，桂黄各半解其外。"许叔微依朱肱之意指出：表热里寒者先与桂枝汤，次与小柴胡加桂汤；表寒里热者先以白虎加人参汤，次以桂枝麻黄各半汤。临证尚有寒极似热、热极似寒、真寒假热、真热假寒之证，更需细辨。许叔微清楚地概括伤寒病阴阳表里虚实寒热的辨证论治方法，为后世创立八纲辨证奠定了坚实的学术基础。

（三）六经为百病立法

自唐宋以来，医家多认为《伤寒论》是辨治外感热病的专书，清代医家柯琴则以为不然。柯琴指出："结胸脏结，阴结阳结，瘀热发黄，热入血室，谵语如狂等症，或因伤寒，或非伤寒，纷纭杂沓之中，正可思伤寒杂病合论之旨矣。盖伤寒之外皆杂病，病不脱六经，故立六经而分司之。伤寒之中，最多杂病，内外夹实，虚实互呈，故将伤寒杂病而合参之，此扼要法也。"

临床证明，六经提纲证确非伤寒一病所专有，其他外感、内伤诸病也多有之。柯琴所列《伤寒论》中的结胸脏结等诸多杂病，也足以证明该书绝非仅仅辨治伤寒病或外感热病。实际上，《伤寒论》的实践基础主要是伤寒病或外感热病，但它揭示的辨证论治规律则具有普遍意义。例如，《伤寒论》所阐述和强调的"外证未解，当先解表"原则，内、外、妇、儿各科疾病，概莫能外。《伤寒论》实际上是一部专门阐述中医辨证论治规律的著作，而被后世医家尊崇为"医门之规绳，治病之宗本"，为学习中医的必读之书。所有这些都进一步证明柯琴的著名论断"原夫仲景之六经为百病立法，不专为伤寒一科，伤寒杂病，治无二理，咸归六经节制"是正确的。

（四）伤寒"存津液，是真诠"

清代医家陈念祖研究《伤寒论》数十年，将其心得体会总结为"长沙论，叹高坚。存津液，是真诠"，认为张仲景论治伤寒病处处重视"存津液"。陈念祖说："存津液是全书宗旨，善读书者，读于无字处。"陈念祖列举若干代表方剂，进一步论证"《伤寒论》一百一十三方，以存津液三字为主"的观点，主要有两个方面。

第一，陈念祖分析了"亡津液"的病理。他认为津液的存亡在伤寒病的发生、发展与传变中起着关键作用。临证过程中用汗、吐、下三法是导致"亡津液"的常见因素。"亡津液"有津液干竭、津液不行、气化失职、转化障碍等不同，其证候也就有寒热虚实等不同性质。如"太阳病，发汗后，大汗出，胃中干，烦躁不得眠，欲得饮水者"，此证病机为内水耗竭，欲得外水以自救，治宜"少少与饮之，令胃气和则愈"。"若脉浮，小便不利，微热，消渴者，五苓散主之"。其病机则为脾气不能转输，而胃之津液不行，水津不能布散，予五苓散可布散水气。

第二，陈念祖阐发了"存津液"的治法。他针对"亡津液"的不同病机与证候，系统总结了张仲景存津液的治法。主要包括解表发汗，截除传变；攻下里热，急下存阴；调和气机，通达津液；固阳止汗，阳中求阴；益气生津，津气同源；清热生津，祛邪扶正；助脾转输，散布水津；啜粥饮水，食疗补津，并于治法中附己之见解以详细论述该治法。

如指出桂枝汤、麻黄汤系通过解表发汗以"存津液"，实际是祛除病邪于太阳病阶段，以免传变入里化热伤津。

攻下里热，急下存阴：邪火伤阴，攻下里热，急下存阴在《伤寒论》中应用颇多，诸如以三承气下之以排除耗液之因，实为"存津液"之根本。

调和气机，通达津液：如"少阳之为病，口苦，咽干，目眩"，是少阳病初始、上焦津液不足的表现，若顺经传变津液不得下输，导致下焦津液缺乏，用小柴胡汤可疏导气机，使津液得以上下通达。

固阳止汗，阳中求阴：陈念祖深谙阴阳互根之理，总结出固阳止汗法。如桂枝加附子汤，"取附子以固少阴之阳，固阳即所以止汗，止汗即所以救液"。

益气生津，津气同源：津液来源于脾胃运化的水谷精微，脾胃之气充沛则津液充足，例如小柴胡汤、吴茱萸汤、白虎加人参汤等都用人参、甘草益气生津，"加人参者，以大汗之后，必救其液以滋其燥也"。

清热生津，祛邪扶正：里热炽盛，伤津耗液，首当清热祛邪，生津滋液。常用方有白虎汤、白头翁汤、竹叶石膏汤等。如竹叶石膏汤，乃"仲景先生治伤寒愈后调养之方也，其法专于滋养肺胃之阴气，以复津液"。

助脾转输，散布水津：此法旨在助脾升清，促使津液运行、输布。如"五苓散降而能升，山泽通气之谓也。通即转输而布散之，不专在下行而渗泄也"。

啜粥饮水，食疗补津：如桂枝汤，服已须臾，啜热稀粥一升余，以助药力；五苓散，多服暖水以助之，使水精四布，上滋心肺，外达皮毛，陈念祖谓五苓散"白饮和服，亦即桂枝汤啜粥之义也"。

四、学术影响

伤寒学派作为一个学术派别，产生于明代，但对《伤寒论》的研究早在西晋时代就已开始，至唐宋时期蔚然成风。晋唐之际，虽有王叔和、孙思邈之整理；宋金元时期，虽研究《伤寒论》逐渐形成风气，研究者众多，如韩祗和、朱肱、成无己、许叔微、郭雍等诸家兴起，但研究《伤寒论》形成派别，实由明代方有执错简重订论肇端。自此，研究《伤寒论》的方法不断丰富，对六经实质等问题的研究与争鸣亦逐渐深入，影响了一大批医家，从而产生了张遂辰、张志聪、张锡驹、喻昌、张璐、程应旄、周扬俊、柯琴、黄元御、吴仪洛、章楠、陈念祖等一大批名家及《伤寒论》研究名著，对后世影响深远。随着历代医家对《伤寒论》的研究不断深入，并与自身临证经验相结合，伤寒学说的内容不断丰富、发展，学术水平不断提高，进一步充实和丰富了中医学宝库，为中医学理论与临证水平的提高作出了突出贡献。

五、验案选编与医论医话

（一）论经络

治伤寒先须识经络，不识经络，触途冥行，不知邪气之所在，往往病在太阳，反攻少阴，证是厥阴，乃和少阳，寒邪未除，真气受毙。又况伤寒看外证为多，未诊先问，最为有准。孙真人云："问而知之，别病浅深，名为巧医。"病家云"发热恶寒，头项痛，腰脊强"，则知病在太阳经也；"身热目疼，鼻干，不得卧"，则知病在阳明经也；"胸胁痛，耳聋，口苦舌干，往来寒热而呕"，则知病在少阳经也；"腹满咽干，手足自温，或自利不渴，或腹满时痛"，则知病在太阴经也；"引饮恶寒，或口燥舌干"，则知病在少阴经也；"烦满囊缩"，则知病在厥阴经也。然后切脉以辨其在表在里，若虚若实，以汗、下之。古人所以云问而知之为中工，切而知之为下工。若经隧支络懵然不分，按寸握尺，妄意疾证，岂知坐授明堂，藏室金兰者耶！

（《类证活人书·卷第一》）

（二）桂枝汤方

经曰："桂枝本为解肌，若其人脉浮紧，发热汗不出者，不可与也。常须识此，勿令误也。"盖桂枝汤，本专主太阳中风，其于腠理致密，荣卫邪实，津液荣固，寒邪所胜者，则桂枝汤不能发散，必也皮肤疏凑，又自汗，风邪干于卫气者，乃可投之也。仲景以解肌为轻，以发汗为重。是以发汗吐下后，身疼不休者，必与桂枝汤，而不与麻黄汤者，以麻黄汤专于发汗。其发汗吐下后，津液内耗，虽有表邪，而止可解肌，故须桂枝汤小和之也。桂，味辛热，用以为君，必谓桂犹圭也，宣道诸药，为之先聘，是犹辛甘发散为阳之意。盖发散风邪，必以辛为主，故桂枝所以为君也。芍药味苦酸微寒，甘草味甘平，二物用以为臣佐者。《内经》所谓风淫所胜，平以辛，佐以苦，以甘缓之，以酸收之，是以芍药为臣，而甘草为佐也。生姜味辛温，大枣味甘温，二物为使者，《内经》所谓风淫于内，以甘缓之，以辛散之，是以姜枣为使者也。姜枣味辛甘，固能发散，而此又不特专于发散之用。以脾主为胃行其津液，姜枣之用，专行脾之津液而和荣卫者也。麻黄汤所以不用姜枣者，谓专于发汗，则不待行化，而津液得通矣。用诸方者，请熟究之。

（《伤寒明理论·药方论》）

（三）六经正义

夫一身之病，俱受六经范围者，犹《周礼》分六官而百职举，司天分六气而万物成耳。伤寒不过是六经中一证，叔和不知仲景之六经，是经界之经，而非经络之经，妄引《内经·热病论》作序例，以冠仲景之书，而混其六经之证治。六经之理因不明，而仲景平脉辨证，能尽愈诸病之权衡废矣。夫热病之六经，专主经脉为病，但有表里之实热，并无表里之虚寒。虽因于伤寒，而已变成热病，故竟称热病，而不称伤寒。要知《内经》热病，即温病之互名，故无恶寒症，但有可汗可泄之法，并无可温可补之例也。观温病名篇，亦称《评热病论》，其义可知矣。夫叔和不于病根上讲求，但于病名上分解，故序例所引《内经》，既背仲景之旨，亦舛岐伯之意也。夫仲景之六经，是分六区地面，所该者广，虽以脉为经络，而不专在经络上立说。凡风寒温热内伤外感，自表及里，有寒有热，或虚或实，无乎不包。故以伤寒杂病合为一书，而总名《伤寒杂病论》。所以六经提纲，各立一局，不为经络所拘，弗为风寒划定也。

（《伤寒论翼·六经正义》）

（四）大柴胡汤证

羽流蒋尊病，其初心烦、喜呕，往来寒热、脉洪大而实。医初以小柴胡汤与之，不除。予诊之曰：脉洪大而实，热结在里，小柴胡安能除也。仲景云伤寒十余日，热结在里，复往来寒热者，与大柴胡。二服而病除。

论曰：大黄为将军，故荡涤湿热，在伤寒为要药，今大柴胡汤不用，诚误也。王叔和曰：若不加大黄，恐不名大柴胡。须是酒洗生用，乃有力。昔后周姚僧垣名善医，上因发热，欲服大黄。僧垣曰：大黄乃是快药，至尊年高，不宜轻用。上弗从，服之，遂不起。及至元帝有疾，诸医者为至尊至贵不可轻服，宜用平药。僧垣曰：脉洪而实，必有宿食，不用大黄，病不能除。上从之，果下宿食而愈。此明合用与不合用之异也。

（《伤寒九十论·大柴胡汤》）

附录：经方学派

经方学派是指推崇中医"经方"，重视"经方"的研究与运用的学派。

在中医药学术史上，"经方"一词的词义发生过变迁。在现存古文献中，"经方"一词首见于《汉书·艺文志》。该书在经方类书目之下，为"经方"一词给出了定义："经方者，本草石之寒温，量疾病之深浅，假药物之滋，因气感之宜，辨五苦六辛，致水火之齐，以通闭解结，反之于平。"从《汉书·艺文志》记载的 11 部 295 卷经方著作书名及给出的"经方"定义来看，"经方"一词在汉代实际上是指经验方、经效方，以药为方、有确实疗效、可固定下来的皆可称之为"经方"，与后世"经方"概念不尽相同。汉之后，宋以前，"经方"之含义大致与汉代相同。孙思邈《备急千金要方·大医习业》中说："凡欲为大医，必须谙……张仲景、王叔和、阮河南、范东阳、张苗、靳邵等诸部经方。"可见"经方"是指自汉代到唐代时保存下来的诸多医家所撰写的方书，为诸家收集的经验方、经效方。自汉代到唐宋，经方著作是非常丰富的，仅唐宋时有记载的经方书就达到近 400 种。

宋代以后，"经方"的含义发生了变化，转变为"经典方"之义，范围界定为《伤寒论》《金匮要略》及《黄帝内经》"十三方"等经典中的方剂，尤其以《伤寒论》113 方为代表，很多时候特指《伤寒论》方。到了宋代，前代方书大多已失佚，《伤寒论》等少数经方著作硕果仅存，这一时期张仲景也被推崇为"医圣"，再加之北宋政府对《伤寒论》的整理推行，以及《伤寒论》医方本身的临床实效，故《伤寒论》方取得了"经方"的地位，以至于后世一说到"经方"，首先便想到的是《伤寒论》方。

《伤寒论》被后世赞誉为"方书之祖"。宋以后，研究《伤寒论》方的医家大量涌现。宋金之际有医家成无己，著有《注解伤寒论》《伤寒明理论》，其中《伤寒明理论》内含《药方论》，依据君臣佐使解析了《伤寒论》中二十首方剂。其后，明清吴崐的《医方考》、罗美的《古今名医方论》、汪昂的《医方集解》、王子接的《绛雪园古方选注》等，均收录并重点解析了大量《伤寒杂病论》医方。方有执、喻昌、张璐、吴仪洛、程应旄、章楠、周扬俊、黄元御、张遂辰、张志聪、张锡驹、陈修园、柯琴、徐大椿、钱潢、尤怡、包诚诸大家，无不以《伤寒论》为经，仲景方自然贵为"经方"。罗美在《古今名医方论》中论桂枝汤时说："因知仲景方可通治百病，后人遇一症，便集百方以眩人，使人无下手处，岂不陋哉！"可见后世方家对仲景经方的推崇。

由于《伤寒论》本身就有很大的临证实用价值，因此吸引了更多的人去学习、研究、效法书中之方，进而将善于使用《伤寒论》《金匮要略》两书之方治疗疾病的医家概称为"经方家"。"经方家"的兴起也促进了"经方学派"的肇兴。经方学派医家用方以《伤寒论》《金匮要略》两书医方为主，用方较为严谨，甚至强调使用仲景原方原量，不得随意加减，在研究《伤寒论》《金匮要略》两书医方的方理及临床运用方面，取得了不少成就。

【思考题】

1. 简述明清伤寒错简重订派与维护旧论派各自不同的观点。
2. 成无己以经释论研究《伤寒论》有何意义？
3. 简述伤寒学派医家《伤寒论》六经研究中的代表性观点。
4. 简述陈念祖所阐发的"存津液"治法。
5. 经方学派与伤寒学派是何关系？

第三节　温病学派

一、温病学派简介

温病学派是以研究外感温热病为主的一个医学流派。明末以后，江浙一带瘟疫流行，南方诸多医家致力于温热病的病因病机、辨治规律、预后转归及预防措施等方面的研究，从而形成了温病学派。

（一）发展源流

温病学派虽形成于明清时期，但早在秦汉以前就已记载了外感温病。马王堆医书《导引图》

的文字说明中提到"引温病"，最早提出了"温病"的名称。《黄帝内经》对温病的病因、病机、症状、治法、预后及预防均有论述，为温病学理论体系的建立奠定了基础。《素问·阴阳应象大论》云"冬伤于寒，春必病温"，论及伏气温病。《素问·六元正纪大论》云"初之气，地气迁，气乃大温，草乃早荣，民乃疠，温病乃作"，论及新感温病。《难经》将伤寒分为中风、伤寒、湿温、热病、温病五大类型，温病归属于广义伤寒。《伤寒论》载"太阳病，发热而渴，不恶寒者，为温病"，对温病的临床特点进行了描述。该书的辨证论治思想及所载清热攻下等治法方药被后世温病医家采用。晋·王叔和整理《伤寒杂病论》，在《伤寒例》中将疫病分为寒疫和温疫，提出伏气之名，首创时行疫气之说。隋·巢元方《诸病源候论》将外感热病分为伤寒、时气、热病、温病、疫疠五类，提及温毒、热毒等概念，将温病与伤寒并论。唐代《备急千金要方》和《外台秘要方》均载有治疗温病的方剂，孙思邈首先提出温病阴阳毒，王焘仍将温病与伤寒并列论述。唐代以前，对温病的病因性质、感邪途径、辨证论治等方面均有一定的认识，但温病尚未脱离伤寒。

从宋代开始，温病与伤寒初步分化。庞安时《伤寒总病论》论及时行、伏气温病、温病杂方及死生候，极力主张区分温病与伤寒，并援引《备急千金要方》所论述的五种脏腑温病病名，如青筋牵、赤脉扌费、黄肉随、白气狸、黑骨温等，分别施以方药，以大量石膏为主，明确指出应寒温分治。南宋朱肱《南阳活人书》重视伤寒与温病的辨别，并对多种温病进行了阐述。金元时期，河间学派对温热病的研究有了突破性进展。刘完素提出"六气皆从火化"及辛凉甘寒解表的治法，创制防风通圣散、双解散、三一承气汤等表里双解、发表攻里的新方，因擅长用寒凉药治疗热病，遂被称为寒凉派，后世又有"热病用河间"之说。其门人马宗素、葛雍及私淑弟子等大张其说，马宗素云："六经传受，由浅至深，皆是热证，非有寒证。"河间学派在热病辨治上的贡献为温病学的确立奠定了基础，是温病学发展史上的一个重大转折。元末王履强调伤寒与温病不得混称，在《医经溯洄集》中主张以辛凉、苦寒、酸苦之剂治疗温病，从根本上将温病从伤寒中分离出来，使温病学走上独立发展之路。

明代末年，南北直隶、山东、江浙等地温疫猖獗，时医以伤寒法治之罔效，死者无数。吴有性从温疫论治，大获奇效。吴氏推究致病因素、感邪途径、侵犯部位、临床表现、传变规律、治疗方法等，详述温疫与伤寒的不同，撰成《温疫论》。吴氏提出"杂气论"与邪伏膜原说，倡逐邪为第一要义，创制达原饮、三消饮等治疫专方。其温疫辨治自成体系，自此温疫学说开始建立。戴天章著《广瘟疫论》，极力推崇吴氏之学，辨别瘟疫与伤寒，详述瘟疫的表证、里证，总结出汗、下、清、和、补五种治法，丰富了温病学的辨治内容。乾隆年间，温疫再一次大流行，吴氏治法不验，余霖根据临床所见，从运气角度分析疫疹大作的原因，疫病乃因胃受外来之淫热，主张清热解毒，重用石膏治疗，创制清瘟败毒饮等名方，活人无数，著《疫疹一得》，实补吴有性温疫辨治之不足，使温疫学说日臻完善。至此，温病学派正式形成。

清代中叶，吴中叶桂著《温热论》，对温病的病因病机、感邪途径、侵犯部位、传变规律和治疗大法等进行了系统论述。他指出，温邪从口鼻而入，首先犯肺，有顺传与逆传两种传变趋势，提出温病由浅至深的卫、气、营、血四个病机层次，创立了温病卫气营血辨治体系，使温病彻底脱离了《伤寒论》六经辨治的束缚。叶氏之验齿、察舌、辨斑疹白㾦等温病诊法，发展了温病诊断学的内容。薛雪著《湿热条辨》，对湿热病的病因病机、发病特点、传变规律及临床表现、遣方用药等详加论述，弥补了叶氏详于温热、略于湿热之不足。薛氏创立湿热病的三焦辨治方法，结合卫气营血辨治湿热病证，并创制方药。吴瑭著《温病条辨》，以上中下三焦统论温热、湿热与温疫，指出："温病自口鼻而入，先病于肺，肺病逆传，即犯心包。上焦病不治，则传中焦脾与胃；中焦病不治，即传下焦肝与肾。始于上焦，终于下焦。"自此，确立了温病以卫气营血、三焦为核心的辨治体系。吴氏还总结叶氏等前人经验，提出清络、清营、清宫、育阴等治疗大法，创制银翘散、桑菊饮、清络饮、清营汤、清宫汤、加减复脉汤等温病名方，开创了新感温病治疗的新局面。王孟英著《温热经纬》，"以轩岐仲景之文为经，叶薛诸家之辨为纬"编写而成，集当时温病学之大成，上取《黄帝内经》《伤寒杂病论》有关条文，下取叶桂、薛雪、陈平伯、余霖诸家之说，对温病病因、伏气温病、卫气营血理论、暑邪为病等进行了深入阐发，纠正前人之误，补足前人之所未及，使温病学说日臻完善，温病学派进入成熟阶段。

（二）代表性医家医著

1. 吴有性　吴有性（约 1582—1652 年），字又可，明末吴县洞庭东山（今江苏省苏州）人。1642 年前后，吴县连年疫病流行，医者彷徨无措，病者日近危笃。吴氏痛心疾首，发出"守古法则不合今病，舍今病而别搜古书，斯投剂不效"的感叹，深入疫区诊病施药，静心穷理，提出温疫必须从病因上区别于伤寒，总结温疫的辨治规律，著成《温疫论》一书。

《温疫论》两卷，是中国医学史上现存的第一部温疫专著，阐述了温疫的病因病机、感邪途径、侵犯部位、临床表现、传变规律、治法方药、预后禁忌及兼证治疗等，设"辨明伤寒时疫"篇，专论温疫与伤寒的不同。首倡杂气论与邪伏膜原说，提出疏利膜原、表里分消等治疫大法，创制达原饮、三消饮等治疫名方。

2. 余霖　余霖（1723—1795 年），字师愚，清代安徽桐城人。余氏初习举子业，因屡踬名场，乃喟然曰："不为良相，当为良医。"约三十岁弃举子业，专务岐黄。清乾隆二十九年（1764 年），其父染时疫，为群医所误，余氏抱恨之余，乃致力于疫疹辨治研究，悟疫病乃胃受外来之淫热，非石膏不足以取效。桐城疫疹流行，每每投以重剂石膏，百发百中，活人甚众。著《疫疹一得》。

《疫疹一得》两卷，上卷主要论述疫病与运气的关系、疫病与伤寒的辨别，以及疫病的病因、病机、脉症及治疫大法，并具体列述疫病五十二症；下卷介绍疫病瘥后的二十症及调治方法，以及疹色鉴别、预后判断和疫病治疗。其倡导火毒致疫说，提出清热解毒治疫大法，创制清瘟败毒饮。

3. 叶桂　叶桂（1667—1746 年），字天士，号香岩，晚年又号上津老人。清代吴县（今江苏省苏州）人，祖籍安徽歙县，后迁至江苏吴县。其祖父及父亲均精于医。叶桂 14 岁父殁，遂学医于其父之门人朱某，后又师从于王子接、周扬俊等名医 17 人，治病多奇中，誉满天下。叶氏内、外、妇、儿、五官诸科无不涉猎，尤其在温病学方面贡献突出。著有《温热论》《临证指南医案》《叶氏医案存真》《幼科要略》等，由门人华岫云、李翰圃、邵新甫等辑录整理而成。

《温热论》由唐大烈收集整理，首刊于《吴医汇讲》，名为《温热论治》，而后载于《临证指南医案》中，更名为《温热论》，仅四千余字。该书是温病学理论的奠基之作，主要阐述了温病卫、气、营、血四个阶段的证候表现及治疗原则，并介绍了验齿、察舌、辨斑疹白㾦等温病诊断方法。

4. 薛雪　薛雪（1681—1770 年），字生白，号一瓢，又号扫叶山人、磨剑山人、槐云山人，清代吴县（今江苏省苏州）人。其祖父、父亲均业于医。早年习儒，工于诗文书画，精于拳技。后因其母患湿热病，遂潜心医学，研读《黄帝内经》，医术精湛，与叶桂齐名。一生医儒并举。著有《湿热论》《医经原旨》《日讲杂记》等。

《湿热论》又名《湿热条辨》，不分卷，仅六千余字，分条例论，其论 35 条，每条原文下有薛氏自注。该书系统阐述了湿热病的发病特点、证候表现、传变规律及遣方用药等，并论及湿热病的三焦辨证方法。

二、学术创见

（一）杂气致病说

吴有性探究温疫病因，创立"杂气"致病说。他认为，温疫流行是因感受了有别于六淫邪气的"异气"所致，突破了六气致疫的局限。他把存在于天地间的这种特殊"异气"，统称作"杂气"。杂气具有以下特点。

其一，杂气具有物质性。杂气是自然界客观存在的一种物质，无形可求，无象可见，无声无臭，但客观存在。"气即是物，物即是气"，物为气所化，气是物所变，强调其物质性。

其二，杂气致病有传染性、流行性。吴氏指出："是气也，其来无时，其着无方，众人有触之者，各随其气而为诸病焉。"说明杂气有强烈的传染性，无论老幼强弱，触之者即病。疫病流行，遍于一方，延门阖户，无一幸免。他根据疫病流行情况进行分类，有盛行之年、衰少之年、不行之年，并指出疫病流行有一定的季节性和地域性。

其三，杂气种类有多样性。天地间存在各种杂气，杂气种类繁多，致病有多样性，可出现发颐、大头瘟、虾蟆瘟、疙瘩瘟、发背、痈疽等疫病。吴氏把传染病与多种外科感染性疾病纳入杂气所病范畴，在防治外科感染性疾病上具有非常重要的实践意义。杂气有优劣善恶之分，其性劣，毒力大，致病暴戾，传染性强，致病严重者，又称作疠气、乖戾之气。

其四，杂气致病有特异性，包括病种特异性、病位偏中性、物种偏中性。不同的杂气所致疫病不同，即一气致一病。不同的杂气侵入人体后病变部位不一，"适有某气专入某脏腑经络，专发为某病"。不同的杂气致病物种不同，有偏中于动物而不伤于人，有偏中于人而不伤动物，或所伤动物也不同。当然也有可能某一杂气能同时使人与动物发病。

其五，杂气具有可制性。天地万物之间有生克制化的关系，万物各有所制，余氏提出"以物制气"说。物者，可以制气的药物也。余氏认为，感受杂气为病，天地间存在一种药物可以制服这种杂气，一药制一气，一病一药，药到病除。

吴氏杂气致病说的提出，在温疫病因学上是一次重大突破与创新，在中国医学史上具有划时代的意义，为后世医家探索温疫病因与治疗提供了启示。

（二）邪伏膜原说

吴有性探究温疫感邪部位，提出邪伏膜原说。受《黄帝内经》膜原理论启示，吴氏明确指出温邪入侵伏踞于半表半里的膜原。膜原为疫邪藏匿之地，温疫的病变中心在膜原。温疫初起，邪伏膜原；温疫九传，始于膜原。其说包括以下几方面。

其一，膜原是温疫发病的始发地。温疫初起，出现憎寒，继而发热，日后则但发热而不憎寒，脉不浮不沉而数，既不是外感表证，又不是里证，属于半表半里之邪伏膜原证，为温疫初期阶段。

其二，膜原是温疫传变的起动点。膜原外可达表，内可通里。温疫传变，多从膜原开始，或向表传，或向里传，或表里分传。因表里传变有先后不同，吴氏总结为"九传"，揭示了疫病发展趋势。

其三，邪伏膜原是温疫传变顺逆的转折点。凡邪在经为表，在胃为里。疫邪位于膜原，而膜原处于经胃交关之处，部位隐曲深?，疫邪盘踞结滞，往往致内外隔绝，表气不能通于里，里气不能达于外。邪离膜原，邪气溃散，透达于表，外传外解，即为顺证；稍有不慎，病势急转，疫邪结滞于里，内传内陷，则为逆证，病不可测。

吴氏提出邪伏膜原理论，指出温疫发病的部位、病变机理、传变趋势等，因证而知变，因变而知治，指导了温疫的治疗。

（三）火毒致疫说

余霖探究温疫病因，提出火毒致疫说。余氏云："瘟既曰毒，其为火也明矣。"明确疫疹的病因是火毒淫热，则"火者疹之根，疹者火之苗也"。余氏结合运气与实践观察，指出火毒为四时不正之疠气，火毒犯胃而致疫，其有以下特点。

1. 具有火热性　其性炎上燔灼，出现壮热不已、头痛如劈、咽喉肿痛、嘴唇燉肿、脸上燎泡等。热毒燔炙，伤津耗气，生风动血，易扰心神，易致疮痈，出现谵语发狂，或失音郑声，大渴不止，或诸风瘛疭，或诸般出血，或诸疮斑疹。

2. 致病有暴烈性　"火之为病，其害甚大"。火毒致病力强，伤正坏体，发病迅猛，病势凶险，甚至出现变证、坏证，常常壮热不已，斑疹满布，神昏谵语，抽搐痉厥，出血如涌，头汗如雨，甚则出现闷疫，病情危重。

3. 致病有广泛性　火毒自胃而发，敷布于十二经脉，势必充斥上下内外。火毒布于外则壮热恶寒，发斑出疹；扰于内则谵语发狂；炎于上则头痛如劈；注于下则腹痛下泄，大便下血。

4. 致病有兼化性　阳毒伏匿，阳极似阴，出现六脉沉细，或若隐若现，或脉全伏者。阳极似阴，火毒隐伏，初病周身如冰；烈毒壅脾，火极水化，出现四肢逆冷；火毒郁胃，阳亢阴微，出现胃中冷气上升，均为热极之征，其毒重矣，其症险矣。种种阳极似阴、火极水化之症颇类伤寒，若妄投桂、附，变证蜂起。

5. 火毒致疫关乎胃　疠气乃无形之毒，胃虚受邪。瘟毒从口鼻而入，首传于胃。胃既为受病之源，又为传病之所，可传及十二经脉。诸症从胃出，疫疹出于胃。四时百病，胃气为本，疫症预后与胃气盛衰有关。余氏认为，疫证总由外来淫热犯胃所致，以火毒伏胃为基本病机。

余氏吸取刘完素之火热论，兼采吴有性之疠气说，重视病源属性及所感部位，指出火毒犯胃而致疫，指导了疫疹的治疗。

（四）创立卫气营血辨证纲领

叶桂立论于《黄帝内经》和《伤寒论》，在前人阐发卫气营血生理、病理与证候的基础上，提出卫分、气分、营分、血分四个病机层次，创立了温病卫气营血辨证体系。

叶氏提出"温邪上受，首先犯肺，逆传心包"，明确温病的传变趋势。温邪从口鼻而入，首先犯肺伤卫，出现肺卫表证。若邪自卫转气，由上焦传中下焦，病情渐进发展，即为顺传。若邪自卫入营，内陷心包，病情急剧变化，病情危重，即为逆传。

肺主气属卫，心主血属营。卫气通肺，营血归心。肺与心同居上焦，主持全身卫气营血的运行。肺与心包病变，势必影响卫气营血的正常运行。叶氏将上焦肺、心包病变与卫气营血结合总结为四个病变阶段。叶氏云"卫之后方言气，营之后方言血"，揭示了温病传变过程中病位浅深、病情轻重及病程先后阶段。一般而言，温邪初起，邪在卫分，病情轻浅；病邪入里，邪在气分，病情较重；邪入营分，病情更重；邪陷血分，病情深重。新感温病，自表入里，由浅至深，由轻及重；伏气温病自里出表，发于营血，或由营血达于气。

（五）创立湿热病辨证总纲

薛雪著《湿热条辨》，开篇第一条即提出湿热病证总纲："湿热证，始恶寒，后但热不寒，汗出，胸痞，舌白或黄，口渴不引饮。"明确了湿热病初起六大症状，并阐发了湿热病的病因病机、感邪途径、传变规律、病变特点及预后转归等。

湿热病发病之因有外感湿热，有太阴内伤、湿饮停聚，内外之邪互引而病湿热。湿热之邪，从表伤者，十之一二；由口鼻入者，十之八九。

湿热病邪入侵，首伤太阴、阳明之表。太阴之表为四肢，阳明之表为肌肉、胸中，故出现胸痞、四肢倦怠、肌肉烦疼，为必有之症。薛氏云："邪由上受，直趋中道，故病亦多归膜原。"湿热病归于膜原，宗吴有性邪伏膜原之说。

湿热病多在太阴脾土、阳明胃府、少阳三焦与厥阴肝木，以脾胃为病变中心。薛氏云："湿热病属阳明、太阴经者居多，中气实则病在阳明，中气虚则病在太阴。"湿热病临床表现有正局、变局之分，正局为六大主症，变局为邪窜于少阳、厥阴，出现耳聋干呕、发痉发厥。

薛氏也十分重视人体禀赋的强弱与体质的从化，认为湿热病是否发病、发病轻重、寒化热化及预后转归，取决于体质的强弱。

三、治疗主张

（一）邪伏膜原，宜疏利膜原、表里分消

吴有性认为，温疫之邪伏踞于半表半里的膜原，既不可汗，又不可下，但可疏利，使邪毒速离膜原。针对疫邪与膜原巢穴，吴氏创制达原饮与三消饮等方，使邪气溃散，表里分消。

1. 疏利膜原 温疫初起，邪伏膜原，出现凛凛恶寒，甚则四肢厥逆，继则但热而不憎寒，或昼夜发热，头痛身痛等症状，治宜达原饮，疏利膜原。方用槟榔能消能磨，除伏邪，为疏利之药，又除岭南瘴气；厚朴破戾气所结；草果辛烈气雄，除伏邪盘踞，三味协力，直达巢穴，使邪气溃败，速离膜原，是以为达原也。加知母以滋阴，白芍以和血，黄芩清燥热，甘草和中。

2. 表里分消 若毒邪从表里分传，膜原尚有余邪者，或表里分传而再分传，表里俱病者，宜三消饮。三消者，"消内、消外、消不内外也"，一使邪气溃散，二使表里分消。用达原饮疏利膜原之邪，柴胡、羌活、葛根除少阳、太阳、阳明经之邪，大黄除在里之邪，姜、枣调和护中。吴氏称之为"治疫之全剂"。

此外，邪离膜原，不外出表入里两端。在表，汗出不彻，或斑出不透，宜白虎汤汗之，或举斑汤透之。在里之上者，宜瓜蒂散吐之；在里之中下，宜承气辈导之。吴氏治表里疫邪之汗、吐、下三法，实为张从正祛邪三法在温疫治疗中的应用，因势利导，就近祛邪，亦可谓表里分消之变法。

（二）客邪贵乎早治，主张攻击逐邪

吴有性提出"客邪贵乎早治"。吴氏认为，温疫初起人体气血未乱，正气未衰，早逐疫邪，患者不至危殆，愈后亦易平复。从发病来看，邪在气分，病位尚浅，则易疏透；邪在血分，病位较深，恒多胶滞，故曰："知邪之所在，早拔去病根为要。"吴氏主张及早逐邪，使疫邪外传外解。

1. 逐邪为第一要义 温疫初起邪伏膜原，中期表里九传，后期顺逆两端，以逐邪为功。其

逐邪之法主要有疏利膜原、表里分消及汗、吐、下等法，常用逐邪方药为达原饮、白虎汤、举斑汤、瓜蒂散、三甲散及三消饮、三承气汤、桃仁承气汤、抵当汤、茵陈汤、黄龙汤、槟芍顺气汤、大黄丸、小儿太极丸、承气养荣汤、达原饮加大黄、芍药汤加大黄、桃仁汤加大黄等。其中，后13个治疫方均用到大黄，可知吴氏重视下法逐邪，尤其重视大黄的应用，认为"三承气功效俱在大黄"。大黄，其润而最降，走而不守，逐邪拔毒，破结导滞，实为攻击逐邪的要药。

2. 治疫逐邪，首重下法　吴氏最常用的治疫逐邪方法是下法。其一，可下之证最多。在温疫的传变过程中，疫邪传胃十常八九。既传入胃，必从下解。《温疫论》列出30多种可下之证，有是证则投是药。其二，下法逐其邪。疫邪在里，不能自出，必借大肠之气传送而下，载毒而出。其三，下法通其粪。通其结粪、溏粪、燥结，则秽恶、瘀邪、邪毒并除。其四，下法通其塞。疫邪首尾以通行为治。疫邪在里，内壅外闭，承气一行，一窍通则诸窍皆通，气通而邪热乃泄。

3. 下不嫌早，勿拘结粪　温疫可下者，有三十余症，"不必悉具，但见舌黄、心腹痞满"，予达原饮加大黄下之，实为"开门祛贼"之法。疫邪传胃，立三承气，勿拘于下不厌迟之说，应以早拔病根为要。吴氏指出："邪为本，热为标，结粪又其标也。"强调承气辈为逐邪而设，逐邪为第一要义。吴氏提出"逐邪勿拘结粪"的观点，突破了伤寒"必俟其结粪"才可用下法的禁锢，发展了温疫的治疗方法。

吴氏根据疫邪性质、病变部位、传变方式的不同，确立了不同的攻击逐邪方法，临证当详加辨析，投药无太过不及之弊，解后宜养阴与静养。

（三）创立清热解毒治疫大法

余霖认为，疫疹乃淫热邪气侵及于胃，继而敷布十二经脉而致。治疗上，余氏兼采刘完素治火热以清热解毒与吴有性治温疫以攻击逐邪之长，主张大清热毒，以驱逐胃中火毒为第一急务。余氏结合临证，据此遣药制方。

1. 创制清瘟败毒饮　余氏创制清瘟败毒饮，将白虎汤、犀角地黄汤、黄连解毒汤等方熔于一炉，大清热毒，气血两清。重用石膏，直入胃经，使其敷布于十二经，退其淫热；佐以黄连、犀角、黄芩泻上焦心肺之火，牡丹皮、栀子、赤芍泻肝经之火，连翘、玄参解散浮游之火，生地黄、知母抑阳扶阴，桔梗、竹叶载药上行；使以甘草和胃。此十二经泻火之药也，大寒解毒之剂。主治一切火热，表里俱盛，狂躁烦心，口干咽痛，大热干呕，错语不眠，吐血衄血，热盛发斑等症。临床应用，此方又分为大、中、小三种剂型。疫证初起，恶寒发热，头痛如劈，烦躁谵妄，身热肢冷，舌刺唇焦，上呕下泄，若六脉沉细而数者，其毒已深，即用大剂清解；若沉而数者，其毒伏发，用中剂；若浮大而数者，其毒发扬，用小剂。根据兼症不同，详列疫疹52症加减法。

2. 重用石膏　《黄帝内经》云："热淫于内，治以咸寒。"余氏遵经之旨，又研读《本草》，指出"非石膏不足以治热疫"。石膏性寒，大清胃热，味淡而薄，能表肌热，体沉而降，能泄实热。故重用石膏，直入于胃，"先捣其窝巢之害"，而十二经之患自易平矣。且医者意也，石膏者寒水也，以寒胜热，以水克火。在清瘟败毒饮的52症加减法中，有44症重用石膏。余氏每遇其症，必投石膏，百发百中。

总之，余氏探究病源，提出火毒犯胃致疫，以清解胃中火毒为第一要务，重用石膏，创制清瘟败毒饮，实补吴有性治温疫之不足，丰富了温疫学说的内容。

（四）创立温病卫气营血辨治大法

叶桂根据温病的卫分、气分、营分、血分四个阶段自浅至深的病机变化与证候表现提出了“在卫汗之可也，到气才宜清气，入营犹可透热转气”，入血“直须凉血散血”的四大治法，从而确立了卫气营血辨治体系。

具体而言，邪在卫分，病情轻浅，宜辛凉透表。温热夹风者，加薄荷、牛蒡辛凉散风；温热夹湿者，加芦根、滑石甘淡驱湿。邪在气分，里热炽盛，宜用辛寒清气之品清解里热，透热外达；若邪留气分而正气未衰，宜战汗透邪；若温邪夹湿，邪留三焦，宜分消走泄，用杏、朴、苓等，或温胆汤之类；若里结阳明，须用下法。邪入营分，仍需透邪外达，宜在犀角、玄参、羚羊角等清营凉血的基础上加入“透热转气”之品。风热陷入者，加竹叶清凉透热；湿热陷入者，加银花露芳香化浊。若营分受热，血液受劫，出现斑点隐隐者，要急急透斑为要。邪在血分，病位最深，病情多危重，恐其耗血动血，宜甘寒之品清解热毒，凉血散血，用生地黄、牡丹皮、阿胶、赤芍等。临证需根据病情变化，加减用药。

（五）创立湿热病三焦辨治大法

薛雪指出，“湿热之邪，不自表而入，故无表里可分，而未尝无三焦可辨”，阐述了三焦湿热的病变特点及治疗大法。

太阴湿化，三焦火化。因感受湿热邪气轻重、人体禀赋强弱及体质不同，湿热证有湿化、火化的不同。若有湿无热，或湿多热少，多从太阴湿化，则蒙上流下，弥漫三焦，当三焦分治；若湿热俱多，或热多湿少，多从三焦火化，则下闭上壅，表里上下充斥肆逆，而三焦俱困。

湿蒙上焦，初起即见壮热口渴，脘闷，懊☐，眼欲迷闭，时谵语，宜涌泄，用枳壳、桔梗、淡豆豉、生山栀。《黄帝内经》云：“其高者，因而越之。”用栀豉汤引胃脘之阳，开心胸之表，邪从吐散；枳壳、桔梗开上焦肺气，使气化则湿化。无汗者，加葛根。

湿伏中焦，初起发热，汗出，胸痞，口渴，舌白，宜藿梗、蔻仁、杏仁、枳壳、桔梗、郁金、苍术、厚朴、草果、半夏、干菖蒲、佩兰叶、六一散等。病在中焦气分，开中焦气分，舌根黄，夹食者，加瓜蒌、山楂肉、莱菔子。

湿流下焦，数日后，自利溺赤，口渴，宜滑石、猪苓、泽泻、萆薢、通草等。《黄帝内经》云“湿胜则濡泻”。太阴湿胜，以分利为治。兼见口渴、胸痞，佐以桔梗、杏仁、豆卷开泄中上，源清则流自洁。

湿蒙三焦，数日后，脘中湿闷，知饥不食，宜藿香叶、薄荷叶、鲜荷叶、枇杷叶、佩兰叶、芦尖、冬瓜仁等。湿热已解，余邪蒙闭清阳，胃气不舒，宜用轻清透达之品，宣上焦阳气。

湿热闭阻中上焦，初起即胸闷，不知人，瞀乱，大叫痛，宜草果、槟榔、鲜菖蒲、芫荽、六一散，或加皂角、地浆水煎。湿热俱重盛，初起即闭，以辛通开闭为急，分利中上焦湿热。

湿热充斥表里三焦，症见壮热，烦渴，舌焦红或缩，斑疹，胸痞，自利，神昏，痉厥，宜大剂犀角、羚羊角、生地黄、玄参、银花露、紫草、鲜菖蒲等。此证为痉厥症之最重者，当以“清阳明之热，救阳明之液为急务”。

以上六证，无论湿热多寡，湿化火化，不出湿热留滞三焦的范围。治上焦湿热，或宣散，或涌泄；治中焦湿热，苦温燥湿，芳香化浊；治下焦湿热，以分利为治。一宣，一化，一利，为薛氏湿热病三焦辨治之常法。临证根据病势的急缓、津液的存亡而灵活施治，如湿热闭阻而昏瞀者，以辛通开闭为急；湿热充斥而痉厥者，以清热救阴为急，此为湿热病三焦辨治之变法。总之，薛氏论治湿热病细致严谨，分部位、分阶段、分正局变局之治，切于临床，丰富了温病学在湿热病方面的辨治内容，对后世影响深远。

四、学术影响

温病学派形成较晚，学术理论源于《内经》和《难经》，辨证论治思想受《伤寒论》影响，遥承河间之学，历经明清两代不断发展而逐渐形成。温病学派在形成发展过程中，主要分化出两个派系：一是温疫学派，二是温热学派。不同派系独具特色，从不同角度丰富和发展了温病学术体系，促进了中医学的发展。

1. 温疫学派的形成　温疫学派以疫病为主要研究对象，以吴有性为开创者，戴天章、杨栗山、刘松峰、余霖等医家传承其说而又加以发挥，为温疫学派的创立与发展作出了巨大贡献。其贡献主要在于：一是一气一病的致病观。吴有性首倡杂气说，杨栗山宗吴有性之杂气说，刘松峰提出邪毒说，余霖主张火毒说等。二是攻击逐邪的治疗观。吴有性首倡以辛香雄烈之品直捣膜原巢穴，主以达原饮、三消饮。杨栗山将清热解毒与苦寒攻下并举，以升降散为其总方。余霖主张大清热毒，重用石膏，"先捣其窝巢之害"，创制清瘟败毒饮。三是以物制气的用药观。吴有性以大黄逐邪拔毒，杨栗山投以芩、连、知、柏等，余霖重用石膏等。温疫学派独具创新的疫病辨治体系，促进了温病学说的发展。

在温疫学派中以吴有性贡献最著。吴氏创造性地提出"杂气致病说"，其已与西医学的细菌、病毒等病原学靠近，并大胆提出"以物制气"说，以一药治一病。其革新思想是极其可贵的。吴氏提出邪伏膜原说，对清代叶桂、薛雪、吴塘、王士雄等影响极大，当代中医学专家蒲辅周、邓铁涛、任继学等亦承其说。2003年，由冠状病毒导致的重症急性呼吸综合征（简称SARS）流行期间，任继学教授提出"毒疫之邪侵伏膜原"的病机学说，将达原饮应用于SARS中期邪伏膜原证的治疗。2020年1月，国家卫生健康委员会发布《新型冠状病毒感染的肺炎诊疗方案（试行第三版）》，达原饮被用于新型冠状病毒肺炎湿邪郁肺证的治疗。《温疫论》的问世，更是中医学发展史上的一次重大突破。《清史稿·吴有性传》谓："古无瘟疫专书，自有性书出，始有发明。"受此书影响，清代戴天章的《广瘟疫论》、杨栗山的《伤寒瘟疫条辨》、余霖的《疫疹一得》、刘松峰的《松峰说疫》、熊立品的《治疫全书》等温疫著作相继问世，开创了温疫学说的新局面。

2. 温热学派的形成　温热学派以温热病（包括湿热病）为主要研究对象，以叶桂为奠基者，薛雪、吴瑭、王士雄等医家宗其说而又有创新，或另辟蹊径，开创了温病学派的鼎盛阶段。其贡献主要在于：规范了温病病名与病种的划分，确立了温病卫气营血与三焦辨治纲领，开创了温病新治法，创制了一系列温病新方，在温病诊断学上也有创新。叶桂之验齿、察舌、辨斑疹白㾦的特色诊法，被后世奉为温病诊断之准绳。温热学派的学术理论与宝贵经验对后世产生了极大影响，以叶桂尤著。叶氏所创立的卫气营血辨治体系，被广泛应用于临床各科，已突破了温病应用范畴，现代用以指导新型冠状病毒肺炎、重症急性呼吸综合征、过敏性紫癜、银屑病等疾病的治疗。叶氏的学术理论与成就声名远播，私淑叶氏学说者遍及吴、越、江、淮各地，以陈平伯、吴坤安、吴鞠通、章虚谷、王士雄为最著名，形成了"叶桂学派"。清末民初，何书田、张伯龙、陆晋笙均十分推崇叶氏学说。《清史稿》载："大江南北，言医辄以桂为宗，百余年来，私淑者众。"

温疫学派和温热学派分别创建了温疫和温热病辨治体系，使外感热病脱离了《伤寒论》的束缚，促进了温病学说的发展完善，使温病学派取得了辉煌成就，其学术理论与革新思想对中医学的发展与创新有极其深远的影响。

五、验案选编与医论医话

（一）大黄逐邪拔毒——因证数攻案

朱海畴者，年四十五岁，患疫得下证，四肢不举，身卧如塑，目闭口张，舌上苔刺，问其所苦不能答，因问其子，两三日所服何药？云进承气汤三剂，每剂投大黄两许，不效。更无他策，唯待日而已，但不忍坐视，更祈一诊。余诊得脉尚有神，下证悉具，药浅病深也。先投大黄一两五钱，目有时而小动。再投，舌刺无芒，口渐开能言。三剂，舌苔少去，神思稍爽。四日服柴胡清燥汤，五日复生芒刺，烦热又加，再下之。七日又投承气养荣汤，热少退。八日仍用大承气，肢体自能少动。计半月，共服大黄十二两而愈。又数日，始进糜粥，调理两月平复。凡治千人，所遇此等，不过三四人而已。姑存案以备参酌耳。

（《温疫论》）

（二）清瘟败毒饮——嘴唇焮肿治验

四川闻藩台二令媛。癸丑冬月一病即斑，其色深红而松浮，症原不重，但脉细数有力，此内有伏热。即用中剂，加大青叶，连投五服，斑退而神安，再二服，可以无事。因年轻畏药，不肯多服，又不忌饮食，越七日，身忽大热，大渴，嘴唇焮肿，牙缝流血，口秽喷人。予用大剂，加生地一两，次日热渴稍杀，而颈亦红肿，即于本方加牛子、夏枯草、银花各三钱，连投三服，颈虽消，右腮又肿。又于本方去牛子、夏枯草，加板蓝根、马勃。又三服而腮肿全消，唇亦稍散，周身泛砂，红白相间。又于本方去板蓝根、马勃，加大青叶。又三服，嘴唇全消，通身脱皮成片。彼按本方调理十余日方痊。此症计用石膏八斤有另，犀角八两，黄连七两。闻公任部曹时，与予契交，夫人信任无疑，是以得痊。

（《疫疹一得》）

【思考题】

1. 试述吴有性杂气致病说与邪伏膜原说。
2. 试述吴有性辨治温疫的大法及创方。
3. 试述余霖对疫疹病因的认识及其辨治大法。
4. 试述叶桂温病卫气营血辨证纲领与辨治大法。
5. 试述薛雪湿热病辨证总纲及三焦辨治大法。
6. 试述温病学派的发展源流与学术影响。

第四节　寒温并论学派

寒温并论学派是指以融合伤寒与温病、寒温共论辨治外感疾病为主要学术主张的一个医学流派。其特点是敢于突破仲景成规，认为伤寒、温病一脉同流，并创新性地发挥仲景之论，不拘寒温论治外感。

一、寒温并论学派简介

（一）发展源流

早在《黄帝内经》《难经》中已有"寒温一体"思想的萌芽。《素问·热论》云"今夫热病者，皆伤寒之类也"；"人之伤于寒也，则为病热"，指出一切外感热病皆属"伤寒"范畴。《难经·五十八难》云"伤寒有五，有中风，有伤寒，有湿温，有热病，有温病"，明确指出广义伤寒包括温病，但其论皆不详，且有论无方。

东汉张仲景著《伤寒论》，其所论"伤寒"不仅包括一般感受风寒病证（即狭义伤寒），也包括温病、温疫等，并以六经辨证治疗外感热病，初步构建了中医外感病辨治体系。但因其"详于寒而略于温"，不能完全满足外感病辨证论治的需要。其后，历代医家多墨守仲景成规。

唐代孙思邈在广泛搜集、整理历代医家经验基础上，结合个人研究成果，明确提出广义伤寒病的概念及其所包含的病证，总结并创新其治疗方法，从而开寒温并论之先河。宋代韩祗和提出"伤寒阳郁为病"说，创立辛温解表治法，并倡言"因时制宜"，对《伤寒论》辨证用药理论发挥颇多，对后世医家产生了较大影响。庞安时倡广义伤寒"寒毒"说，指出温病、伤寒治疗迥异，在外感病治疗方面积累了诸多经验；提出"天行温病论"，并创制新方治疗温疫。明代缪希雍独树一帜，三因制宜辨治伤寒、温疫，丰富了外感热病治法，对后世温病学说的形成有较大影响。清代杨璇以"常气""杂气"说对伤寒、温病的发病根源进行分析，详论二者之不同，提出"寒热为治病之大纲领"，建立了独具特色的温病辨治体系。俞肇源将伤寒、温病有机结合，以伤寒统括外感诸证，主张"以六经钤百病"，将六经、三焦熔于一炉，是寒温并论医家的代表，为外感病学的发展作出了突出贡献。雷丰以时病通论伤寒、温病，提出"知时论证""辨体立法"的治疗思想，有力地推动了外感病学体系的构建。

清代后期以来，诸多医家对寒温证治进行发挥，如蒋宝素、柳宝诒、陆九芝、莫枚士等。清末民初，何廉臣编著重订多部伤寒名著，丁泽周擅长伤寒方、温病方并用，时逸人著《中国时令病学》，寒温融合之势更趋明显。

（二）代表性医家医著

1. 庞安时　庞安时（约1042—1099年），字安常，自号蕲水道人，北宋时期蕲水（今湖北省浠水县）人，被誉为"北宋医王"。他出生于世医之家，自幼聪明好学，读书过目不忘，并能通晓其说，阐发新义。中年时曾患耳聋，此后更加努力研读经典，兼收并蓄，颇有心得。其医术精湛，医德高尚，为人治病，常能十愈八九。著有《伤寒总病论》《难经辨》《主对集》《验方集》《庞氏家藏秘宝》《修治药法》《本草补遗》等。除《伤寒总病论》外，余均散佚。

《伤寒总病论》六卷，旨在注释《伤寒论》，是一部研究《伤寒论》较早且有相当影响的著作。卷一叙述六经分证；卷二论汗、下、吐、灸、温等治法；卷三论析与伤寒有关的一些杂症；卷四、卷五列述暑病、寒疫、温病等；卷六载伤寒杂方、妊娠杂方等。该书重点针对病因、发病两方面进行阐发，力倡寒毒、异气说，提出伤寒、温病分治法。其中对温热病的论述尤有特色，指出由异气所致的温热病具有流行性和传染性，对后世温病学说的形成产生了较大影响。

2. 杨璇　杨璇（约1705—1795年），一作杨璿，别名杨浚，字玉衡，晚号栗山老人，清代中州夏邑（今河南省夏邑县）人，著名温病学家。自幼聪敏好学，通读四书五经，且颇有见地，有"国士"之称。中年弃举子业，专治岐黄之学。精通经典，对伤寒与温病颇有研究，其治温十五方对后世影响较大。著有《伤寒瘟疫条辨》。

《伤寒瘟疫条辨》（又名《寒温条辨》）六卷，系温病学名著之一。该书采用逐条辨析之法，着重论述伤寒与温病的病因、病机、辨证及用药。前三卷为辨析之论，其中卷一为总论，论伤寒、温病之别；卷二、卷三为辨证，对伤寒、温病见证之异详加辨析。后三卷为方药之论，其中卷四、卷五为医方辨，卷六为本草辨。书中集群言之精粹，加上作者丰富的临证阅历，对辨治温病与伤寒之异，作了精辟阐释，具有较高的理论及实用价值。

3. 俞肇源 俞肇源（1734—1799 年），字根初，人称"俞三先生"（因兄弟中排行第三），清代乾隆年间浙江山阴（今浙江省绍兴市柯桥区）陶里人。著名伤寒学家，"绍派伤寒"创始人。生于世医之家，早承家学，遍读古今医书，汲取各家之长，对仲景学说研究尤深，多有发挥。著有《通俗伤寒论》。

《通俗伤寒论》十二卷，融合古今有关论著，结合俞氏个人临证心得，对伤寒的证治规律进行了深入阐述，既发皇仲景本意，又融汇历代医家精辟之论。现行通行本曾经何秀山、何廉臣（何秀山之孙）、曹炳章、徐荣斋等医家加工订正，更名为《重订通俗伤寒论》，是伤寒、温病学中比较实用的一部医籍，被时人奉为"四时感证之诊疗全书"。

4. 雷丰 雷丰（1833—1888 年），字松存，号少逸，晚年自号侣菊布衣，清代浙江三衢（今浙江省衢州市）人，祖籍福建浦城（今福建省浦城县），著名温病学家。他幼承父训，天资聪颖，精于丝竹，亦擅书画，有医术、丝竹、书画"三绝"之誉。著有《时病论》《雷少逸医案》《脉诀入门》《病机药论》《药引常需》《药赋新论》《本草诗三百首》等。

《时病论》八卷，附医论十三篇。该书以《黄帝内经》"冬伤于寒，春必病温；春伤于风，夏生飧泄；夏伤于暑，秋必痎疟；秋伤于湿，冬生咳嗽"之论为纲，以四时六气之病为目，分述春温、风温、温毒、伤风、泄泻、痢疾、中暑、疟疾、湿温、秋燥、咳嗽、伤寒、冬温等 76 种病证的病因、病机、辨证、治法、常用方剂等内容，末附作者临证治案。其见解独到，自成体系，并力求寒温合一，对后世影响颇大。

二、学术创见

（一）"寒毒"致病说

北宋医家庞安时从病因、发病入手，并结合体质、地域、气候等方面对伤寒进行研究探讨，认为广义伤寒的病因是"寒毒"，由于感受邪气的时间、地域、体质不同，而表现出伤寒、中风、风温、温病、湿病、暑病等不同证候。

《伤寒总病论·叙论》云："是以严寒冬令，为杀厉之气也……当阳气闭藏，反扰动之，令郁发腠理，津液强渍，为寒所搏，肤腠反密，寒毒与荣卫相浑。当是之时，勇者气行则已，怯者则着而成病矣。其即时成病者，头痛身疼，肌肤热而恶寒，名曰伤寒。其不实时成病，则寒毒藏于肌肤之间，至春夏阳气发生，则寒毒与阳气相搏于荣卫之间，其患与冬时即病候无异。因春温气而变，名曰温病也。因夏暑气而变，名曰热病也。因八节虚风而变，名曰中风也。因暑湿而变，名曰湿病也。因气运风热相搏而变，名曰风温也。其病本因冬时中寒，随时有变病之形态尔，故大医通谓之伤寒焉。"又云："一州之内，有山居者为居积阴之所，盛夏冰雪，其气寒，腠理闭，难伤于邪，其人寿，其有病者多中风中寒之疾。有平居者为居积阳之所，严冬生草，其气温，腠理疏，易伤于邪，其人夭，其有病者多中湿中暑之疾也。凡人禀气各有盛衰，宿病各有寒热。因伤寒蒸起宿疾，更不在感异气而变者。假令素有寒者，多变阳虚阴盛之疾，或变阴毒也。素有热者，多变阳盛阴虚之疾，或变阳毒也。"

这段论述阐发了三个重要问题：①导致一切外感病（包括狭义伤寒、温病、热病、中风、湿病、风温）的共同病因是"寒毒"，这是一切外感病的共性。②素体盛衰在发病中起着关键作用。寒毒侵袭人体后是否发病，主要取决于素体强弱与正气盛衰。若素体衰弱，正气不足，不能抵御寒毒，则"着而成病"。在寒毒从化倾向上，体质亦具决定意义。若素体寒盛，则从寒化；素体热盛，则从热化。③发病与四时气候、地域居处关系密切。同是感受寒毒，因四时气候特点不同，冬时即发为伤寒，因春温气诱发则为温病，因夏暑气诱发则为热病，因暑湿诱发则为湿病等；而山居者多中风中寒、平居者多中湿中暑，此与地域居处有关。

（二）"常气杂气"论

清代医家杨璿在继承《内经》《伤寒论》等经典理论的基础上，博采历代医家精华，尤其受刘河间、王安道、张璐、喻嘉言、吴又可等的深刻影响，并结合自身长期实践经验，对伤寒、温病形成了独特认识。他用寒温对举的思辨方法，从病因、病机、证候、治法、方药等方面详细论述了伤寒、温病之不同。

《伤寒瘟疫条辨·自序》明确指出："温病伤寒划然两途。"王叔和在整理《伤寒论》时杂以己意："以温病为伏寒暴寒……以致无人不以温病为伤寒，无人不以伤寒方治温病。"而后世医家"道及温病，无一人不崇信叔和"。直至"一日读《温疫论》，至伤寒得天地之常气，温病得天地之杂气，而心目为之一开；又读《缵论》（注：指清·张璐《伤寒缵论》），至伤寒自气分而传入血分，温病由血分而发出气分，不禁抚卷流连，豁然大悟。"受《温疫论》《伤寒缵论》等的启发，杨氏悟出了伤寒、温病病因病机之不同。

"温病脉证辨"篇曰："伤寒得天地之常气，先行身之背，次行身之前，次行身之侧。自皮肤传经络，受病于气分，故感而即动……温病得天地之杂气，由口鼻而入，直行中道，流布三焦，散漫不收，去而复合，受病于血分，故郁久而发。""温病与伤寒根源辨"篇也说："伤寒得天地之常气，风寒外感，自气分而传入血分；温病得天地之杂气，邪毒入内，由血分而发出气分……常气者，风寒暑湿燥火，天地四时错行之六气也；杂气者，非风非寒，非暑非湿，非燥非火，天地间另为一种，偶荒旱潦疵疠疠烟瘴之毒气也。故常气受病，在表浅而易；杂气受病，在里深而难。"

由此，杨氏明确提出了伤寒、温病发病的"常气杂气"说，从病因病机上彻底明确了伤寒与温病的界限。同时，杨氏在论述中明确了几个问题：①常气、杂气有着本质区别。常气乃"四时错行之六气"，"即非其时有其气，亦属天地之常"；杂气则"非温非暑，非凉非寒，乃天地间另为一种疵疠旱潦之毒气"。②杂气为病具有地域性、季节性和传染性。其"在方隅有盛衰，在四季有多寡"。"大抵病偏于一方，延门合户，当时适有某气，专入某脏腑、某经络，专发为某病，故众人之病相同，不关人之强弱、血气之盛衰"。③杂气感染途径有别于常气。"盖伤寒之邪，风寒外感，始中太阳者十八九；温病之邪，直行中道，而起阳明者十八九"。杂气为病，从口鼻而入，往往"先注中焦"，而后"分布上下""散布三焦"。

（三）伤寒统括论

清代医家俞肇源遵《黄帝内经》之旨，以"伤寒"之名统括"四时六气之外感证"。他在《重订通俗伤寒论·伤寒夹证》中指出："外感时病者，言其病从外受，非专指正伤寒也。"认为伤寒、温病同属外感时病范畴，两者之间只有小异，并无大别。"伤寒"的概念应为"外感百病之总名"，《伤寒论》则是"通治六气感证之要书"。其论述外感诸证，皆以"伤寒"冠之。

俞氏依据感受病邪的性质及病情变化情况，将"伤寒"分为本证、兼证、夹证、坏证和复证等五个基本类型。其中单纯感受寒邪者为"伤寒本证"，又有小伤寒、大伤寒、两感伤寒、伏气伤寒、阴证伤寒之分；"寒邪兼他邪，或他邪兼寒邪，二邪兼发者"为"伤寒兼证"，又有兼风、兼湿、兼痧、兼疟、兼疫以及风温伤寒、风湿伤寒、湿温伤寒、春温伤寒、热证伤寒、暑湿伤寒、伏暑伤寒、秋燥伤寒、冬温伤寒、大头伤寒、黄耳伤寒、赤膈伤寒、发狂伤寒、漏底伤寒、脱脚伤寒之分；"其病内外夹发"者为"伤寒夹证"，又有夹食、夹痰、夹饮、夹血、夹阴、夹哮、夹痞、夹痛、夹胀、夹泻、夹痢、夹疝、夹痨及临经伤寒、妊娠伤寒、产后伤寒之分；伤寒坏证有转痉、转厥、转闭、转脱之分；伤寒复证则包括劳复、食复、房复、感复、怒复等。可见，俞氏所言之伤寒，内涵更为丰富，已非《伤寒论》之伤寒。如伤寒兼证中的证候，在命名时采用伤寒、温病结合的方式，实则已属温病范畴。

俞氏力求使寒温融会。他强调勘病、辨证、论治的统一，把四时外感热病统称之为风温伤寒、春温伤寒、湿温伤寒、秋温伤寒、冬温伤寒等；主张"以六经钤百病"，认为"《伤寒论》之六经，乃百病之六经，非伤寒所独有"，强调以六经辨伤寒（包括寒、温两类外感证），并融六经、三焦于一炉，创立了寒温宜统论，诞生了"绍派伤寒"，促进了外感病学的发展。

（四）"知时论证"说

清代医家雷丰提出了"知时论证"的外感病辨证思想。《时病论·凡例》中说："时病者，乃感四时六气为病之证也，非时疫之时也。故书中专论四时之病，一切温疫概不载入。"因这类疾病的发生主要与时令主气密切相关，故称"时病"。但雷氏所说的"时病"，仅指感受外邪而发生在不同季节的外感疾病，不包括发生在四时的各种疫病在内。他结合临床观察，将时病分为新感与伏气两大类、计76种。其中新感时病32种，包括"春伤于风"者7种，"夏伤于暑"者14种，"秋伤于湿"者7种，"冬伤于寒"者4种；伏气时病44种，包括"冬伤于寒春必病温"者5种，"春伤于风夏生飧泄"者18种，"夏伤于暑秋必痎疟"者19种，"秋伤于湿冬生咳嗽"者两种。这种分类法虽略显机械，但却使人们对时令病的多样性有了深刻认识。

《时病论·自序》中说："甚矣，医道之难也！而其最难者尤莫甚于知时论证，辨体立法。"雷氏强调，对外感病的辨治必须首先"知时"，即要了解一年之内时令季节的变化、气候特点、节气更换、五运六气变化等。人体感受四时六气而发生的外感病，随着四季变换可呈现出不同的时令特征。因此，四季外感病的辨治，应当根据季节时令、结合病候特点进行，此即"知时论证"。

能做到"知时论证"者，则可称为"时医"，即《时病论·小序》中所说："夫春时病温，夏时病热，秋时病凉，冬时病寒……必按四时五运六气而分治之，名为时医。"进一步讲，"是为时医必识时令，因时令而治时病，治时病而用时方，且防其何时而变，决其何时而解，随时斟酌"。

三、治疗主张

（一）伤寒温病治法有别

庞安时对广义伤寒病的治疗，每宗仲景之法，又坚持"三因制宜"，变化多端。如《伤寒总病论·叙论》说："桂枝汤自西北二方居人，四时行之，无不应验。自江淮间地偏暖处，唯冬及春可行之。自春末及夏至以前，桂枝、麻黄、青龙内宜黄芩也。自夏至以后，桂枝内又须随证增知母、大青、石膏、升麻辈取汗也。若时行寒疫及病患素虚寒者，正用古方，不在加减矣。夏至以后，虽宜白虎，详白虎汤自非新中暍而变暑病所宜，乃汗后解表药耳，以白虎未能驱逐表邪故也。或有冬及始春寒甚之时，人患斯疾，因汗下偶变狂躁不解，须当作内热治之，不拘于时令也。南方无霜雪之地，不因寒气中人，地气不藏，虫类泄毒，岚瘴间作，不在此法，治别有方也。"

庞安时认为，伤寒与温病"死生不同，形状各异，治别有法"。他在《伤寒总病论·上苏子瞻端明辨伤寒论书》中说："四种温病败坏之候，自王叔和后，鲜有明然详辨者，故医家一例作伤寒行汗下……感异气复变四种温病，温病若作伤寒行汗下必死，伤寒汗下尚或错谬，又况昧于温病乎？天下枉死者过半，信不虚矣。"并在"伤寒感异气成温病坏候并疟证"篇中进一步阐述此四种温病："风温与中风脉同，温疟与伤寒脉同，湿温与中湿脉同，温毒与热病脉同，唯证候异而用药有殊耳，误作伤寒发汗者，十死无一生。"

庞氏在"暑病论"篇指出，暑病表证当汗解，但不能拘泥于辛温发汗，须在辛剂中加入苦寒之品，方为对证。他根据暑病在表的情况不同，将暑病表证分为四种：暑病代桂枝并葛根证、暑病代麻黄证、暑病代青龙汤证和暑病代葛根麻黄证。其所用方药均是在《伤寒论》麻黄汤、桂枝汤基础上加知母、黄芩等寒凉药物。

（二）寒热为治病之大纲领

杨璿在《伤寒瘟疫条辨》中专列"寒热为治病之大纲领辨"篇，明确指出："盖冬月触冒风寒之常气而病，谓之伤寒；四时触受疵疠之杂气而病，谓之温病。由其根源之不一，故脉证不能相同，治法不可相混耳。"并推测说："辛温发散之药，仲景盖为冬月触冒风寒之常气而发之伤寒设，不为感受天地疵疠旱潦之杂气而发之温病设，仲景治温病必别有方论，今不见者，其亡之也！"

杨氏认为，由于"伤寒自表传里，里证皆表证侵入于内也；温病由里达表，表证即里证浮越于外也"，故而"大抵病在表证，有可用麻黄、桂枝、葛根辛温发汗者，伤寒是也；有可用神解、清化、升降、芳香、辛凉、清热者，温病是也。在半表半里证，有可用小柴胡加减和解者，伤寒是也；有可用增损大柴胡、增损三黄石膏汤内外攻伐者，温病是也。在里证，有可用凉膈、承气咸寒攻伐者，温病与伤寒大略同；有可用理阴、补阴、温中、补中调之养之者，温病与伤寒大略同。但温病无阴证，宜温补者，即所云四损不可正治也。"指出同是表证，伤寒与温病用药寒热大不相同；同是半表半里证，伤寒、温病有和解与内外攻伐之分；同是里证，温病与伤寒治法则大略相同，均可用攻伐或调养之法。总之，"伤寒以发表为第一要义，温病以逐秽为第一要义"。

杨氏在前人认识的基础上，结合个人实践，化裁出"治温十五方"，备受后世医家推崇。他指出："轻则清之，神解散、清化汤、芳香饮、大小清凉散、大小复苏饮、增损三黄石膏汤八方；重则泻之，增损大柴胡汤、增损双解散、加味凉膈散、加味六一顺气汤、增损普济消毒饮、解毒承气汤六方。而升降散其总方也，轻重皆可酌用。""治温十五方"是杨氏对温病治疗以逐秽为第一要义的直接体现，尤其是对升降散的发挥应用，更是中医药继承与创新的典范。

（三）六经用药法

俞肇源在《重订通俗伤寒论·六经方药》中指出："百病不外六经，正治不外六法。按经审证，对证立方，六法为君，十法为佐。"正治六法即发汗、和解、攻下、温热、清凉和滋补；佐治十法则包括"宣、通、补、泻、滑、涩、燥、湿、寒、热"十剂，但亦不局限于此。

在"六经治法"篇中，俞氏提出了六经治法的总纲："太阳宜汗，少阳宜和，阳明宜下，太阴宜温，少阴宜补，厥阴宜清。"并在"六经用药法"篇中介绍了其用药经验：①太阳宜汗。轻则杏仁、紫苏、橘红，重则麻黄、桂枝、薄荷，而葱头尤为发汗之通用。②少阳宜和。轻则生姜、绿茶，重则柴胡、黄芩，浅则木贼、青皮，深则青蒿、鳖甲，而阴阳水尤为和解之通用。③阳明宜下。轻则枳实、槟榔，重则大黄、芒硝，滑则桃仁、杏仁等五仁，润则当归、苁蓉；下水结则甘遂、大戟，下瘀结则醋炒大黄，下寒结则巴豆霜，下热结则生大黄。应用则用，别无他药可代，切勿以疲药塞责，药稳当而病反不稳当也。唯清宁丸最为缓下之通用，麻仁脾约丸亦为滑肠之要药。④太阴宜温。轻则藿香、厚朴、橘红、半夏，重则附子、桂枝、姜、茱萸，而香、砂尤为温运之和药，姜、枣亦为温调之常品。⑤少阴宜补。滋阴，轻则当归、芍药、生地黄，重则阿胶、鸡子黄，而石斛、麦冬尤生津液之良药；补阳，刚则附子、肉桂，柔则鹿胶、虎骨，而黄连、官桂尤交阴阳之良品。⑥厥阴宜清。清宣心包，轻则栀、翘、菖蒲，重则犀、羚、牛黄，而竹叶、灯心尤为清宣包络之轻品；清泄肝阳，轻则桑、菊、丹皮，重则龙胆、芦荟，而条芩、竹茹尤为清泄肝阳之轻品。

俞氏以"六法"为立足点，灵活变通融合使用各种治法。"其条列治法，温寒互用，补泻兼施，亦无偏主一格之弊"。他所拟定的 101 首方均是随证制定的经验方，被何廉臣赞为"方方切用，法法通灵"。

（四）辨体论治

雷丰在《时病论·自序》中指出："时有温、热、凉、寒之别，证有表、里、新、伏之分，体有阴、阳、壮、弱之殊，法有散、补、攻、和之异。"医者临证治疗时，应当"按春温、夏热、秋凉、冬寒之候，而别新邪、伏气之疴，更审其体实体虚，而施散补之法"。明确提出了"辨体立法"的治疗思想，认为在临证时应综合考虑患者的体质差异、年龄、性别等因素，因人制宜。这种辨治外感病的思路，值得我们系统研究和学习。

对于外感时病，雷氏提出了"虚处伏邪"的观点，认为体质因素与外感病的发病、病机、转归、预后均密切相关。如《时病论·风温》指出，风温为病之原，"亦由冬令受寒，当时未发，肾虚之体，其气伏藏于少阴，劳苦之人，伏藏于肌腠，必待来春感受乎风，触动伏气而发也"。

临证治疗时，雷氏充分考虑到影响疾病发生、发展、变化的个体因素，对患者的体质等多方面因素进行综合分析，充分体现了辨体论治思想。一是强调辨体立法拟方。如对于伤暑，雷氏指出："更宜审其体实、体虚而药之，自无不当耳。"富贵安逸之人患阴暑证者，"宜用辛温解表法减去防风，益以香薷、藿香治之"；辛苦劳役之人患阳暑证者，"宜以清凉涤暑法去扁豆、通草，加石膏、洋参治之"。二是注重顾护正气。一些疾病常因虚弱体质而生，治疗时就应注意保护正气。如被雷氏称为"止疟最妙之剂"的休疟饮，不以祛除疟邪为务，反用人参、白术、何首乌、当归、炙甘草等补虚之品。"若汗散既多，元气不复，或以衰老，或以弱质，而疟有不能止者，俱宜用此"。三是辨体加减用药。体质因素如阴虚、阳虚、体寒、体热等，对用药多有影响，临证亦须辨明。如治疗外感温热病，"总宜刻刻顾其津液"，而"在阴虚者，更兼滋补为要耳"。又如治疗风湿之病，"阴虚之体，脉中兼数，宜加黄柏、车前；阳虚之体，脉内兼迟，宜入戟天、附片。医者总宜分其风胜湿胜，辨其阴虚阳虚，庶无贻误"。

四、学术影响

《伤寒论》的问世，标志着中医外感病辨治体系的初步确立。仲景以降数百年间，各医家多赖此有效指导着外感病的治疗。然而，医家们在临证实践中发现，仲景之法详寒略温，并不能通治一切外感病。于是部分医家结合临床潜心研究，积极探索，大胆创新。他们敢于突破仲景成规，将伤寒、温病有机熔于一炉，寒温并论治疗外感病。这一方面促进了《伤寒论》研究的持续深入发展，另一方面通过理论发展及方药创新，为温热学说的形成和温病学派的产生奠定了良好基础。同时，也为中医外感病学体系的进一步完善奠定了坚实基础。

寒温并论医家的学术思想对近现代医学的发展也颇具影响。长期以来，伤寒与温病学派几近对立，纷争不止。清代后期尤其是 20 世纪以来，主张寒温合论者渐多。中华人民共和国成立后，寒温统一的趋势日益明显。20 世纪 50 年代末，章巨膺提出"统一伤寒温病的认识"，认为伤寒、温病的精神实质是一致的。20 世纪 80 年代，万友生著《寒温统一论》，提出"用八纲来统一寒温两说"，标志着中医外感病理论寒温统一的初步实现。裘沛然、方药中、张伯讷等亦相继发表寒温统一之论，积极主张寒温统一。由是，伤寒、温病终将走向融合，中医外感病辨治体系也更为完善。

五、验案选编与医论医话

（一）天行温病论

辛苦之人，春夏多温热者，皆由冬时触冒寒毒所致。自春及夏至前为温病者，《素问》、仲景所谓伤寒也。有冬时伤非节之暖，名曰冬温之毒，与伤寒大异，实时发病温者，乃天行之病耳。其冬月温暖之时，人感乖候之气，未即发病，至春或被积寒所折，毒气不得泄，至天气暄热，温毒乃发，则肌肉斑烂也。又四时自受乖气，而成腑脏阴阳温毒者，则春有青筋牵，夏有赤脉？，秋有白气貍，冬有黑骨温，四季有黄肉随，治亦别有法……天行之病，大则流毒天下，次则一方，次则一乡，次则偏着一家，悉由气运郁发，有胜有伏，迁正退位，或有先后。天地九室相形，故令升之不前，降之不下，则天地不交，万化不安，必偏有宫分，受斯害气，庄子所谓运动之泄者也。且人命有遭逢，时有否泰，故能偏着一家。天地有斯害气，还以天地所生之物，以防备之，命曰贤人知方矣。

（《伤寒总病论·卷第五·天行温病论》）

（二）四时外感论

人被寒所伤者，谓之伤寒，夫寒居六气之一，岂可混称乎？尝考寒水之令，在乎小雪、大雪、冬至、小寒之节，共主六十日有奇。盖小雪居于十月，乃六阴尽出之际，而寒气方盛之时；大雪、冬至居十一月，小寒居十二月，正凛发栗烈之候。斯时之气，人感触者，尽属伤寒之病。勿可以大寒至惊蛰之风木，春分至立夏之君火，小满至小暑之相火，大暑至白露之湿土，秋分至立冬之燥金等等之时所患者，混同一称伤寒。然而亦有可称者，不可不知。丰于前论中，有谓伤寒之寒字，为寒水之经之寒，非寒热之寒也。凡风、寒、暑、湿、燥、火，无不由表而入，皆必先伤于寒水之经，六气之邪，金可称为伤寒。但有不可称者，又不得不力辨其非。尝闻专治伤寒家，有温病伤寒，热病伤寒，痧证伤寒，疮疡伤寒等名。不知温病、热病，皆属伏气，痧因沙秽，疮因湿热，岂可混称为伤寒乎？尤有夹痰伤寒、夹食伤寒、夹气伤寒、夹血伤寒等名，揆厥由来，痰、食、气、血，是为伤寒之兼证，又岂可混称为伤寒乎……总之，小雪至小寒而重感者，为真伤寒。风、暑、燥、湿、火，先伤寒水之经者，亦可称为伤寒。至温病、热病、痧症、疮疡，决不能混入伤寒。兼痰、食、气、血者，是为伤寒之兼证。其余种种不通之名，皆不足论。医者须按四时之六气，而分其孰为风、暑，孰为燥、湿，究不可笼统混为伤寒病也。

（《时病论·附论·辟俗医混称伤寒论》）

（三）治寒温总诀

以六经钤百病，为确定之总诀……凡病伤寒而成温者，阳经之寒变为热，则归于气，或归于血；阴经之寒变为热，则归于血，不归于气。病无伏气，虽感风、寒、暑、湿之邪，病尚不重，重病皆新邪引发伏邪者也。惟所伏之邪，在膜原则水与火互结，病多湿温；在营分则血与热互结，病多温热。邪气内伏，往往屡夺屡发，因而殒命者，总由邪热炽盛、郁火熏蒸、血液胶凝、脉络窒塞、营卫不通、内闭外脱而死。六经实热，总清阳明；六经虚寒，总温太阴；六经实寒，总散太阳；六经虚热，总滋厥阴。外风宜散，内风宜息；表寒宜汗，里寒宜温；伤暑宜清，中暑宜开，伏暑宜下；风湿寒湿，宜汗宜温；暑湿芳淡，湿火苦泄；寒燥温润，热燥凉润，上燥救津，中燥增液，下燥滋血，久必增精；郁火宜发，实火宜泻，暑火宜补，阴火宜引。伤寒一发汗而表寒即解，温热一发汗而里热愈炽，故伤寒以发表为先，温热以清里为主。伤寒多伤阳，故末路以扶阳为急务；温热多伤阴，故末路以滋阴为要法。

（《重订通俗伤寒论·六经总诀》）

（四）春温过汗变症案

城东章某，得春温时病，前医不识，遂谓伤寒，辄用荆、防、羌、独等药，一剂得汗，身热退清，次剂罔灵，复热如火，大渴饮冷，其势如狂。更医治之，谓为火证，竟以三黄解毒为君，不但热势不平，更变神昏瘛疭。急来商治于丰，诊其脉，弦滑有力，视其舌，黄燥无津。丰曰：此春温病也。初起本宜发汗，解其在表之寒，所以热从汗解，惜乎继服原方，过汗遂化为燥，又加苦寒遏其邪热，以致诸变丛生，当从邪入心包、肝风内动治之。急以祛热宣窍法，加羚角、钩藤。服一剂，瘛疭稍定，神识亦清，惟津液未回，唇舌尚燥，守旧法，除去至宝、菖蒲，加入沙参、鲜地，连尝三剂，诸恙咸安。

（《时病论·卷之一·临证治案》）

【思考题】

1. 寒温并论学派产生的背景是什么？
2. 简述寒温并论学派的代表医家及其主要学术观点。
3. 雷丰"辨体论治"思想的内涵是什么？

第五节　温补学派

一、温补学派简介

在中医药学术发展史上，明清时期崛起的温补学派影响深远。温补思想肇始于《内经》，复经历代医家从临床及理论两方面的不断充实及发展，形成了一套完整的理论体系。温补学派以温补法治疗虚损性疾病见长，并且通过探讨脏腑虚损病机，尤其是脾肾与命门病机，对中医药理论体系的完善和发展作出了重要贡献。

（一）发展源流与传承谱系

温补学派是明清兴盛于江苏、浙江、安徽一代的医家群体，其上承丹溪，下启温病学派，明末清初最为活跃，以薛己（1488—1558 年）、孙一奎（1522—1619 年）、张介宾（1563—1640年）、赵献可（1573—1664 年）、李中梓（1588—1655 年）等为代表。

1. 兴起之社会背景　历史上，温补学派医家处方用药受到当时社会形势、学术风气的很大影响，更由医生本人的经历和用药习惯而决定。明代采取世医制度，医户子孙世袭医业，子承父法，师徒相传。薛己幼承家学，其父薛铠，为府子诸生，亦精医理。弘治年间征为太医，长期在官府宫廷行医，所著《保婴撮要》倡用温补方药。当时官僚贵族大多养尊处优，深宫厚裘，淫逸享乐，外感病少而内伤元气，易患阳衰阴虚之症，薛铠治疗多温养脾肾、扶元固本。据《薛己医案》载，薛己生平所治病证以内伤杂病为多，其结合自身临床经验指出，"大凡杂病属内因，乃形气病气俱不足，当补不当泻"，认为杂病以虚为多，法当温补。张介宾出身于官僚世家，初对朱丹溪"阳常有余，阴常不足"诸论十分信服，40 岁后，学识与经验愈进，而据《内经》"阴平阳秘，精神乃治"等理论，以为丹溪立论有偏，转而对易水益气补脾诸说大加推崇，提出"人体虚多实少"等论，于命门、阴阳学说颇有阐发。李中梓少时攻读文学兵法，与官吏文人都有交往。因父母为医药所误，己身多病，二子夭殇，迫而习医，有感于"世人之病，十有九虚；医师用药，百无一补"，认为"肾虚最易患病"，对命门学说有独特见解。赵献可时处明朝后叶，上至宫廷藩室，下及富贾豪绅，荒淫糜烂，阴阳均亏；而劳苦大众则因徭役饥馑，脾胃元气受伤，均宜温补填摄，故喜用八味丸、补中益气丸治病。

2. 兴起之文化背景　金元以降，流派纷起，河间、丹溪、子和之学广为流传，部分医家承前遗风，保守成方，滥用寒凉攻伐，动辄滋阴降火，常致损人脾胃，克伐真阳，形成时弊。正如《景岳全书》评论所说："自河间主火之论行，而丹溪以寒苦为补阴，举世宗之，莫能禁止……此后如王节斋、戴元礼辈则祖述相传，遍及海内。凡今之医流则无非刘朱之源……自金元以来，为当世所宗范者，无如河间、丹溪矣。"虽然东垣力倡补土，在当时有一定影响，但流弊未绝。温补学派正是在这样的时代背景下应运而生。薛己首先提出责难曰："世人以脾亏误为肾虚，辄用黄柏、知母之类，反伤胃中生气，害人多矣。"张介宾精研《内经》原旨，反复告诫人们："欲不可纵，纵则精竭，精不可竭，竭则真散。盖精能生气，气能生神，营卫一身，莫大乎此。故善养身者，必宝其精。"提倡节欲保精，治疗以温补为法。同时，张介宾反复辨析河间、丹溪学说之利弊，如对河间"若咳而嗽者，当以治痰为先；治痰者必以顺气为主"的说法进行商榷，认为："风邪痰嗽之本，本于外感，非外感本于痰也。""内伤之嗽，必因阴虚，阴虚则水涸金枯，所以动嗽。脾虚肾败，所以化痰，此阴虚痰嗽之本，本于内伤。"并据此创制金水六君煎治疗肺肾阴虚、水泛之痰嗽，效力卓著。对于朱丹溪"阳常有余，阴常不足"之论点，张介宾详加推敲，指出"气本属阳，阳实固能热，阳虚者，独不能寒冬"，并完善为"阳非有余，阴常不足"，"气不足便是寒"，治疗倡用温阳益气之品。

（二）代表性医家医著

1. 薛己　薛己（1488—1558 年），字新甫，号立斋。吴县（今江苏省苏州）人。幼承家学，从其父学医，内、外、妇、儿、口齿、骨伤诸科无不擅长，且在学术上能旁通诸家。曾为太医院医官。一生著述颇丰，主要包括《内科摘要》《女科撮要》《外科发挥》《外科心法》《外科枢要》《正体类要》《口齿类要》《疬疡机要》等。

《内科摘要》两卷，是中国医学史上最早以内科为名的医学著作。全书以虚证立论，认为诸病皆以脾胃、脾肾亏损、命门火衰为要，治疗重在固护脾胃、补益肝肾，共载医案 200 余则。所列医案虽多数为虚损之证，但治法各异，并非皆用温补，且个案言简意赅，颇有精意。

《正体类要》两卷，为骨伤科专著。上卷记载仆伤、坠跌、金伤及汤火伤等类共 64 种病证医案；下卷为伤科所用方剂。全书较详细地阐述了伤科病证的治疗，创立伤科内治法，注重整体辨证，并以气血立论，强调辨病与辨证相结合。凡方药、手法、用具等，都有详细记述。

《保婴摄要》二十卷，前十卷论述婴儿初生护养、儿科疾病诊法、小儿变蒸、五脏疾病及幼儿内科杂病证治。后十卷论述有关幼儿外科、皮科及痘疹等病证治。书中不仅介绍了较丰富的治法，并收载了大量儿科医案。

《口齿类要》十二篇，是我国现存清代以前唯一一部以口齿病证为主兼及五官疾病的医著。全书论述了茧唇、口疮、齿痛、舌症、喉痹、喉痛等病证，共载方 69 首、病案 23 例。所载齿痛辨治之经验尤为系统。

2. 孙一奎　孙一奎（1522—1619 年），字文垣，号东宿，别号生生子，明代著名医家，为名医汪机的再传弟子，是温补学派的代表人物之一，其学术上承薛己注重脾、肾、命火的思想与汪机的培元固本学说，提出"动气命门"新说，对中医药学发展有重要的影响。著有《赤水玄珠》《医旨绪余》《孙文垣医案》等。

《赤水玄珠》三十卷，全书分 77 门，所引文献计 265 种。《内经》原文作首引，录入历代诸家辨治经验，附以孙氏个人见解与发挥，并罗列治法、方药，详尽论述各种疾病的病因病机、证候、治方、处方等内容。书中记载了孙氏独创的方剂"壮元汤""壮元散"等，充分反映了其重视温补下元的特点，并提出临证须"明证"等观点。

《医旨绪余》两卷，共 78 篇，系孙一奎对医学的思考与见解的医论专辑。该书主要以脏腑、气血、经络、腧穴等内容为主，并节录《灵枢》经文数篇，宗《内》《难》二经，参以《易》、理等经典而立论，对命门、三焦、相火等有争议的中医药理论问题进行了阐发，对后世影响较大，充分反映了孙一奎的学术思想。

《孙文垣医案》五卷，为其门人余煌、徐景奇及其子泰来、朋来编辑而成。其以行医地名命集，以诊治时间为序，分为《三吴治验》两卷、《新都治验》两卷、《宜兴治验》一卷，收载医案 398 案。

3. 张介宾　张介宾（1563—1640 年），字会卿，号景岳，别号通一子，明代山阴会稽（今浙江省绍兴）人。其学术思想法李东垣、薛立斋，于命门、阴阳学说颇有阐发，提出了"阳非有余"及"真阴不足""阳根于阴""气不足便是寒"等重要观点，治疗上以补脾胃、培肾命为主，处方用药多用温补。著有《类经》《类经图翼》《类经附翼》《景岳全书》《质疑录》等。

《类经》三十二卷，系作者结合秦越人《难经》、皇甫谧《针灸甲乙经》、杨上善《太素》、王冰《素问释义》、罗天益《内经类编》，仿滑伯仁《读素问钞》体例，将《内经》中《素问》《灵枢》的内容进行归类整理，逐句分析调整而成。全书内容分为十二类，包括摄生、阴阳、藏象、脉色、经络、标本、气味、论治、疾病、针刺、运气、会通等，共 390 条，是学习和研究《内经》的重要参考书。

《类经图翼》十五卷，包括运气、经络、针灸等内容。书中论说悉宗《内经》，并结合图像，说明其义。《类经·序》云："盖以义有深邃而言不能赅者，不拾以图，其精莫聚；图像虽显而意有未达者，不翼以说，其奥难窥。"

《类经附翼》四卷，包括医易、律原、求正录、针灸赋等内容，医易以《易经》哲学思想与医理结合；求正录包含《三焦包络命门辨》《大宝论》《真阴论》等名篇，是景岳学说的代表之作。

《景岳全书》六十四卷，是张氏晚年的经验总结。选取《内经》《难经》《伤寒论》《金匮要略》之论，博采历代医家精义，并结合作者经验撰成。首为《传忠录》三卷，统论阴阳、六气及前人得失；次为《脉神章》三卷，载述诊家要语；其后依次为《伤寒典》《杂证谟》《妇人规》《小儿则》《外科钤》《本草正》《新方八阵》《古方八阵》《外科方》等篇，自成体系，其大旨以温补为宗。

二、学术创见

（一）治病必求其本

温补学派开山医家薛己根据《黄帝内经》"治病必求其本"的基本原则，在临床实践中突出治本的思想，并对此作了进一步发挥。薛己重视治本有以下两方面含义。

一是指辨证施治的原则，即必须抓住疾病的本质，无论内伤、外感之证，都必须掌握疾病发生之本源。薛己认为，"凡医生治病，治标不治本，是不明正理也"。掌握辨证施治规律是最根本的治本。如他对前人"痛无补法"之说，认为并非尽然，不能胶柱鼓瑟，对腹痛而见面色黄中带青、左关弦长、右关弦紧之症，辨明为土衰木旺，用益气汤加半夏、木香而愈。

二是指调治脾肾为治病之关键。他说："经云：治病必求其本。本于四时五脏之根也。"这是受钱乙五脏辨证及张洁古脏腑虚实补泻的影响，着重于从脏腑立论，从脏腑论病机，就是求本。其《内科摘要》所载医案，每篇标题均是以脏腑为纲，而在诸脏腑中，尤以脾肾为本。《内科摘要》所载医案202则，脾胃亏损案92则，肾命虚损案50则，脾肾两虚案37则，其中脾肾两脏虚损案占整个医案的85%以上，足见薛己对脾肾的重视。同时，薛己还认为脾胃为五脏之根蒂，人身之本源，脾胃一虚则诸症蜂起，因此，薛己治病尤以强调"以胃气为本"的思想；又因肾阴肾阳为脏腑阴阳之根本，五脏之虚，穷必及肾，使肾命受损，故肾命亦为治疗疾病的根本之脏。

（二）重脾胃，得土以养百骸

薛己的脾胃之说渊源于《内经》，并深受李东垣《脾胃论》的影响。在生理上，薛己认为，人体之所以有生机和活力，全赖脾胃的滋养与健运，人体诸脏所以能发挥其正常生理功能，皆是因为接受了脾胃所生化之水谷精气。因此，薛己指出："胃为五脏本源，人身之根蒂。""人之一身，以脾胃为主，脾胃气实，则肺得其所养，肺气既盛，水自生焉，水升则火降，水火既济而天地交泰之令矣。若脾胃一虚，四脏俱无生气。"另外，薛己认为，脾胃为气血之本，脾为统血行气之经，指出："血生于脾，故云脾统血。凡血病当用苦甘之剂，以助阳气而生阴血。""血虚者，多因脾气衰弱，不能生血，皆当调补脾胃之气。"脾胃为人身之本，气血之生化又以中焦脾胃为源，生血必以调补脾胃之阳气为先，这是薛己论述脾胃与气血的精髓之处。

薛己在论述病证时常强调脾胃之衰，云："人之胃气受伤，则虚证蜂起。"指出"内因之症，属脾胃虚弱"所致，甚至提到某些外感疾病也是由于脾胃虚弱、元气不足而引起。这种邪正观，不仅与《内经》"邪之所凑，其气必虚"的理论一致，同时突出了脾胃之盛衰在发病学上的重要作用。

临床治疗时，薛己首重脾胃。对于阴血亏损之证要补脾胃，若阳气虚弱而不能生阴血者，宜用六君子汤，阳气虚寒者加炮姜；若胃土燥热而不能生阴血者，宜用四物汤；若脾胃虚寒而不能生阴血者，宜用八味丸。又如对于久泻的治疗，若脾胃虚寒下陷者，用补中益气加木香、肉豆蔻、补骨脂；脾气虚寒不禁者，用六君子汤加炮姜、肉桂；命门火衰而脾土虚寒者，用八味丸；脾肾气血俱虚者，用十全大补汤送四神丸；大便滑利，小便赤涩或肢体渐肿，喘嗽唾痰者，为脾肾亏损，用金匮加减肾气丸等。薛己还根据临床实践，归纳出脾胃病的四症四方，即饮食不适者用枳术丸、脾胃虚弱者四君子汤、脾胃虚寒者用四君子加炮姜、命门火衰者用八味丸，实为治疗脾胃病的基本要领。

（三）益肾命，滋化源生水火

薛己对肾命的阐发是其主要的学术观点之一。薛氏论及命火，观点仍未超越《难经》之左肾、右命门之说，如他在论述气血方长而劳心亏损，或精血未满而纵情恣欲，根本不固，火不归元所致的病证时指出："两尺各有阴阳，水火互相生化，当于二脏中各分阴阳虚实，求其属而平之。若左尺脉虚弱而细数者，是左肾之真阴不足也，用六味丸；右尺脉迟软或沉细而数欲绝者，是命门之相火不足也，用八味丸。"因而薛氏常以六味、八味调肾命阴阳、水火。他对劳瘵、咳嗽、咯血、吐血的治疗，有特殊见解，如说："设若肾经阴精不足，阳无所化，虚火妄动所致前证者，用六味地黄丸补之。"故薛氏调治肾阴迥异于丹溪，力避知、柏的苦寒泻火，注重肾中阴阳的生化，药尚温补。

孙一奎、张介宾、赵献可都受到了当时盛行的理学和道家之说的影响，尤其是理学的太极说及道家的八封说，将命门与太极联系，命门成为人身之太极，肯定了命门的存在，并对其部位、形质、属性和作用展开了探索。上述三位温补学派医家对命门阐发的共同点主要包括以下几方面：一是将命门与肾加以区分，将命门从《难经》的右肾中独立出来；二是将命门定位于两肾之间，其中孙一奎结合《难经》八难和六十六难径直认为即肾间动气（元气）；三是认为命门与五脏六腑是先后天两个层次的脏腑器官，如张介宾所言，命门"藏精化气，兼具水火"，"水火之气……其在人身，即是元阴、元阳"，并且提出"命门之水火，乃十二脏之化源"。这些认识和阐发丰富和完善了中医药脏腑学说，是对中医药脏腑理论的重要突破，对于脏腑学说的创新发展提供了新的思路。

（四）深化阴阳五行学说

阴阳学说是中医药理论的重要组成部分。明代张介宾对《内经》的阴阳学说进行了认真研究，认为"虽阴阳已备于《内经》，而变化莫大于《周易》"，在《内经》的基础上，强调阴阳一体，基此而对阴阳互根互用进行了深刻阐发。他认为"阴阳原同一气"，"阴阳之理，原自互根，彼此相须，缺一不可，无阳则阴无以生，无阴则阳无以化"，并将其拓展到人体的精气，以精气之理说明阴阳之理，认为"精之与气，本自互生"，所以"以精气分阴阳则阴阳不可离"。张介宾还针对元代朱丹溪"阳常有余，阴常不足"论阐发了自己的观点，提出"阳非有余，阴常不足"的观点，从形气之辨、寒热之辨、水火之辨等方面强调了阳气在人身的重要性，从真阴之象、真阴之脏、真阴之用、真阴之病、真阴之治方面强调了真阴是人体不可缺少的最基本的物质基础，其着力点仍是从阴阳互根角度强调阳气匮乏与真阴不足的因果关系问题，进一步深化了对阴阳互根的认识。

张介宾研究阴阳还与五行联系起来，认为阴阳与五行是"气"与"质"的关系，"五行即阴阳之质，阴阳即五行之气，气非质不立，质非气不行，行也者所以行阴阳之气也"。正由于阴阳二气的不断运行，又使五行之间产生了密切的联系，即所谓"五行互藏"和"五行之中，复有五行"之说。在生理上"五脏五气无不相涉，故五脏中皆有神气，皆有肺气，皆有脾气，皆有肝气，皆有肾气"；在病理方面，则"五脏相移，精气相错"。所以某一脏腑的病变，必然不同程度地影响其他脏腑。

（五）充实中医病因病机

中医的病因病机有外感病机和内伤病机。温补派医家的主要贡献在于脏腑虚损的内伤病机方面。其共同点是认识到脏腑虚损是身体衰弱和诸多疾病发生的重要原因。薛己作为温补派的先驱，具有脾肾并重的思想，因此着重阐发脾肾虚损病机。提出"若人体脾胃充实，营血健旺，经隧流行而邪自无所容"；"人之胃气受伤，则诸证蜂起"（薛注《明医杂著·风症注》），因而补中益气汤、四君子汤、四物汤皆为其常用之方。另一方面，薛氏也重视肾命水火病机，不过其对命门的认识未超出《难经》左肾右命的观点。

（六）丰富中医辨证体系

温补派医家着重针对脏腑辨证中的命门辨证进行了拓展和完善。既然存在命门病机，自然存在命门辨证。温补学派对命门的部位、功用及其病机进行深入探索，着重强调诸多病证与命门相关，重视的就是命门辨证。如赵献可对杂病和五官疾病的辨证；孙一奎对癃闭、肾消、遗溺、喘满等症重视命门三焦元气的不足；张介宾更是明确提出"无水无火，皆在命门，总曰真阴之病"（《类经附翼·求正录·真阴论》），即凡水亏或火衰的诸多疾病，温补派医家均在命门层面加以辨证。

三、治疗主张

（一）滋阴填精

由于丹溪学派的影响，很多医家不辨虚实寒热，动辄苦寒降火，造成医界妄用苦寒之品的不良风气。至明代中晚期，以温补学派医家为主的很多医家意识到顾护人体阳气的重要性，结合易学思想，探讨命门学说，发展了温补理论，在对虚损病证治疗过程中，认为补肾中真阴真阳为补虚之要义。临证中在阴阳一体的思想指导下，或补阴，或求阳，尤其是对肾中真阴不足证，用六味丸补无形之水，即壮水之主以制阳光；对肾中火衰证，用八味丸阴中求阳，即益火之源以消阴翳。随着滋阴理论的发展，滋阴的方药从丹溪时期的四物汤加知母、黄柏发展为明代的六味丸、左归丸等方，从补阴血发展为填阴精，这其中肾在人体五脏中的地位进一步提高，尤其是对"阴虚"诸证的论治。

（二）重视治形

温补学派医家张介宾认为，无论火衰、水亏都与真阴亏损有关，而精血、形质可反映真阴的盛衰，故在临证时十分注意精血受损的程度，治病的方法重在"治形"，治形又必以精血为先务。他说："凡欲治病者，必以形体为主；欲治形者，必以精血为先。此实医家之大门路也。"在这一指导思想下，对于阴精不足或阳气虚耗的患者，他都以填补真阴、滋养精血、治疗形体为主。"形体之本在精血，熟地以至静之性，以至甘至厚之味，实精血形质中第一品纯厚之药……且其得升、柴则能发散；得桂、附则能回阳，得参、芪则入气分，得归、芍则入血分。"故张氏临床最擅长用熟地以填补精血。在临床临床实践中，张氏治疗水亏、火衰的伤寒患者，分别制补阴益气煎、大温中饮等方，使"邪从补血而散"；治疗肺、脾、肾三脏气虚水肿，推崇加减肾气汤，使气生于精而水饮得解；治疗真阴大亏，虚阳浮越的戴阳证，制理阴煎、右归饮等填补真阴，诱归虚火；治肾不纳气或余气外泄，虚里跳动等证，制贞元饮补阴以配阳。凡此等等，都是张景岳"治形"医学思想的具体体现。

（三）培补命门

温补学派鉴于命门之水火精气在人体的重要作用，认为其失常则可引发相应的病变。孙一奎认为，命门元气经三焦敷布，故命门元气不足可致三焦之气不足，出现肿胀、喘满、中满、癃闭、遗溺、小便不利、失禁、消渴等证候，其中尤重视下元虚寒，创制壮原汤、壮元散温补下焦命门元气。赵献可对命门之病所涉及范围的认识较孙氏广泛，诸如血证、痰证、喘证、消渴、中风、中满、遗精、发热及五官等部位多种疾患，发病机理虽多，但重点在于先天水火失调，认为君主之火乃水中之火，有余是相对的，不足是绝对的，故不可寒凉戕伐，只能温补，常用六味丸和八味丸。张介宾认为，命门水火是五脏六腑之化源，命门元阴元阳亏虚是脏腑阴阳病变的根本。根据其阴阳互根、精气互生之理创制左归丸、右归丸，充分体现了张氏阳中求阴、阴中求阳的阴阳互根思想。

（四）重温热而轻寒凉

1. 温热向生，寒凉向死　施治用药的目的是祛疾保命，应法天地四时万物，春夏万物生而繁盛，秋冬则万物萧索枯萎。既然人象天地，自然也应服从这一规律。如李中梓说："物不生于阴而生于阳，譬如春夏生而秋冬杀也。又如向阳之草木易荣，潜阴的花卉善萎也。"从这点出发，他批评了滋阴治法之不当，云："俗医未克见此，而汲汲于滋阴，战战于温补。亦知秋冬之气，非所以生万物者乎？何不以天地之阴阳通之。"（《医宗必读·水火阴阳论》）从天地阴阳类比到人体生理与疾病，提倡用药宜重温热而轻寒凉，有一定的合理性。但是人亦有自身的规律，所以如从客观的临床实际着眼，也未必诸病皆宜温补，寒凉之药绝非可以少用。故辨证施治，应依证立法处方，不可拘于某一既定理论观念。

2. 温热宜虚，寒凉宜实　寒热温凉诸药，均有其客观的实际作用，是为应对纷繁复杂的各种病证而设。不同的药物，有不同的作用，适于不同的疾病，绝不可凭主观好恶而崇此抑彼。所以尽管温补诸家喜用温热，但是武断地否定寒凉药物，于理论和实践两方面都是不能成立的。由此，为解释其用药思想，部分温补医家从理论层面认为，既然世人之病十有九虚，则补法即可视为常法，而凡虚又宜于温热之药。如张介宾言："虚实之治，大抵实能受寒，虚能受热。所以补必兼温，泻必兼凉者，盖凉为秋气……欲补元气，固非所宜。"由此出发，他又进一步指出："凡临证治病，不必论其有虚无虚，但无实证可据而为病者，便当兼补以调营卫精血之气。亦不必论其有火证无火证，但无热证可据而为病者，便当兼温以培命门脾胃之气。"（《景岳全书·传忠录》）李中梓也因此立说，认为："凡温热之剂，均为补虚，凉寒之剂，均为泻实。"（《医宗必读·药性合四时论》）温补诸家，在用药方面虽谈及所据之理，但也有其偏颇之局限。事实上，补虚未必皆温热，泻实亦未必皆苦寒，应取其长而去其偏，方不致误人于一隅之见。

四、学术影响

温补学派兴盛于明末清初，延至清代中期，多重视脾肾先后天之本，又以脉诊为准绳，阐发脏腑虚损辨治，精研温补治法理论，临床用药有独到见解，在中国医学史上占有显著地位。薛己以《内经》"治病必求其本"为指导思想，用药强调补本扶元，应用八味丸、六味丸、补中益气汤以滋化源，承先启后，成为温补学派之先驱。张介宾著《类经》，重点阐发"形不足者，温之以气；精不足者，补之以味"，治疗虚损病证重在温补阳气，填精充形，创制左归饮、右归饮、左归丸、右归丸名方。孙一奎、赵献可发挥命门学说。李中梓重视研究《内经》理论，概括了脾肾在人体生命活动中的重要作用，撰集《内经知要》《医宗必读》，成为后世师授带徒的启蒙读物。

温补学派推崇易水学派脏腑病候及治法用药的研究成果，将其治疗虚损病证的制方用药提高到新的阶段。薛己既私淑东垣而注重补脾，又遥承钱乙而力主补肾；孙一奎结合《易经》，论述万物产生是太极和阴阳二气动静变化结果的哲学思想，提出命门无形，为两肾间动气，即人身太极之本体；张介宾出入李杲、薛己之间，阐发命门水火、脾胃元气。李中梓继易水之遗绪，强调"先天之本在肾，后天之本在脾"而兼重脾肾。即使是河间学派的某些观点和"血属阴，难成易亏"的论述亦成为张介宾补血充形的理论依据；朱丹溪"滋补真阴"及张子和"药治驱邪，食治补虚"的理论亦散见诸家论著之中；张从正的攻下方药有时也被他们所采用，以至现代医史学家范行准先生将他们列入"折衷学派"，云："张介宾、赵献可本太极坎离思想，重命门之火，两肾之水，故窃丹溪之地黄，取东垣之桂附，成为滋阴温补之说。"这些都充分说明了温补学派的学术思想，是在精研《内经》理论、详析诸家利弊、继承前人经验的基础上发展起来的。温补学派的学术思想使中医基础理论得到了丰富和发展，其脾肾并重的理念在今天仍有很大的发展空间和现实指导意义，值得深入挖掘、学习和弘扬。

五、验案选编与医论医话

（一）验案选编

1. 气虚发热案　大尹徐克明，因饮食失宜，日晡发热，口干，体倦，小便赤涩，两腿酸痛，余用补中益气汤治之。彼知医，自用四物、黄柏、知母之剂，反头眩、目赤、耳鸣、唇燥、寒热、痰涌，大便热痛，小便赤涩。又用四物、芩、连、枳实之类，胸膈痞满，饮食少思，汗出如水。再用二陈、芩、连、黄柏、知母、麦门冬、五味，言语谵妄，两手举拂，屡治反甚。复求余，用参、芪各五钱，归、术各三钱，远志、茯神、酸枣仁、炙草各一钱，服之熟睡良久，四剂稍安，又用八珍汤调补而愈。夫阴虚乃脾虚也，脾为至阴，因脾虚而致前症。盖脾禀于胃，故用甘温之剂，以生发胃中元气，而除大热。胡乃反用苦寒，复伤脾血耶？若前症果属肾经阴虚，亦因肾经阳虚不能生阴耳。经云：无阳则阴无以生，无阴则阳无以化。又云：虚则补其母。当用补中益气、六味地黄以补其母，尤不宜用苦寒之药。世以脾虚误为肾虚，辄用黄柏、知母之类，反伤胃中生气，害人多矣。大凡足三阴虚，多因饮食劳役，以致肾不能生肝，肝不能生火，而害脾土不能滋化，但补胃土，则金旺水生，木得平而自相生矣。

（《内科摘要·饮食劳倦亏损元气症》）

2. 癃闭案　张桃津乃政，原有小便癃闭之症，又小产后三日，脐下作疼，夜分发热，口渴，大便溏，日三四度。先与补中益气汤，加延胡索、泽兰叶、牡丹皮服之，连进三帖，大便实矣。惟小便频数，滴滴不断，一日夜二十余次，夜分尤多，精神甚惫。脉虽五至，不甚充指，此血虚有热，而气亦滞也。湿热在气分。故口中渴，血虚，故脐下痛。法当峻补其阴，而淡渗其阳。以熟地黄三钱，黄柏一钱补阴为君，萆薢去湿热为臣，瞿麦穗、泽泻淡渗为佐，乌药调气，甘草为使。服下脐痛全止，小便其夜亦不起，连进三帖，病脱然矣。

（《孙文垣医案·三吴治验六十六》）

3. 顽固性呕吐案 金宅少妇，宦门女也。素任性，每多胸胁痛及呕吐等证，随调随愈。后于秋尽时，前证复作，而呕吐更甚，病及两日，甚至厥脱不省如垂绝者。再后延予至，见数医环视，金云：汤饮诸药，皆不能受，入口即呕，无策可施。一医云：惟可独参汤，庶几可望其生耳。余因诊之，见其脉乱数甚，而且烦热躁扰，莫堪名状。意非阳明之火，何以急剧若此。乃问其欲冷水否，彼即点首。遂与以半钟，惟此不吐，且犹有不足之状，乃复与一钟，稍觉安静。余因以太清饮投之。而犹有谓：此非伤寒，又值秋冬，能堪此乎？余不与辩。及药下咽，即酣睡半日，不复呕矣。然后以滋阴轻清等剂调理而愈。大都呕吐多属胃寒，而复有火证若此者。《经》曰"诸逆冲上，皆属于火"，即此是也。自后，凡见呕吐，其声势涌猛，脉见洪数，证多烦热者，皆以此法愈之。是又不可不知也。

（《景岳全书·杂证谟》）

4. 伤寒案 休宁吴文哉，伤寒，烦躁面赤，昏乱闷绝，时索冷水，其弟日休乞余决死期，手扬足踯，难以候脉，五六人制之，方得就诊，洪大无伦，按之如丝。余曰：浮大沉小，阴证似阳也，与附子理中汤，当有生理。日休骇曰：医者十辈至，不曰柴胡承气，则曰竹叶石膏，今反用热剂，乌乎敢。余曰：温剂犹生，凉剂立毙矣。日休卜之吉，遂用理中汤加人参四钱，附子二钱，煎成入井水，冷与饮，甫及一时，狂躁定矣，再剂而神爽，服参至五剂而安。文哉遗以书曰：弟为俗子所误，既登鬼录矣；而兄翁拯全之，大奇亦大幸也。方弟躁热之时，医以三黄汤入牛黄服之，转加闷绝，举室哀号，惟是治终具，候目瞑而已，不意兄翁毅然以为可活，参附一投，阴霜见消，荆妻幼子，含泪欢呼，一日即苏，经年乃复。呜呼！父母生之，兄翁再生之，昊天罔极，莫可云喻。敢志颠末，乞附案帙，俾天下万世，知药不可浪投，命不可轻弃，何莫非大仁人回春之泽哉。

（《医宗必读·卷五·医案》）

（二）医论医话

1. 不知易者不足以言太医论 生生子曰：天地间非气不运，非理不宰，理气相合而不相离者也。何也？阴阳，气也，一气屈伸而为阴阳动静，理也。理者，太极也，本然之妙也。所以纪纲造化，根柢人物，流行古今，不言之蕴也。是故在造化，则有消息盈虚；在人身，则有虚实顺逆。有消息盈虚，则有范围之道；有虚实顺逆，则有调剂之宜。斯理也，难言也，包牺氏画之，文王象之，姬公爻之，尼父赞而翼之，黄帝问而岐伯陈之，越人难而诂释之，一也。但经于四圣则为《易》，立论于岐黄则为《灵》《素》，辨难于越人则为《难经》，书有二而理无二也。知理无二，则知《易》以道阴阳，而《素问》，而《灵枢》，而《难经》，皆非外阴阳而为教也。《易》理明，则可以范围天地，曲成民物，通知乎昼夜；《灵》《素》《难经》明，则可以节宣化机，拯理民物，调燮札瘥疵疠而登太和。故深于《易》者，必善于医；精于医者，必由通于《易》。术业有专攻，而理无二致也。斯理也，难言也，非独秉之智不能悟，亦非独秉之智不能言也。如唐祖师孙思邈者，其洞彻理气合一之旨者欤，其深于《易》而精于医者欤，其具独秉之智者欤，故曰：不知《易》者，不足以言太医。惟会理之精，故立论之确，即通之万世而无敝也。彼知医而不知《易》者，拘方之学，一隅之见也。以小道视医，以卜筮视《易》者，亦蠡测之识，窥豹之观也，恶足以语此。

（《医旨绪余·不知易者不足以言太医论》）

2. 命门为人身之主论 命门在人身之中，对脐附脊骨，自上数下，则为十四椎；自下数上，则为七椎。《内经》曰："七节之旁，有小心。"此处两肾所寄，左边一肾，属阴水；右边一肾，属阳水，各开一寸五分，中间是命门所居之官，即太极图中之白圈也。其右旁一小白窍，即相火也；其左旁之小黑窍，如天一之真水也，此一水一火，俱属无形之气。相火禀命于命门，真水又随相火，自寅至申，行阳二十五度，自酉至丑，行阴二十五度，日夜周流于五脏六腑之间，滞则病，息则死矣。人生男女交媾之时，先有火会，而后精聚，故曰火在水之先，人生先生命门火，此褚齐贤之言也，发前人之所未发，世谓父精母血非也。男女俱以火为先，男女俱有精，但男子阳中有阴，以火为主；女子阴中有阳，以精为主，谓阴精阳气则可。男女合，此二气交聚，然后成形，成形俱属后天矣。后天百骸俱备，若无一点先天火气，尽属死灰矣。故曰主不明，则十二官危。

（《医贯·内经十二官论》）

3. 君火相火论 余向释《内经》，于君火以明，相火以位之义，说固详矣，而似犹有未尽者。及见东垣云：相火者，下焦包络之火，元气之贼也，丹溪亦述而证之。予闻此说，尝掩口而笑，而觉其不察之甚也。由此兴感，因再绎之。夫《内经》发明火义，而以君、相、明、位四字为目，此四字者，个个着实，是诚至道之纲领，有不可不阐扬其精义者，亦何以见之？盖君道惟神，其用在虚；相道惟力，其用在实。故君之能神者，以其明也；相之能力者，以其位也。明者明于上，为化育之元主；位者位于下，为神明之洪基，此君相相成之大道，而有此天不可无此地，有此君不可无此相也，明矣。君相之义，岂泛言哉！至若五运之分，各职其一，惟于火字独言君相，而他则不及者何也？盖两间生气，总曰元气，元气惟阳为主，阳气惟火而已。第火之为用，其道最微，请以火象证之，如轻清而光焰于上者，火之明也；重实而温蓄于下者，火之位也。明即位之神，无明则神用无由以着；位即明之本，无位则光焰何从以生。故君火之变化于无穷，总赖此相火之栽根于有地，虽分之则一而二，而总之则二而一者也，此君火相火之辨。凡其为生化，为盛衰，为本末，重轻攸系，从可知矣。人生所赖者惟此，故《内经》特以为言。然在《内经》则但表其大义，原无分属之条，惟《刺禁论》曰：七节之傍，中有小心。此固隐然有相火所居之意，故后世诸家咸谓相火寄在命门，是固然矣。然以予之见，则见君相之义，无藏不有。又何以辨之？盖总言大体，则相火当在命门，谓根荄在下，为枝叶之本也。析言职守，则脏腑各有君相，谓志意所出，无不从乎形质也。故凡以心之神，肺之气，脾胃之仓廪，肝胆之谋勇，两肾之伎巧变化，亦总皆发见之神奇，使无其地，何以生此？使地有不厚，何以蕃此？此皆从位字发生，而五脏各有位，则五脏亦各有相，相强则君强，此相道之关系，从可知矣。故圣人特命此名，诚重之也。而后人指之为贼，抑何异耶！此万世之疑窦，故予不得不辨。或曰：是若谬矣。第彼之指为贼者，亦有深意，盖谓人之情欲多有妄动，动则俱能起火，火盛致伤元气，即所谓元气之贼，亦何不可？予曰：此固邪正之岐，最当明辨者也。夫情欲之动，邪念也，邪念之火为邪气。君相之火，正气也，正气之蓄为元气。其在身家，譬之产业，贤者能守之，不肖者能荡之，罪与不罪，在子孙之废与不废，基何与焉？相火之义亦犹此耳。夫既以相称之，而竟以贼名之，其失圣人之意也远矣。且凡火之贼伤人者，非君相之真火，无论在内在外，皆邪火耳。邪火可言贼，相火不可言贼也。矧六贼之中，火惟居一，何二子独知畏火，其甚如是，而并昧邪正之大义，亦何谓耶？予闻其言，固知其错认面目矣，不觉因而失笑。

（《景岳全书·君火相火论》）

4. 先天后天论 人生于地，悬命于天，此人之制命于天也。栽者培之，倾者覆之，此天之制命于人也。天本无二，而以此观之，则有天之天者，谓生我之天，生于无而由乎天也；有人之天者，谓成我之天，成于有而由乎我也。生者在前，成者在后，而先天后天之义，于斯见矣。故以人之禀赋言，则先天强厚者多寿，先天薄弱者多夭；后天培养者，寿者更寿，后天斲削者，夭者更夭。若夫骨骼者，先天也，肌肉者，后天也。精神者，先天也，容貌者，后天也。颜色之有辨也，苍者寿而妖者夭，嫩中有苍者吉，苍中有嫩者凶。声音之有辨也，充者寿而怯者夭，虽细而长者吉，虽洪而促者凶。形体之有辨也，坚者寿而脆者夭，身虽羸瘦而动作能耐者吉，体虽强盛而精神易困者凶。动静有辨也，静者寿而躁者夭，性虽若急而急中有和者吉，阳虽若厚而阴中蕴薄者凶。至若少长之辨，初虽绵弱而渐长渐坚者，晚成之征也。气质之辨，少年华丽而易盈易满者，早凋之兆也。是故两天俱得其全者，耆艾无疑也；先后俱失其守者，夭促弗卜也。若以人之作用言，则先天之强者不可恃，恃则并失其强矣；后天之弱者当知慎，慎则人能胜天矣。所谓慎者，慎情志可以保心神，慎寒暑可以保肺气，慎酒色可以保肝肾，慎劳倦饮食可以保脾胃。惟乐可以养生，欲乐者莫如为善。惟福可以保生，祈福者切勿欺天。但使表里无亏，则邪疾何由而犯？而两天之权不在我乎？故广成子曰：毋劳尔形，毋摇尔精，乃可以长生。至矣哉，两言尽之矣，勿以此为易而忽之。

（《景岳全书·先天后天论》）

5. 阳非有余，真阴不足　夫形气者，阳化气，阴成形。是形本属阴，而凡通体之温者，阳气也；一生之活者，阳气也；五官五脏之神明不测者，阳气也，及其既死则身冷如冰，灵觉尽灭，形固存而气则去，此以阳脱在前，而阴留在后，是形气阴阳之辨也，非阴多于阳乎？二曰寒热者，热为阳，寒为阴。春夏之暖为阳，秋冬之冷为阴。当长夏之暑，万国如炉，其时也，凡草木昆虫咸苦煎炙，然愈热则愈繁，不热则不盛，及乎一夕之风霜，即僵枯遍野，是热能生物，而过热者惟病；寒无生意，而过寒则伐尽。然则热无伤而寒可畏，此寒热阴阳之辨也！

（《类经图翼·大宝论》）

【思考题】

1. 简述温补学派的总体学术特点。
2. 薛己"治病求本"包括哪些内容？
3. 简述张介宾对命门学说的阐发。

第六节　汇通学派

一、汇通学派简介

汇通学派是指主张汇通中医与西医之理以指导临床应用的医家们形成的学术流派。该学派提出于晚清，著名医家唐宗海在其《中西汇通医经精义》中首先提出中西汇通这一概念。任应秋先生于《中医各家学说》四版教材，首列汇通学派一章，将汇通学派作为中医学术流派之一。

（一）发展源流

明清以来，西方医学在我国的广泛传播和发展，引起了中医界的普遍重视。面对西医学的冲击，当时在医学界出现了几种不同的态度和主张。一部分人对我国传统文化一概加以鄙视，主张全盘西化，反对传统中医学，这些论点后来成为民国时期消灭中医的思想基础。还有一些人拒绝接受新事物，认为西医学不适合中国，中西人脏腑不同，成为保守主义在中医界的代表。与前两种人不同的是，在中医界还有一些受到近代科学思想影响的人，他们承认西医学的先进之处，也认识到中西医各有所长，迫切探索发展中国医学的道路，试图把中医学术与西医学术加以汇通。

从理论到临床都提出了一些汇通中西医的见解，逐渐形成了中西医汇通的思潮和学派。

汇通学派的发展大致经历了三个阶段。

第一阶段：明朝万历年间，意大利人利玛窦著《西国记法》传入中国，其中有部分内容介绍神经学，可称西医传入我国的第一部有关著作。之后，介绍西医的著作还有日耳曼人邓玉函的《人身说概》等。明清时期，随着西医学的传入，很多医家开始学习和吸纳西学中的部分观点。明末清初医学家汪昂在《本草备要》中援引西医学分析了人之健忘因为脑功能发育不全或者失常，赵学敏在《本草纲目拾遗》《串雅》诸书，收录了西医学的内容，如康熙时来华的石振铎所译著的《本草补》。

第二阶段：清末到民国初年，西医学大量涌入中国，对中医造成极大冲击，许多医家开始致力于二者理论与临床实用汇通，从而证实中医并非落伍不科学。

例如晚清医家朱沛文，在其学医期间，既读西方医书，又去医院亲见解剖与手术，对两种医学加以比较，认为"中华储者，精于穷理，而拙于格物；西方智士，长于格物，而短于穷理"，两种医学各有利弊，强调中西医汇通应以临床验证为准则，如西医论脑甚详，然中医从肾论治多有效验，尽管从生理解剖角度西医优于中医，但从治疗学角度仍应保持中医之说。此外，对中西医不能汇通者，朱氏主张不必强合。朱氏汇通的观点有其客观、科学可取的一面。

清末至民国初的著名医家唐宗海，著《中西汇通医书五种》。唐氏认为，中西医虽然产生于不同地域，各有理论体系，然究其义理多是一致的，倡汇通之学，强调汇通应以中医为主。

此时期集大成者当属张锡纯，张锡纯著《医学衷中参西录》，强调从理论到临床都应衷中参西。他认为中医包括西医之理，如论中风，则结合脑出血之病名，但治疗之法，仍以中医肝风论治，创立镇肝熄风汤等名方。张氏认为中西药不应互相抵牾，并亲自用于临床，将中西药配合使用，开中西药并用于临床之先河，至今仍有现实意义。

另外还有四川名医李斯炽，明确提出："化故旧之学术，为新时代之科学，变狭义致用于一国之中医，为广义致用于世界之新医，汇通中外，融合东西，救世救人，利物利己。"他在四川创立新医学派，在四川国医学院开展中西药合用的临床研究，但学术思想上并不主张以西验中，强调中西汇通不能抛弃原来的中医体系。

第三阶段：民国时期的一些医家认识到中医学本身的局限性，主张用科学方法改进之。典型代表人物为陆渊雷，他强调中医有很好的临床疗效，证明中医有其科学实理，要想发展中医，既要整理提高掌握中医知识，又要有现代科学知识与技术，强调以现代医学知识阐发中医学术。但他认为能以西医解释者，则以西医代替之，不能解释者，利用现代医学以否定之。

另外还有谭次仲。谭氏主张中医科学化，对中医科学化的必要性、可能性与中医科学化的途径、方法作了一些比较系统的论述，主要反映在《中医与科学》一书中。他对于中医科学化进行了多年的研究，自称是"主张中医科学改造最力之人"。

中西医汇通经过众多医家之努力，有接受西说以充实中医者，有以中西医相互比附以汇道者，有主张中医科学化者，有在临床上中西医并用者。鉴于当时的历史条件和西方医学的发展水平，汇而不通是必然的结果。但是中西医汇通学派的思想，对中医学术的发展起了积极的推动作用。

（二）代表性医家医著

唐宗海（1846—1894年），字容川，四川彭县人。其父多病，1873年曾患吐血、下血症，唐氏经查找医书，延请名医施治均无效，故自幼即刻苦钻研医学，遍览方书，多方求师，于1884

年著成《血证论》一书，后又陆续著有《中西医汇通医经精义》《金匮要略浅注补正》《伤寒论浅注补正》《本草问答》，合称《中西汇通医书五种》，曾经官方示谕刊印，广为流传。明确提出"中西医汇通"之说始于他的著作。

张锡纯（1860—1933年），字寿甫，河北省盐山县人。他自幼年起即学习四书五经及医书，青年时已为人诊病，曾任军医，并在沈阳创建"立达中医院"，在天津开办国医函授学校，30岁开始接受西医学说，一生从事临床和中西医汇通工作。著有《医学衷中参西录》一书共三十卷，约八十万字，总结了他多年的临床经验。书成之后多次校勘重印，在医界流传较广，对临床有一定的参考价值。

陆渊雷（1894—1955年），名彭年，江苏省川沙县（今上海市川沙）人。少时从朴学大师姚孟醺治经学，通诸子百家、天文历算，曾执教于暨南大学、南京国学专修馆、持志大学等校，授课之余，钻研医学，后师从沪上名医恽铁樵、恽氏提倡中医革新，渊雷受其熏陶，又鉴于余云岫等人倡言中医不科学，竭力废止中医，陆氏便以"中医科学化"为目的，致力于整理发扬中国医学，著述甚多，有《伤寒论今释》《金匮要略今释》《陆氏论医集》《中医生理术语解》《中医病理术语解》《生理补证》《病理补编》等。

李斯炽（1982—1978年），名煐，四川省成都人。自幼师承成都名士董稚庵，后考入四川师范学校（今四川大学）理化专业，毕业后留校任教。1936年创办四川国医学院（今成都中医药大学前身），创办《医药改进月刊》《国医商钞》等刊物，著有《金匮要略新诠》《中医内科杂病讲义》等，明确提出中西互参阐发生理病理的新医学派。

二、学术创见

（一）张锡纯之衷中参西，融会贯通主张

张锡纯的"衷中参西"是在继承中医的基础上，兼取西人之说以发明之，兼采中西之说解释脏腑生理。例如，"西人谓中医不知有水道，不知西医之所谓水道，即中医之所谓三焦。《内经》所谓'三焦者，决渎之官，水道出焉'者是也。夫《内经》即显然谓三焦为水道，何谓不知水道也。盖其名虽异，核其实则同也"。对病理的解释亦兼采中西之说。例如，"内伤黄疸证（黄疸有内伤、外感之区别），中法谓系脾有湿热、西法谓系胆石堵塞胆汁入小肠之路；或胆管肿胀窒塞胆汁入小肠之路；又有谓小肠有钩虫者，而投以《金匮》硝石矾石散，莫不立愈。盖矾石能治脾中湿热，硝石能消胆中结石，二药并用又能除虫及胆管肿胀，是以无论脾有湿热、胆有结石、肠有钩虫或胆管因热肿胀，投以此方皆愈。仲景当制此方时原对于此四种病因立方，非仅对于脾中湿热立方也。"

（二）谭次仲主张整理改良中医，使之科学化

谭次仲主张以"理真效确"四字作为国医整理之标准。"理之真否，决于实验，效之确否，决于统计"。他所说的"理真"是指解剖学、生理学、细菌学、物理学、化学、病理学、药理学等；"效确"是指国医疗法，认为"国医疗法，代有发明……国医之药物，显未经成绩之统计，而功效亦已着矣"。并进一步指出："夫实验者学理，统计者事实，两者一致，方达完成，世界医学尚有未能臻此者，今国医为整理之开端，则学理与事实宜并重，苟为经验之确当者，虽少数于学理有未明，已多数彰实用之成绩，则仍其法以待来兹而已。"

（三）陆彭年废医存药的"中医科学化"主张

陆彭年认为，中医的理论多不合理，所以也多不科学。"《素》《灵》《八十一难》等理论之书，多出于古人之悬揣，不合生理、解剖、病理"。"《本经》《别录》言药性，亦但言某药主某某诸证，皆由实验，无悠谬空虚之论"。而"国医之胜于西医者，在治疗，不在理论"。"唯经方自《伤寒论》《金匮要略》，以至宋之《局方》，皆凭证候以用药，无空泛之理论"。他主张整理中医学说，不当以《素问》《灵枢》《八十一难》等议论之书为主要科目，当根据科学，以解释医理药理，其实质就是以科学语言附会中药、方剂治病之理，废医存药。

陆彭年不同意当时一些西医从中药化学分析入手研究中医治疗疾病机制的方法，强调用科学方法将中医证候与药性两方面参合起来研究，解释中医机理。

陆彭年的"中医科学化"把西医学的模式作为参照物，以西医学作为真理的评判标准来衡量和规范中医学。他把西医的解剖、生理和病理知识，大量地引进到中医学术体系，虽然立志要抛弃"玄妙""气化"的中医理论，但却生搬硬套、牵强附会地解释中医，以致错误百出，使中西医都不认同。

三、治疗主张

（一）张锡纯主张中西药联用，标本同治

张锡纯指出："自西药之入中国也，维新者趋之恐后，守旧者视之若浼，遂至互相抵牾，终难沟通。愚才不敏，而生平用药多喜取西药之所长，以济吾中药之所短……盖西医用药在局部，是重在病之标也；中医用药求原因，是重在病之本也。究之标本原宜兼顾，若遇难治之证，以西药治其标，以中药治其本，则奏效必捷，而临证亦确有把握矣。"在这一思想指导下，他常常将中西药物合用于临床而取得了一定的效果。例如，"西药阿斯必林，为治肺结核之良药，而发散太过，恒伤肺阴。若兼用玄参、沙参诸药以滋肺阴，则结核易愈。又其药善解温病初得，然解表甚效，而清里不足，恒有服之周身得汗，因其里热未清，而病不愈者。若于其正出汗时，急用生石膏两许煎汤，乘热饮之，则汗出愈多，而热亦遂清，或用石膏所煎之汤送服阿斯必林，汗出后亦无不愈者。"

（二）陆彭年主张辨证与辨病结合，中西互参

陆彭年指出："学者须知病之与证，实不相蒙。研究病理当从病，或从其病灶，或从其病菌，或从其所中之毒，西医所论详矣。商量治疗当从证，有自觉证，有他觉证，望闻问切及按腹所得，仲景所论是矣。中医多以证候为病名，其病名既不当，故古医书之以病分类者，其说愈烦，则其失愈远，以其不知病灶、病菌，而谈病理故也。西医近日之趋势，似欲每病得一特效药，然药之特效于病者，至今绝少，以其轻视审证，而必欲治疗原因故也。余以为理论当从西医之病名，治疗当宗仲景之审证为宜也。"这里陆彭年明确提出了临床上中医辨证应与西医辨病相结合，并进一步指出了中医"同病异治"和"异病同治"的优越性。

陆彭年第一次将《伤寒论》的六经辨证划分成六个不同的证候群，揭示出伤寒六经的实质是急性热病的六个不同阶段的病变过程，颇具见识。其谓："伤寒杂病之分，于科学的病理学上，无可据依，然于中医的治疗法上，则有绝大便利。中医治疗流行性热性病，不问其病原为何？皆视其证候而归纳为若干种证候群，于以施药治而知其宜忌。在《伤寒论》即太阳、少阳、阳明、

太阴、少阴、厥阴，所谓六经者是也。"此外，陆彭年还将《金匮要略》中所载诸多"杂病"的病名，如中风、历节、血痹、悬饮、支饮等配上相应的西医病名，试图将二者统一起来。如"肺痿"类于肺结核空洞期、肺痈乃肺脓疡等，"痉病"即末梢神经麻痹痉挛，"柔痉"则为脑脊髓膜炎，"刚痉"为破伤风等，虽不免牵强附会，但于临床较易于接受，为日后中西医结合研究病证，提供了有益的思路。

四、学术影响

中西医汇通的医家，试图通过"汇通"的途径，为中国医药学的发展探索新的出路。他们的思想和实践，是符合医学发展需要的，显然是有进步意义的。近代从事中西医汇通的医家，为后人留下了宝贵的经验，大致有以下几点。

1. 他们从不同的角度探索沟通中西医学的途径，比较两种医学体系的异同和长短，在比较与汇通中探索中医的出路，成为近代医学史上一个重要的研究课题。

2. 他们吸取了西方医学的科学方法，作为发展中医学的途径之一。

3. 他们从临床需要出发，重视临床疗效，中西两法并用。张锡纯、恽铁樵在这方面提出的见解与经验可供后人借鉴。

4. 他们在进行中西医汇通时，明确提出要维护、发展中医学，中医学不可偏废，积极与废医运动抗争，成为近代维护中医学的重要力量。

5. 他们积极兴办中医教育，培养中西兼通人才，努力钻研中医学理论，促进了中医学步入近代化历程，为后来中医学发展储备了大量人才，提供了宝贵的经验。

鉴于时代与个人的局限，他们在思想上存在着主观主义、形式主义倾向，在方法上也存在生搬硬套、牵强附会与简单幼稚的现象，这是后人应该吸取的教训。

五、验案选编与医论医话

（一）论中医之理多包括西医之理、沟通中西原非难事

年过三旬始见西人医书，颇喜其讲解新异，多出中医之外。后又十余年，于医学研究功深，乃知西医新异之理原多在中医包括之中。

特古籍语意浑含，有赖后人阐发耳。今不端固陋，远采古籍所载，近参时贤之说，胪列数则于下以证明之……中说谓人之神明在心，故安神之药注重于心。西说谓人之神明在脑，故安神之药注重于脑，及观《内经》，知中西之说皆涵盖其中也。《素问·脉要精微论》曰："头者精明之府。"为其中有神明，故能精明；为神明藏于其中，故名曰府。此西法"神明在脑"之说也。《素问·灵兰秘典》曰："心者君主之官，神明出焉。"所谓出者，言人之神明由此而发露也，此中法神明在心之说也。盖神明之体藏于脑，神明之用发于心也。如必执定西说，谓心脏惟司血脉之循环，于人之神明毫无关涉者，可仍即西人之说以证之……西人谓中医不知有膵，不知古人不名膵，而名为散膏。《难经》谓："脾重二斤三两，扁广为三寸，长五寸，有散膏半斤。"散膏即膵也，为膵之质为胰子，形如膏，而时时散其膏之液于十二指肠之中，以消胃输于肠未化之余食，故曰散膏，为脾之副脏。至脾之正脏，《内经》谓其"为营之所居"，即西人脾能制白血球之说也。由斯知：凡古书言脾统血者，指脾之正脏而言也。凡言脾化食者，指脾之副脏散膏而言也。凡言脾色黄，脾味甘者，亦指散膏而言也。散膏与脾为一脏，即膵与脾为一脏也。且以西说考之，膵尾衔接于脾门，其全体之动脉又自脾脉分支而来。即按西说脾与膵亦可合为一脏也（此

节采时贤高思潜氏说）。

由斯知：中西之论药性，凡其不同之处，深究之又皆可以相通也。夫医学以活人为宗旨，原不宜有中西之界限存于胸中。在中医不妨取西医之所长（如试验、器械、化学等），以补中医之所短；在西医尤当精研气化（如脏腑各有性情及手足六经分治六主气等），视中医深奥之理原为形上之道，而非空谈无实际也。

（张锡纯《医学衷中参西录》）

（二）石膏阿司匹林汤

生石膏（二两，轧细）　阿司匹林（一瓦）

上药二味，先用白蔗糖冲水，送服阿司匹林。再将石膏煎汤一大碗，待周身正出汗时，乘热将石膏汤饮下三分之二，以助阿司匹林发表之力。迨至汗出之后，过两三点钟，犹觉有余热者，可仍将所余石膏汤温饮下。若药服完，热犹未尽者，可但用生石膏煎汤，或少加粳米煎汤，徐徐温饮之，以热全退净为度，不用再服阿司匹林也。又：此汤不但可以代寒解汤，并可以代凉解汤。若以代凉解汤时，石膏宜减半。

江苏平台王某来函：

小儿某，秋夏之交，陡起大热，失常神呆，闭目不食。家慈见而骇甚。吾因胸有成竹定见，遂曰："此无忧。"即用书中石膏阿司匹林汤，照原方服法，服后即神清热退。第二日午际又热，遂放胆再用原方，因其痰多而咳，为加清半夏、牛蒡子，服之痊愈。

（张锡纯《医学衷中参西录·治瘟病方·石膏阿司匹林汤》）

（三）恽树珏脑炎医案一则

曹官官，病半个月，热不扬，目圆睁，独头动摇，是为痉，俗名摇头惊风，乃脑膜炎症也。粪纯青色，不啼，不开口，病有万险，绵力亦不足胜任，勉方试可乃已。

乌犀角三分，大生地五钱，归身五钱，赤芍钱半，胆草三分，羚羊角三分，安脑丸一粒，丹皮一钱，炙甘草六分，姜半夏一钱。

原注云：病半个月，其先病历不可知，兹症状如此，独头动摇，乃延髓紧张，转属为脑脊髓膜炎也。凡脑症系转属者，其病更险，说详《保赤新书》与《神经系病理治疗》。

二诊：今日略减，不过百分之二三，是减不足言，以规矩权衡候之，恐其成脑水肿，不测固不好，成脑水肿，亦属残废，须急起直追，不同时日与药之剂数。尽量予之，或可冀幸万一。二月十六日。

乌犀尖三分（冲），大生地五钱，蚤休三分，蒺藜三钱，炒防风一钱，木香钱半，炙蝎尾二分（研），安脑丸一粒，胆草五钱，归身三钱，川独活一钱。

原注云：脑水肿，古书谓之解颅，恐其成此病，必眼有特征，眼之黑珠向下而不向上，上露白，眼孔作圆形，其上眼帘之边缘作直线，下眼帘之边缘作弧形。

三诊：仍摇头，目圆，此两层最坏，药力已甚峻，脑症不减，总属无望，顷见呬嘴，反自抓鼻，其虚已甚，宜兼事培元。二月十七日。

西洋参一钱，犀角尖三分，归身四钱，川贝三钱，炙全蝎一个，人参须一钱，大生地四钱，胆草五钱，元参一钱，细川连三钱，滁菊钱半，知母一钱，独活一钱，银花三钱，安脑丸二粒。

原注云：呬嘴弄舌，是脑症属实之候，以手自抓鼻为虚候，此即所谓正虚邪实，故用药攻补兼施。

四诊：病除十之六七，尚有危险，食物宜少，衣被宜略带暖，又不得使饿受热。二月二十一日。

人参须三钱，归身三钱，橘红一钱，炒白芍一钱，胆草二分，西洋参钱半，川贝三钱，云苓三钱，炙蝎尾一个，大生地三钱，炙草五分，法夏一钱，胡麻子一钱（米炒）。

原注云：此病万险，竟奏全功，其后无案，仅于此方损益继进四剂而止，攻补兼施而即奏效，可谓意外收获。

按：清热保津祛风，是治痉病的三要。热去才能存津，津生才能弭风止痉。恽树珏以治惊驰名，亦不能离此三要。本案前两诊，纯为三要之法，后两诊又着重在扶正以去邪，可见治疗总贵在圆机活法。

（恽树珏《药盦医案》卷三）

【思考题】

1. 简述中西医汇通代表医家的学术主张。
2. 简论中西医汇通医家的学术主张的社会影响，谈谈你的观点和启发。

第六章

地域性医派

"因地制宜、随证治之"是中医临床的基本思想。

《素问·异法方宜论》曰东方"天地之所始生","其民皆黑色疏理";西方"金石之域，沙石之处，天地之所收引"，"皆华食而脂肥";北方"天地所闭藏之域"，故"脏寒";南方"天地所长养，阳之所盛处也"，"其民皆致理而赤色"，认识到不同地域人群有不同的体质特征。《素问·阴阳应象大论》则有"东方生风""南方生热""西方生燥""北方生寒""中央生湿"之说，不同的地域有不同的发病特点。朱丹溪谓"西北之人，阳气易于降;东南之人，阴火易于升"，也是对不同地域居住人群的生理特征及其易患疾病倾向的描述。

在不同的地域气候环境下，医家的治疗方法也会有不同的地域特点，元代戴良在《九灵山房集》记载:"近世宗三家者，往往自相诋毁，而有南医北医之不同，绝不肯以寒凉施之于南方，辛热施之于北方。"明代孙一奎有"东垣北人，故著《脾胃论》，以补中益气、升阳散火为主治，丹溪南人，故创'阳有余阴不足'之说，以滋阴降火立法"的评价。

地域的文化、民俗、制度环境也是形成医家地域特点的重要因素。如古徽州地域，儒风独茂，儒士涉医，故徽州地域的新安医学，临床思维、医学理论发明都蕴含了鲜明的儒文化思想。宋金对峙，形成不同医疗制度环境，南方恪守《局方》，芳香温燥;北方则破规除弊，苦寒泻火。

总之，地域性医派是对特定地理疆域范围内的医家群体，在其特有的地域文化、地理气候环境下，针对不同地域的体质特征、发病倾向在临床实践中所形成的某种特定的地域风格，或对当地某一诊疗技艺、技法的传承，是对不同地域医家治疗特点的整体概括，具有时代特征。

目前对地域性医派的整理研究主要涉及燕京医派、海派中医、新安医派、岭南医派、孟河医派、川派中医、龙江医派、齐鲁医派等。

第一节　燕京医派

燕京医派的起源和兴旺依托于北京城市的发展。北京有 850 余年的建都史，元、明、清三代均定都于此。金、元两代都建立了较为完善的中医管理机构，以加强对全国中医药的有效管理。清代除设有固定的御医外，还招全国名医进京为皇家诊治疾病，如获殊效，则留京城。因此，京城内聚集的中医人才较各地为众，促进了燕京医派的形成、发展。1949 年 10 月 1 日，北京成为新中国的首都。中医药水平及其文化成为国家的代表，北京成为中医大家的汇聚之所。宫廷御医、北京"四大名医"、学院教育传承三大中医群体交互融合，形成了有北京地域特点、代表首都中医药学术成就的学术思想与治学经验的燕京医派。

一、燕京医派简介

（一）发展源流与传承谱系

燕京医派博大精深，由宫廷御医、北京"四大名医"、学院教育师承三大中医群体交互融合发展而成。宫廷御医以赵文魁、韩一斋、瞿文楼等宫廷御医群及其门人弟子为主要代表人物，学术传承上多具有宫廷色彩，如诊病独重脉诊、用药轻灵平妥、大力发展养生医学等。北京"四大名医"以萧龙友、孔伯华、施今墨、汪逢春四位名中医为主要传承核心，代表近代北京中医界民间医生群体。以这四位名医为主开办的北平国医学院和华北国医学院等孕育的名医群体，重视经典，强调辨证论治指导临床实践，提倡中西医结合，致力于发展中医教育事业，是中医向学院化教育发展的开端。学院教育师承是中华人民共和国成立后通过学院教学、硕博培养等方式形成的学术传承，主要以蒲辅周、岳美中、方药中、唐由之、胡希恕、陈慎吾、刘渡舟等诸多名家为主要代表人物，重在继承中医传统经典，吸纳西医之长，融合全国其他地域或医学流派的优秀人才和医学特长，既继承传统，又不断创新。

（二）学术特点

1. 传承文化，大医精诚，包容创新　北京作为全国政治和文化中心，成立的诸多专业机构不仅吸收了北京当地的中医精英，还从当时的中医强省如江苏、浙江、四川抽调了蒲辅周、董建华等许多中医名家。依托这些专业机构平台，名家得以施展才华，医学术得到交流和融合，成为现代中医各个学科的奠基人。其传人继承他们的历史使命，成为各个学科的领军人物或学术骨干，引领着中医学的发展。

2. 融合发挥伤寒温病之法　自明清以来，温病治疗日趋完善，形成了外感病证的一大法门。然而伤寒、温病同属外感六淫疾患，其传变途径和某些病理机制等必然存在着一定的共同之处，故不少燕京医家认为，伤寒之法可用于温病，温病治法能补伤寒之不足，力主伤寒、温病"整个会通"。诸多燕京医家结合各自的临证经验，形成了伤寒温病融合学说的独特学术特点。

3. 法度严明，升华辨治理论，四诊尤重脉学　由于清朝帝王多知医药，辨证、处方也多察究竟，宫廷医生临床立案时，尤重立法，与病机治合，与处方呼应，其法明确严密。燕京医家面对西医学的强大冲击，坚守传统，升华辨治理论，立"辨证论治程序"，先辨主证，后辨兼证；先确证，再立法；治疗先选方、后议药，"有是证，有是药"，将中医的辨证论治视为一个完整的整体，将辨证论治的运用经验升华为具有普遍适用性和可操作性较强的模式。

燕京医者学验俱丰，审慎周全，四诊合参，以脉论疾诊病。"临证之要，务求其本，审证求因，察舌观色，重在脉象，病状万千，终当以脉定夺"。因此，"诊脉八纲""浮、中、按、沉四部诊法""诊察兼脉分主次"等学术观点应时而出，进一步丰富了脉学理论，逐渐形成了四诊合参以脉为主的辨证体系。

4. 注重养生，食养外治，别具一格　宫廷好养生，清代是养生、外治及按摩法得到较大发展并趋于成熟的时期，形成了燕京医派治养结合的特点。例如，经常服食药酒、各种类型的保健药物，百味御膳式的饮食调养，滋补强壮多用血肉有情之品；外用各种类型的药物保养，外治医方兼蓄古今，惯用稀有、贵重药物，炮制极为考究，以围猎、旅游、游园、坐汤等为主要方式运动养生，颐养精神，形成了有燕京特点的养生方法。

5. 衷中参西，辨病与辨证相结合　在对中西医学进行比较研究的基础上，诸多燕京医家摒弃门户之见，尽力推进中医药学术创新的共识，把中医辨证与西医辨病结合起来，将西医的一种疾病分成几个中医证型，并且在几个证型之间寻找普遍规律。在这一学术思想的影响下，中西医结合的理论与临床实践在 20 世纪 60 年代以后取得了长足发展，为现代中西医结合医学的创立奠定了基础。

二、宫廷御医

（一）发展源流与传承谱系

宫廷医生是一个以宫廷为服务对象的医生群体，也称太医或御医。1912 年，清帝退位，宫廷医学机构随之解体，宫廷医生开始走入民间，赵文魁、韩一斋、袁鹤侪、瞿文楼、赵树屏是这一时期前宫廷医生的代表人物。

赵文魁（1873—1933 年），字友琴，浙江省绍兴人。学习于其父——光绪前御医赵永宽。赵文魁对外感温病辨证论治颇有体会，其子赵绍琴更是把温病辨治的卫气营血理论运用于临床，成为后世温病大家。

韩一斋（1874—1953 年），名善长，晚号梦新，北京市人。少年考入太医院医学馆学习，并拜太医院院判李子余为师。韩一斋擅治内科诸证，在京城颇负盛名，其门人刘奉五得其真传，被誉为"中国当代妇科八大家"之一。

袁鹤侪（1879—1958 年），名琴舫，字其铭，河北雄县人。以擅治伤寒、精于《黄帝内经》《八十一难经》而闻名，对"天人相应"观点及整理阴阳问题均有独到的见解。

瞿文楼（1891—1957 年），名书源，号困勉庐主人，河北省新城人。出生于世医之家，其父瞿子安是光绪时御医，幼承家学，后受聘为北平国医学院、华北国医学院讲授《儿科学》等课程，其传人有赵绍琴、周慕新、栾志红、金子文、王鸿士、郭乃贤、金世元等。

赵树屏（1891—1957 年），名维翰，江苏省武进人。清太医院医官赵云卿之长子，不仅精通中医经典，尤重医史研究，于 20 世纪 30 年代初任教于北平国医学院，亲自编写并讲授《中国医学史纲要》，于 1950 年筹组北京中医学会，当选为主任委员，并创办《中医杂志》，其传人有祝伯权、阎润茗、宗修英、郭士魁。

（二）学术成就

赵文魁临证强调四诊合参，尤重脉诊，从诊脉以求病本是其所长。提出辨脉八纲、四部诊法，把二十七脉分属于 8 种不同的病机类型，提出浮、中、按、沉四部诊法，诊脉八纲与病机紧密结合。善治温热、疫疹，主张宣透达邪，切不可专进寒凉。用药平妥轻灵，重在存津保胃，御医处方遣药亦多宗之。治杂病，推崇张子和，重视攻邪，也不忽视扶正，组方配伍补而不热，攻不伤正。擅治痰饮，顽痰固结，变生诸证，多以礞石滚痰丸治之。治饮宗仲景"以温药和之"，若水饮泛溢，大腹水肿，脉证俱实者，用控涎丹、十枣汤之峻药攻逐。

韩一斋擅治内科诸症，对于肝郁、虚损、血证等尤有独到之处，治病重视肝郁，虚损治分五脏，治血证倡降逆化瘀，治呕吐重升降，升降补泻，兼顾并筹。

袁鹤侪十分重视中医理论研究，尤其注重"气化之说"。他理阴阳，重脏腑，究升降，以擅治伤寒、长于温病著称，用药轻灵平和。

瞿文楼辨色看舌尤为精细，常说"治病求本"，对温病有精深研究，治温病强调宣畅气机，提出"火郁当发，以导引为贵"的学术思想。

赵树屏首倡中医系统学，辑成《中医系统学概要》，擅长治疗肝经之病，著有《肝病论》一书，不仅在辨证上论述精辟，而且在用药上平常而分量轻，贵在中病即止。

三、四大名医

（一）学术源流与传承谱系

"四大名医"是近代北京中医界民间医生的代表人物。1936年1月22日，国民政府颁布《中医条例》，规定对所有中医实行考核立案。在北京进行第一次中医考试时，政府挑选了医术精湛、颇负盛名的萧龙友、孔伯华、施今墨、汪逢春四人作为主考官，负责试题命题与阅卷。他们自此有了北京"四大名医"的美誉。

"四大名医"先后创建了北平国医学院（1930—1944年）和华北国医学院（1932—1950年），将中医传统人才培养方式与学校教学相结合。这两个学院从学制、教师、课程、管理、制度等方面均堪称正规化中医高等教育机构，已经具备高等教育的特点。两个学院培养了大批优秀中医药人才，为中医药教育和中医药事业的发展作出了巨大贡献。

萧龙友（1870—1960年），名方骏，字龙友，别号息翁，后改为不息翁，四川省三台人。医学家，主张形神并治，重视后天脾胃，白啸山、杨润芳等为其传人。

孔伯华（1885—1955年），原名孔繁棣，号伯华，山东曲阜人。中医学家。少时随祖父宦游，秉承家学，后求教于易州名医蔡秋堂、梁纯仁。孔伯华重视肝脾关系，擅长治疗外感热病，因喜用石膏而有"石膏孔"之称，屠金城、姚五达、宋祚民、刘春圃、步玉如等为其传人。

施今墨（1881—1969年），原名毓黔，字奖生，萧山坎山镇（今浙江省杭州市萧山区）人。中医临床家、教育家、改革家。少年时随其舅父李可亭学习中医，精于组方配伍，创施氏对药，治外感热病注重解表清里，祝谌予、哈荔田、李介鸣、董德懋、翟济生等为其传人。

汪逢春（1884—1949年），名朝甲，字凤椿。吴县（今江苏省苏州市）人。少年之时兼从吴中名医艾步蟾习轩岐之术，后拜于当时著名的御医力轩举为师，尽得其传，尤重视脾胃，擅长治疗湿温病，赵绍琴、李鼎铭、谢子衡等为其传人。

（二）学术成就

萧龙友非常重视辨证论治，主张四诊合参，四诊中最重问诊；立法因人而异，准确灵活；调理虚证多采用育阴培本之法，然亦择其可育可培者施之，强调虚怯之症，过中者不治；致力于发展中医教育事业，提倡中西医结合。

施今墨临证时常常辨病与辨证相结合，重视后天之本，擅调脾胃，归纳出治疗脾胃病十法；认为"百病之生，多发于气血"，重视气血辨证，擅于调理气机；对于外感病"着重辨别气血、虚实和表里"；尤善双药合用，世称"施氏药对"。

汪逢春擅长治疗时令病和胃肠病，其临床用药非常重视调理脾胃功能，在重视调节中焦脾胃的同时，重视下焦肝肾的滋养和温补，治疗湿温病用药多轻灵；重视调节气机升降；用药上善用通络药。

孔伯华擅长治疗温病，提出"肝热脾湿"说，认为脾湿与肝热是湿热病的主要病理基础；体内郁热伏气是感受温热病的先决条件。临证推崇金代刘河间"寒能胜热，辛凉解表"的学术思想，善用石膏，认为石膏是清凉退热、解肌透表之专药，凡外感内伤，病确属热，投无不宜。重视辨证论治，认为两纲六要，不能平列，须先辨阴阳，以求其本，病本既明，虚实寒热则迎刃而解。在治疗上，强调保护元气，祛邪扶正，随证制宜。

四、学院教育及师承

（一）学术源流与传承谱系

20世纪50年代，新中国在北京成立了中医研究院（现中国中医科学院）、北京中医学院（现北京中医药大学）、北京中医医院等一批医教研的专业机构。这些机构不仅吸收了北京当地的中医精英，还从当时的全国各地调来蒲辅周、秦伯未、董建华、王文鼎、赵锡武、岳美中、方药中、唐由之等中医名家。他们的到来为燕京医派注入了一股新鲜血液，并成为现代中医各个学科的奠基人，其学术影响力不仅辐射全国，而且远播海外。

北京中医学院的名家们为现代中医课程体系的建立作出了巨大贡献，如秦伯未、王玉川、程士德的《黄帝内经》与《中医基础理论》，颜正华的《中药学》，王绵之的《方剂学》，陈慎吾、刘渡舟的《伤寒论》，赵绍琴的《温病学》，任应秋的《中医各家学说》、董建华的《中医内科学》等。这些医教研名家们培养出一大批硕士、博士等高层次人才，这些人才成为各个学科的领军人物或学术骨干，引领着中医学的发展方向。

各大名家致力于院校人才培养，又各有所承。如方药中出生于中医世家，少年之时从师于清代著名医家陈修园的后裔、被誉为"京都四大名医"之一的陈逊斋门下；董建华于上海著名中医严二陵门下学习，后在北京中医学院任温病教研组组长，尤精于外感热病和脾胃病的辨证论治。秦伯未出生于世医名家，其祖父秦迪桥为晚清名医，其父秦锡祺为民国时期儒医。秦伯未学习勤奋，在中医领域内博览群书，尤其重视对《内经》的钻研，享有"秦内经"之美称。陈慎吾曾拜河南儒医朱壶山为师，以儒通医，精于《内经》又擅用经方。任应秋出身于书香门第，少年之时向当地著名经方家刘有余学习中医，在辨证、选方、用药等方面颇得真传。胡希恕早年学医于当地名医王佩祯先生，尽得其传。国医大师贺普仁师从京城名医牛泽华，深得其真传，师承弟子有周德安、曲延华、杨淑英等人；岳沛芬、陈可冀、时振声、王国三、李春生、江幼李等均为岳美中传人。著名针灸专家王乐亭师从名医陈肃卿，是继北京"四大名医"之后的又一大名医，韩福如、于汇川、王麟鹏等均是其学术思想的继承人。哈锐川和赵炳南是燕京著名的外科专家，均师从外科名医丁庆三。

（二）学术成就

诸位中医大家均有自己独到的学术见解。

蒲辅周治病必求于本，以保胃气为本。中西医结合、辨病与辨证结合是赵锡武的主要学术思想。岳美中提出专病、专方、专药与辨证论治相结合，强调治疗急性病要有胆有识，治疗慢性病要有方有守，并创立了老年疾病补益六法。方药中提出辨证论治是中医诊治疾病的主要方法和特色，认为气化学说是中医学的理论基础和渊源所在。

胡希恕认为《伤寒论》六经八纲是辨证施治的一般规律。首看八纲，即表、里、阴、阳、寒、热、虚、实，"表、里、半表半里三者，都是病位的反应。阴、阳、寒、热、虚、实六者都是病情的反应。""病情势必反映于病位，无病情则无所谓病位"。次看六经，六经是指太阳、阳明、少阳之三阳，太阴、少阴、厥阴之三阴而言。胡希恕提出："《伤寒论》的六经，虽称'之为病'，其实是证，而且是来自八纲。"无论表、里、半表半里都是具有阴阳两类不同证的反映，三而二之为六，即病之见子证者的六种基本类型。也就是《伤寒论》中所谓的"六经病"。对于治疗，关键在辨方证，某方的适应证就称为某方证，如桂枝汤证、柴胡汤证。胡希恕认为，"中医治病有无疗效，其主要关键，就在于方证辨得是否正确"。辨方证是六经八纲辨证的继续，也是辨证在临床的具体实施。

陈慎吾认为，《伤寒论》确立的辨治法则，揭示了证、方、药三者之间的关系。重脏腑阴阳虚实，保胃存津，是治疗法则中最重要的一条，同时只有掌握了《伤寒论》六经辨脉证并治，才能以不变应万变，得心应手，运用自如。

五、燕京皮外科

哈锐川和赵炳南是燕京著名的外科专家，均师从外科名医丁庆三。

哈锐川临证治疗外科疡病，重视对阴证、阳证的辨识，开创了外科治疗的新局面，对痈疔疮疡阳证，重视正气与病邪的辨证关系，治阴证痈疽则强调滋补肝肾。

赵炳南，学名德明，中医皮外科专家，重视用整体观念分析皮肤疾患，临证首辨阴阳，强调湿邪致病，重视心肝火胜的病机，最喜用的方剂是龙胆泻肝汤，清泻肝胆实火，清利肝胆湿热，治则治法上重视"扶正祛邪""标本兼治"等，注重调和阴阳。

六、燕京针灸

针灸是燕京医派的重要组成部分。

著名针灸专家王乐亭师承于陈肃卿，发明以六寸金针治疗瘰疬病，填补了中医学史的一项空白。他重视经气通畅，独创调理气血、舒通经络的"中风十三治法"，治本以胃为先，仿调中益气汤方义，设计了"老十针方"，治痿痹独取督脉，提出了督脉十三针的处方。用补法可补益阳气、强筋壮骨、补髓益脑；用泻法可抑阳清热、疏通经气、调理气机。另外，王乐亭在经外奇穴"华佗夹脊穴"的基础上创立新穴，称为"王氏夹脊"。督脉十二针和"王氏夹脊"两者结合运用，使痿痹病证的治疗效果有了明显提高，被称为"金针王乐亭"。

国医大师贺普仁提出"病多气滞，法用三通"，创立了"贺氏针灸三通法"。其学术思想受到国内外针灸界的肯定；贺惠吾融汇中西，提出"七伐五法"的用针要字诀，创立了"管针术"。

【思考题】

1. 什么是燕京医派？
2. 燕京医派中各代表医家的主要学术思想是什么？

第二节　海派中医

一、海派中医简介

（一）发展源流

上海1843年始正式开埠后，发展成远东第一大都市，本土文化在与西方文化的撞击中，形成了以开放、多元、创新为基本特点的海派文化。其既融汇了古代吴越文化和明清江南文化的精华，又吸纳了西方文化的元素。江、浙、皖三地及全国各地的名医大家汇聚上海发展，在海派文化的环境下，逐步形成了带有上海地域文化特点的中医流派，被称为海派中医。

海派中医的代表人物有丁甘仁、丁福保、谢利恒、恽铁樵、汪莲石、曹颖甫、祝味菊、包识生、夏应堂、王仲奇等。他们负笈沪上，开设中医学堂，兴办中医医院，经营中药产业，创立中医社团，发行中医报刊，维护中医药权利，同时传播中医，汇通西学，培养后学，福泽百姓，开海派中医繁荣之先河。

李平书创办了上海最早的中医医院——上海医院和最早的中医学校——上海女子中西医学堂，发起了中国近代第一个中医社团——上海医会，与他人共同创办上海第一家近代中药制药企业——上海粹华制药厂。丁甘仁成立了中国第一家经政府备案的中医院校——上海中医专门学校。全国第一套中医教材由秦伯未等人在上海组织编写。上海各类出版社云集，近代中医书籍的出版数量为全国之最。周雪樵创办了我国近代第一份中医报纸——《医学报》。陈存仁创办了我国第一份中医药科普报纸——《康健报》，并编撰了我国近代第一部中药辞典类大型工具书——《中国药学大辞典》。谢利恒主编了我国第一部综合性医学辞典——《中国医学大辞典》。中国医学会、中华医学会、中国医药研究所、神州医药学会等当时全国著名的学术团体，其总部均设在上海。这些中医近代史上诸多"第一"的取得，正是海派中医包容开放、锐意进取、继承创新的内涵体现。

（二）学术特点

1. 医家荟萃，流派纷呈，百家争鸣　据初步统计，中华人民共和国成立前的上海名中医有170余人，1948年3月上海市中医师公会登记在册的中医会员就有3299人，大多数来自全国各地。上海医家荟萃，流派纷呈，内科有孟河的丁氏、龙华的张氏、歙县的王氏、青浦的何氏，外科有浦东的顾氏，伤科有无锡的石氏，妇科有南通的朱氏，儿科有宁波的董氏、浦东的陈氏，针灸有昆山的陆氏、南汇的杨氏，推拿有邗江的丁氏，眼科有宁波的姚氏等，这些都是家喻户晓的沪上名家。

2. 传承有序，家学渊源，底蕴深厚　家学渊源是海派中医的一大特点，通过上辈耳提面命、言传身教的方式，使学术思想一脉相传。如上海青浦的何氏内科、上海龙华的张氏内科都是十几代甚至二十几代的医学世家，世代相传不辍，保证了流派历久不衰的稳定性。

3. 院校教育，临证师承，不拘一格　自出现中医学校后，上海众医家几乎都把子女后辈送入学院进行深造。除了中医课程，学校还聘请西医教员，开设如解剖、病理等西医课程，使学生们接触到最新的西医学知识，为今后的临床和中西汇通所用，这是海派中医传承中的又一大特点。在接受院校教育的同时，在临床上结合传统师带徒的学习模式也是海派中医继承中的一环，不少医家流派不拘一格，在弟子门人间进行交换培养，互取长短，摒弃门户之囿，遂产生了新的流派特色。

4. 汇通中西，取长补短，锐意创新　西方医学的进入，影响了中医的发展，中西医汇通的思想逐渐在海派中医中萌芽，除了将西医知识纳入院校教育外，以陆渊雷、丁福保为代表的不少中医前辈在临床上积极探求中西医汇通之路，并身体力行，以"发皇古义，融会新知"的治学理念，"崇古不泥，博采众方"的临床实践，推动了中西医汇通思想的传播和发展。

二、丁氏内科

孟河是明末时期苏南地区的一个医学中心，丁甘仁（1865—1926年）作为孟河医学的后起之秀，在治学上融汇古今。同时，他在沪创办中医学校和中医院，形成了阵容浩大的丁氏学派，为近现代中医发展作出了巨大贡献。

（一）发展源流与传承谱系

丁家三世从医，先生继承家业，初学于马绍成、丁溪松，后拜入外科大家马培之门下。学成后始悬壶于孟河，后东迁沪渎，设诊于仁济善堂，问道汪莲石、唐容川、张聿青诸名家，撷取各家之长得以交融升华，造诣日深，名噪海上。

丁氏学派门人众多，名家辈出，在继承丁氏学术思想基础上各有创见，如黄文东治疗慢性疾病首重脾胃，张伯臾熔伤寒、温病法于一炉治疗时疫，严苍山提出"疫痉"病名和温病"三护"法则，章次公中西医并重等。

（二）学术成就

丁氏内科代表作包括丁甘仁《孟河丁氏医案》《丁甘仁医案续编》《医经辑要》《脉学辑要》《药性辑要》《喉痧证治概要》等；程门雪《金匮篇解》等；陈存仁《中国药学大辞典》《皇汉医学丛书》等；秦伯未《内经类证》等；严苍山《汤头歌诀续集》等。

1. 善用经方，用药贵轻灵，发挥喉科病证治特色 丁甘仁信奉《伤寒论》和《伤寒集注》，擅长以六经分治分析病情。其治疗感冒、风温、湿温，用药皆得"轻、灵、巧"之妙，深谙吴门医派精髓，善"轻可去实"法，并编著《药性辑要》启迪后学。民国初年上海广为流行烂喉痧（猩红热），丁氏在全面总结运用前人治验基础上，更独得心传，取得卓越成就。丁氏宗"重痧不重喉，痧透喉自愈"之旨，善用透药，且不拘泥，其所著《喉痧证治概要》更是为后世医家所学习效仿。

2. 不拘一格，内外科兼修，融温病与伤寒为一炉 丁氏倡导"勤求古训，博采众长，择善而从"，融通各科，兼收马绍成、马培之内外二科之长，对痈疽、湿疮、下疳等均有较好疗效，对各种外科病证不仅掌握了各种内服方药，而且研制了多种附有特效的外用药，如阳和解凝膏、千锤膏等。潜心研究《伤寒论》与温病学说数十年，并结合临床实际反复参验，认为伤寒温病不可对立，而当相互联系，取长补短，融会贯通，因人因病制宜，方可取得最佳效果。临证时，将寒温两派治法、方药兼容并包，不以经方、时方划分畛域，宗《伤寒论》而不拘泥于伤寒方，宗温病学说而不拘泥于四时温病。临床上经方与时方并用，充分体现了寒温统一的辨治特色。

3. 开创中医学校教育 丁氏意识到仅靠传统带徒传承方式已不能满足近代中医人培养需要，遂与谢利恒、夏应堂等一同创办了上海中医专门学校，秉承"昌明国学，保存国粹"的办学思想，并汲取近代西方教育理念，最早创立了接近近代教育体系的中医学校课目体系，是近代中医学校教育的开拓者，培养出了丁济万、程门雪、黄文冬、秦伯未等优秀毕业生，不仅形成了绵绵更替的丁氏学派，更是为近现代中医界中坚力量的培养作出了不可磨灭的贡献。

三、何氏内科

青浦何氏医学自南宋去官为医，绵延至今已有三十代近880年的历史。其代代相传而历历可考，从一家医学所历的年代、保存及影响来看，堪称"世界医学史之最"。

（一）发展源流与传承谱系

何氏医学肇始于南宋何彦猷兄弟。何彦猷仕儒而通医，原居开封，南宋时至江苏镇江行医，值明代时其子孙辗转迁至上海青浦一带。

（二）学术成就

从南宋初年至今，何氏从医者有 350 余人，有不少医家曾任太医院院史、御医等职，如何嗣宗、何元长、何书田、何鸿舫等都是一代名医。

何氏内科历代编著有医论、医案、方药等医著 130 余种，现存《伤寒海底眼》《伤寒纂要》《伤寒辨类》《虚劳心传》《医学妙谛》《何鸿舫医案》《温热暑疫节要》《温热编诀》等 88 种。

何氏对温热病、鼓胀、虚劳、吐血等均有颇为全面系统而独到的见解与经验流传。

1. 注重温热，辨治精审　何氏所居江南水乡，气候温热多湿，故对温热病证有着丰富的经验和独特的见解。如第六代何渊阐述温热病感邪途径之"手经唯肺经受邪多"，实为叶天士"温邪上受，首先犯肺"之先声。第十七代何汝阈虽以伤寒命名，但所论发热、发斑等证候的辨治几乎全属温热范畴，认为发斑是邪热伤血，血热不散，热气乘虚发于皮肤所致，将发斑细分为 6 种。第二十二代何元长不从六经立论，而以症分类，对辨别温热病危重证的舌象有丰富经验。第二十八代何时希对外感病治疗强调察病于机先，立足祛邪于外，防邪入里，以免内外合邪。第二十四代何鸿舫用凉阴清火方主治外感化热、热入心包导致的真阴耗灼。

2. 杂病证治，圆机活法　何氏医家临证随机应变，有是证必有是法。如对鼓胀的论治，第二十三代何书田认为久痞成鼓不属单纯实证，倡温补下元或宣泄法，主张治肺理脾，选用泻白散、葶苈大枣泻肺汤等方；何鸿舫则重温疏肝脾之法，治疗使用以枳实理中丸合异功散加减而成的健脾理气消痞方。又如论治虚劳，第十九代何嗣宗强调"阴虚则内热生"，"虚劳症之属气虚、阳虚者绝少也"，主张阴虚成劳，治法有补肾水、培脾土、慎调摄三大要，其诊治虚劳咳嗽吐血，注重清肺凉血补虚，创立清金散、四五培元粉。何书田治劳伤吐血，重视润泽肺胃，提出补脾宁肺、补气保肺、和胃救肺等治法。何鸿舫治疗虚劳血证善用生黄芪，以归脾丸化裁，旨在益气补血止血；治阴虚骨蒸咳嗽咯血，多以加减黄芪鳖甲散滋阴清火，镇咳止血。

3. 禁绝鸦片，救迷良方　何书田受林则徐所托，著《救迷良方》，对中国禁绝鸦片具有积极影响。他认为烟有气无形，味涩性热，随呼吸而渐积五脏，从而创立了戒烟方忌酸丸，辅以补正丸，盛行各地。著名有效的林十八戒烟方，是何书田在忌酸丸基础上加杜仲、枸杞子、炒枣仁而成。

四、顾氏外科

顾氏外科是以近代上海外科中医顾云岩开创的一支海派中医外科名家流派，以善疗疔疮冠名海上。

（一）发展源流与传承谱系

顾氏外科渊源于上海浦东顾云岩，其与长子顾筱云均以疡科誉满桑梓，可惜早故。次子顾筱岩勤习古籍，悬壶济世，成为顾氏外科发展的奠基人。顾筱岩次子顾伯华继承家学，成为顾氏外科最杰出的继承者和发展者，亦是现代中医外科学的奠基人和开创者。

顾氏外科传承授受主要有三个途径：一是家族传承，二是私塾传承，三是学院传承。家族传承者有顾筱云、顾筱岩、顾伯棠、顾伯华、顾乃强等；私塾传承者有沈楚翘、徐精良等；学院传承者有陆德铭、马绍尧、唐汉钧、陆金根等。

（二）学术成就

顾氏外科代表性医家医著包括顾筱岩《医家传心集》《外科外敷选方歌括》《疔疮走黄辨证

施治》《乳部疾病的论治》等；顾伯华《中医外科学讲义》等。

顾氏外科奠基于《黄帝内经》《难经》，取法于明代外科名家陈实功之《外科正宗》。

1. 疮疡形之于外、必根于内，故贵乎早治、以消为贵 顾氏外科认为疡科之治法，多合内外之道。如痈疽虽生于表，然多由脏腑蕴毒外发而起，若不加早治，腐毒可内传脏腑。因此，顾氏在消法的运用上颇有创见发挥，如创研外消红灵丹治疗产后外吹乳痈，内外合治，以求其消。

2. 脾土气血乃化毒之本，治从活血化瘀、顾护阴津 脾胃和气血之盛衰，与疮疡的顺逆转化关系密切。脾胃健旺与否，是疮疡转归的主要因素。如在疮疡重症的七恶辨证中，需重视脾胃的衰败。外科疾病的发病机制是气血凝滞，营气不从，经络阻塞，关键病机为血脉瘀阻，故治疗上需活血化瘀。外科疾病尤以热毒、火毒最为常见，易灼津伤阴，故宜顾护阴津。

3. 疮疡首辨阴阳，分期论治，内外并举，截断扭转 顾筱岩在临床中擅辨阴阳虚实。阳证者，毒浅发六腑；阴证者，毒深发五脏。随着病情的发展，阴阳属性也可转化，因此在治疗上，应随阴阳转化而灵活应用。

此外，顾氏外科根据疾病的不同阶段进行分期辨证论治，特点是将内治与外治相结合。急性疮疡来势急，病势重，变化迅速，顾氏认为其发展符合温病卫气营血的辨证治疗原则，因此提出截断扭转，先安未受邪之地，截断毒邪深入营血。

五、石氏伤科

石氏伤科是以近代上海著名医家石兰亭为创始人，以气血理论为学术思想核心，以内服外敷、内外兼治的手法治疗伤科疾病为特点的海派中医伤科的主要代表流派之一。

（一）发展源流与传承谱系

石氏伤科肇启于清末道光年间"石记镖局"的石蓝田，他于1880年悬壶沪上，开设诊所。其子石晓山自幼随父习武研医，取薛己"十三科一理贯之"之说用于伤科，故能独树一帜，使石氏伤科成为江南伤科一大流派。后石筱山、石幼山等继承家学，拓展创新，兼收并蓄，融汇古今，不断促进石氏伤科理论与实践的创新发展。

（二）学术成就

石氏伤科代表性医家医著包括石筱山的《石氏伤科经验介绍》《伤科发展简史》《筋骨损伤治略》《石筱山医案》等；石幼山的《石幼山医案》等。

1. 气血并重，以气为主，以血为先 石氏伤科认为，气血理论是伤科损伤疾病的核心理论，将薛己的"肢体损于外，气血伤于内"理论作为治伤之准绳。基于临床实际，石筱山首创"以气为主"的理伤观点，石幼山则加以发挥，提出"气血兼顾，以血为先"的治标之法。

2. 筋骨并重，内合肝肾，尤重痰湿 伤筋动骨是伤科疾病的重要部分，筋束骨，骨张筋，筋骨不可分隔。筋骨与肝肾关系密切，故治疗需筋骨并重、内合肝肾。在伤科疾患中，痰常与风、寒、湿、瘀等相合，尤以湿邪为重，且与脾肾相关。用药上，石氏自创牛蒡子汤，合补中益气汤或金匮肾气丸相参运用，化散痰湿兼补脾肾。

3. 分期辨证，内外并治，方药独特 对于临床最常见的病证伤筋，石筱山以手法与固定两项互为配合是其特长；伤骨乃伤科的重症，石氏倡手摸、固定、内服及外敷之法，把筋骨损伤的内治分为早、中、后三期，还将伤科手法进行十二字的总结。在临床上，将牛蒡子、柴胡、僵蚕、香附作为内服的常用药，以麒麟散、化瘀续断丸、健筋壮骨丹、活血疏筋丹等为常用方剂。

特色外用药则包括三色敷药、损伤风湿膏、红玉膏、三黄膏等，目的是使药性从外而入，有时比内服更为奏效。

六、朱氏妇科

朱氏妇科是近代江、浙、沪地区由朱南山为代表的中医妇科著名的流派。其学术思想重视肝肾冲任，以平调动静、衷中参西等特点治疗妇科疾病见长。

（一）学术源流与传承谱系

朱氏妇科肇始于20世纪初，奠基人朱南山（1871—1938年）师从南通儒医沈锡麟，后来沪开设医馆行医，晚年创办新中国医学院，以擅妇科著称。朱南山去世后，长子朱小南继任院长，成立学术团体"鸣社"探讨医学；次子朱鹤皋亦继承家学。朱南孙为朱小南的长女，其秉承家学，博采众长，总结整理并丰富了朱氏妇科体系，被誉为朱氏"三代一传人"。

（二）学术成就

朱氏妇科代表性医家医著包括朱小南的《朱南山先生的医学成就》《经络学说和妇科》等，朱鹤皋的《朱氏女科》《症治精华》《中医科学化讲义》等，朱南孙的《朱南孙医案四则》《朱南孙妇科临床秘验》《朱南孙妇科膏方选》等。

朱氏妇科的学术观点是在汇集历代各医家菁华的基础上，糅合陈自明、傅青主等妇科名家之精髓，破除门户，熔为一炉，衷中参西，追求创新。

1. 肝肾为纲，冲任通盛　朱氏从肝肾的生理特征出发，提出"治肝必及肾，益肾须疏肝"的学术观点。又提出冲为血海，任主胞胎，冲任二脉皆起于胞中，隶属肝肾而司女性生殖生理。朱氏妇科针对女性月经周期变化时冲任气血盛衰也会出现生理性变化的特点，将补益冲任与疏理冲任药物有机组合，分别用于月经周期的各个阶段。

2. 平调动静，从合守变　朱氏据《内经》之旨，临床上总结出"从合守变"四法，以纠正动静失衡。"从"即反治，"合"即兼治，"守"即守法守方，"变"即灵活用药。另外，针对女性在不同年龄的特殊生理特征，治疗用药也随妇女经、孕、产、乳四期的变化而有明显的阶段性。

3. 衷中参西，处方精专　朱南孙认为，中医学的发展应该汲取现代科学技术和诊断手段，以提高中医的疗效，如参考西医学的诊断结果来调整中医辨证用药。其用药精而不杂，组方严谨，味少而有据，尤擅药对，自成特色。如家传将军斩关汤治疗严重的虚中夹实之血崩、化膜汤治疗脱膜之痛经皆有良好的功效。

七、董氏儿科

董氏家族世代居于浙江宁波鄞州区董家跳，自清朝中后期开始渐有医名闻于乡里。抗战期间，传人董廷瑶来沪行医，医名大噪，使董氏儿科成为海派中医儿科的主要代表流派之一。

（一）发展源流与传承谱系

董氏儿科祖上世代业医，至董廷瑶的祖父炳辉公，医名日盛。董廷瑶之父水樵公，少承庭训，后游学于同邑儿科前辈石汝霖之门，尽得石氏之心传，以痧、痘、惊、疳四大要症为擅长。现代中医儿科泰斗级名医董廷瑶即为董氏儿科流派代表性传人，其继承家学，除了擅长治疗痧、痘、惊、疳等传统儿科危急病证外，对儿科热病急症、小儿肠麻痹等危急重症也颇有心得，而且临床善用仲景方。

董氏儿科的主要学术传人有其孙董幼琪，门人王霞芳、宋知行等。

（二）学术成就

董氏儿科代表性医家医著包括董廷瑶的《幼科刍言》《幼科撷要》《中国百年百名中医临床家丛书·董廷瑶》等。

1. 证治九诀，四诊重望　证治九诀即明理、识病、辨证、求因、立法、选方、配伍、适量、知变。这是董廷瑶在长期临床实践中结合丰富的理论总结出的一套宝贵经验，并以此来指导儿科的辨证治疗原则。儿科为哑科，望诊为要。一望形神动态，以获得整体印象；二望面色舌苔，兼视涕、痰、二便，以辨别阴阳寒热虚实。董氏认为，山根属脾肺，印堂属心，太阳属肝胆，上下睑及唇、四白皆隶属于脾胃，下颏属肾。以五色配五脏，面部淡黄或萎黄，脾虚之候；鼻准色黄，从痰湿滞脾认症；印堂面颊红赤，心肺病热为多；颧红常见于痰热阻肺之咳嗽、发热，以此确定小儿的疾病性质。

2. 重视脾胃，择途逐盗　董氏结合前人经验，提出小儿"先天强者不可恃，若脾胃失调仍易病；先天弱者勿过忧，若调摄适当强有望"的学术思想。他从小儿体禀稚阴稚阳的特点出发，总结小儿脾胃病主要有脾气不足、脾阳不振而致水湿停滞的特点，治疗以和运为主，重在调理脾胃生化升降，用药贵在清灵平和，中病即止，勿伤胃气。他对治疗小儿外感热病理法有二：一为病邪找出路，二为病患存津液。董氏认为，小儿多热病急症，既要从伤寒六经分辨，又要从三焦温病论治，使识病有定法，疗疾有主方。

【思考题】

1. 简述海派中医对近代中医发展的开拓性贡献。
2. 简述丁氏内科的传承谱系。
3. 简述海派中医代表性的各科流派及其特点。

第三节　新安医派

一、新安医派简介

新安医派发源于新安江流域的古徽州地区，肇启于晋唐，形成于宋元，鼎盛于明清，传承至今而不衰，以历史悠久、医家辈出、世医不绝、医著宏富著称于世，是我国传统文化底蕴深厚、区域特色明显、学术成就突出、创新发明众多、临床风格多样、历史影响深远的地域性中医药学术流派。

（一）发展源流

一方水土培植一方文化，我国地域辽阔，不同的气候地理环境和地域文化更催生出了地域性的医学流派，新安医派就是其中杰出的代表之一。古徽州一府辖六邑（歙县、绩溪、休宁、婺源、黟县、祁门），古往今来，文风昌盛，名贤辈出，历史上走出了"齐家治国、兼济太下"的名士群体，"贾而好儒、重义轻利"的徽商群体，更少不了"不为良相、便为良医"的医家群体。自晋唐迄今，共涌现出 800 多位医家，其中 400 余位撰有 800 多部医著，形成了众多分支学派，各家各派薪火相承，后浪推前浪，成为中医药学术发展史上一道靓丽的风景线。

1. 肇启于晋唐 古"新安"山高路险，交通不便，早期的医事见于官方的记载较少。医籍有《隋书·经籍志》引梁·阮孝绪《七录》云"《羊中散方》20 卷，羊欣撰，亡"，是已知最早关于新安医籍文献的记载。东晋有泰山人羊欣（360—432 年），"素好黄老，兼善医术"，任职新安太守，留心医药，常为民医病，搜集民间效方，撰成《羊中散方》等方书多部，后官至中散大夫。其书已佚，《经方小品》曾有引用。隋开皇十一年（591 年），南朝陈后主之弟陈叔安由浙江迁居新安赤山镇，以医济人。初唐时期有苏州吴县人杨玄操任歙县县尉，继三国东吴太医令吕广注《难经》后而著《黄帝八十一难经注》，另著有《素问释音》《针经音》等。又唐代宗（762—779 年）时太常博士方可通弃官行医，善方脉，游经新安赤山镇而卜居，医术高超灵验，济人无数。以上是关于新安地域医籍和医事活动的较早记述。

2. 形成于宋元 新安医家最早明确见于文献记载者，目前已知的为北宋末年的张扩，约生于宋嘉祐年间，先从湖北蕲水名医庞安常（1042—1099 年）学医，后闻川中王朴善脉，往而师之，得其传而归。其次为吴源，其太祖得异人授《金匮玉函经》后业医，约在公元 1000 年前后，传至吴源为第五代，绍兴（1131—1162 年）时参加全国医生的医经考试，取得第一名，授为御医。再次为黄孝通，为新安黄氏妇科之祖，孝宗（1163—1173 年）时御赐"医博"。宋元时期，新安医家值得称道的还有张杲、王国瑞、李仲南等。张杲为张扩的侄孙，以医名世，著有《医说》10 卷，是我国现存最早的医史传记。王国瑞为元代中叶的针灸专家，著有《扁鹊神应针灸玉龙经》，对后世针灸学的发展有较大影响。元代新安医家李仲南撰《永类钤方》22 卷，其中记载有骨折、脱位、整复、固定等内容，是我国中医骨伤科的重要著作。

3. 鼎盛于明清 明清时期，新安医派步入鼎盛发展阶段。据不完全统计，明代有据可证的新安医家共 194 位，其中 71 位撰有 151 部著作；清代有据可证的新安医家共 499 位，其中 267 位撰有 468 部著作。新安 800 多位医家、800 多部医著，明清两代均占 80% 左右。更重要的是，明清新安固本培元、养阴清润、伤寒错简、经典校诂和医学启蒙等各分支学派崛起，学术创新活跃，学说纷呈。明清以来，新安手工业发达，刻版印刷，名著于时。尤其是歙县虬村黄氏，世业剞劂，刻工辈出，无不精绝，与苏州、常州、金陵、杭州并列为刻书之地，为艺林所重。明之中叶，歙邑多好古之家，家藏古籍、文物甚富。出版业都竞相刻书，其中以明之吴勉学、吴养春、吴琯等和清之鲍廷博等尤负盛名，使新安出版业出现了繁荣的局面。新安医家纷纷著书立说，对医学经典进行了大量的注释和订正工作，并整理编纂和出版了大量的古代医籍，为保存医学文献、继承发扬祖国医学作出了贡献。新安医派也是徽文化的典型代表，这种良好的社会文化背景，为新安医派的最终形成和鼎盛发展提供了强大活力。

（二）学术特点

1. 名医辈出 新安医派以医家众多著称于世。早在清道光二十三年（1843 年）就有"天下名医出在新安"的文献记载。据研究考证，自宋以来见于资料记载的庞大新安医家群体，其源远流长的学术团队中，更有一批优秀的领军人物。宋代有医术"名满京洛"的张扩，人称"神医"，并在国家医生考试中拔得头筹而入主太医院的御医吴源。明代有进士出身、"医名播京师"的程玠，中医温补学派重要人物、载入《明史》的嘉靖年间名医汪机，医术名满北京城、时有"医宗孔孟"之誉的太医徐春甫，将传统太极理论引入命门学说、医名盛于吴越的孙一奎，医经学派的代表性医家吴崑，伤寒学派的代表性医家方有执等。清代有致力于科学普及的医学启蒙派代表性人物汪昂，善用甘温救治的吴楚，中医药温病学奠基人、温病四大家之首的叶天士，清代"四大名医"之一的医书总修官吴谦，创虚损性疾病辨治新说的吴澄，擅长针药并用治疗喉科危急重症的郑梅涧，临床大家程杏轩、叶馨谷、唐竹轩等。他们都是公认的著名医药学家，均在中医药学发展史上占有一席之地。

2. 医著宏富　新安医家重传承、重著述，为后世留下了大量医学著作。今仍存有 400 多位编撰的 800 多部医籍，可谓资源丰富。新安医籍不仅在数量上卷帙浩繁，更创下了许多医学史之最。南宋张杲所著的《医说》是我国现存最早的医史传记类著作；明代余傅山等编撰的《论医汇粹》是我国历史上第一部医学讲学实录，江瓘的《名医类案》是我国第一部总结和研究历代医案的专著，吴崑的《医方考》是我国第一部系统注解方剂的专著，方有执的《伤寒论条辨》系首次重新编排《伤寒论》的著作。清代汪昂的《本草备要》首创以功效为纲解说药效的编写体例，《医方集解》是我国第一部定型规范的方剂学专著，《汤头歌诀》则更是家喻户晓、人人皆知，以上三书至今仍是中医药学重要的入门参考书；叶天士的《温热论》是中医温病学理论的奠基之作，郑梅涧的《重楼玉钥》是我国第一部喉科针药治疗专著，汪宏的《望诊遵经》是中国医学史上第一部望诊专著。近代中医所推崇的"全国十大医学全书（类书）"之中，出自新安医家之手的就有三部，分别为明代徐春甫的《古今医统大全》、清代吴谦的《医宗金鉴》和清代程杏轩的《医述》。新安医籍涉及面广，理论学术和编撰风格各具特色，在中国医学史上留下了辉煌灿烂的一页。

3. 学说纷呈　新安医家思维活跃，敢于大胆突破，提出了一系列富有科学价值的学术命题和创新观点。明代汪机以"营卫一气"说阐明人体营卫阴阳相通互涵的辩证关系，以"参芪双补"说阐释人参和黄芪既补气又补阴的双重价值，又明确提出"新感温病"说，突破了"温病不越伤寒"的传统观念束缚，为后世温病学的发展奠定了理论基础。陈嘉谟以"治疗用气味"论倡说药物四气五味的综合运用，以"制造资水火"论阐明把握炮制的规律。徐春甫提出"五脏之脾胃病"的新概念和"调理脾胃，以安五脏"的治疗新思路。孙一奎的"动气命门"说与"三焦相火正火说"相结合，揭开了命门学说及三焦辨证指导临床的新篇章。方有执践行"错简重订"说，重新编排《伤寒论》篇章次序。罗周彦倡"元阴元阳"说，首次将元气分为元阴、元阳，并强化先后天之分。清代汪昂倡"脑主记忆"说，补充和发展了"心主思维"的传统思想。吴楚提出"脾胃分治"说，拓宽了脾胃论治的诊疗思路。叶天士创"卫气营血辨证"说，揭示了温病由表入里的传变途径和规律。郑梅涧父子以"养阴清肺"说论治肺热阴虚之证。余国珮提出"燥湿为纲"说，从外感时疫辨燥邪推及内外各科病症辨燥湿。这些创新学说观点鲜明，有理有据，均是中医药学术发展进程中的重大理论创新。

二、新安错简重订流派

（一）学术源流与传承谱系

明代新安医家方有执研究《伤寒论》二十余年，悉心推敲仲景原意，提出《伤寒论》"错简"说，并逐条辨析，重考修辑，采用削、删、移、改、拆、合等方法，形成《伤寒论条辨》新体例，力求还其本来面目。方有执"错简重订"说得到了后世医家的积极响应，清初三大名医喻昌、张璐、吴谦等均步其后尘。新安医家程应旄著《伤寒论后条辨》，其弟子王珏作序中点明其意：不以"伤寒"二字读《伤寒》，而以"表里脏腑"四字读伤寒。新安太医吴谦奉勅编撰《医宗金鉴》，首列其自撰之《订正伤寒论注》，编次悉以方有执《伤寒论条辨》为蓝本，取方有执、喻昌、程应旄之注不少，因《医宗金鉴》乃乾隆御赐书名而颁行天下，其后从"错简重订""三纲鼎立"说者甚众。追随方有执、喻昌者还有郑重光、程知、吴仪洛、章虚谷、周扬俊、黄坤载等医家。新安医家郑重光著《伤寒论条辨续注》，补方有执所未备；新安医家程知则以喻昌《尚论篇》为基础著《伤寒经注》。错简重订派开启了伤寒学术百家争鸣的序幕，掀起了《伤寒论》研究的新高潮，有力推动了伤寒学术研究向纵深发展。

（二）学术成就

1. 提出《伤寒论》"错简"说　方有执深虑王叔和之整理编次"流源已远"，"简篇条册，颠倒错乱殊甚"，宋本"代远年湮而失仲景之旧"；后经成无己作注时又多有误改，窜乱传本，"时异世殊，不无蠹残人弊"，致眉目不清，意义不明；更经后人校刊注解"依文顺释"，鱼鲁亥豕，不明其义，沿袭前误，失去了原著伤寒兼杂病的完整性。在当时经典考据学风的影响下，在孙思邈、王履、余傅山等先哲的启示下，方有执精研《伤寒论》而著成《伤寒论条辨》，正式提出《伤寒论》"错简"说。

2. 重订《伤寒论》　方有执认为《伤寒论》错简严重，于是将王叔和整理、成无己注解的仲景《伤寒论》六经诸篇，一一调整，重新编次篇目；对《伤寒论》诸卷条文，结合自身长期研究和临床实践进行了重新排列，经其反复推敲，进行了全面的编次。方有执的重新整理编次，在《伤寒论》的研究史上，拉开了伤寒学派内部学术争鸣的序幕，因而对后世产生了重大影响。

3. 发挥"六经"新义　方有执认为，六经非单纯的经络，而是涵盖了整个人体的各个部分，并通过人体深浅部位，结合经络、脏腑来解释六经之实质。《伤寒论条辨》首列"阳病在表自外而内之图"和"阴病在里自下而上之图"简言六经之实，同时，对六经各自的特点分而论之，并阐述了三阳分别与六腑之中三腑（膀胱、胃、胆）相合、三阴分别与五脏之中三脏（脾、肾、肝）相合的缘由。

4. 定伤寒总纲，立太阳三纲　方有执提出，伤寒之为病，乃风寒之邪侵袭，中伤则必沿外部躯壳之三重、内脏次第层逐层渐进，而六经各主其所，故伤寒病应以六经为纲。太阳主人身之表，外邪袭人，首犯肌表，肌表营卫之气与邪抗争，故太阳为病最易。而其邪气之出入，疾病之传变又最能反映伤寒之顺逆，故六经应以太阳为纲。同时，方氏认为风、寒二气属性不同，中伤于人时表现出风中卫、寒伤营、风寒俱中伤卫营三种证型，并给出分别与之对应的治法，即中风用桂枝汤、伤寒用麻黄汤、风寒俱中伤用大青龙汤，由是形成"太阳三纲"说。

三、新安固本培元流派

（一）学术源流与传承谱系

新安固本培元流派是在明代中期为纠正滥用苦寒降泻之风而异军崛起的，是新安医派中特色鲜明、影响力大、公认度高的一个分支流派。明代新安医家汪机借鉴李东垣的培补元气说，对养阴说进行了一番推陈出新的改造，提出了"营卫一气"和"参芪双补"新学说，形成了"调补气血，固本培元"的特色治法。固本培元治法的形成，为汪机奠定了新安固本培元派开山始祖的地位。其弟子门生众多，均追循其步履。弟子陈桷等整理了《石山医案》。汪机高足吴洋对"参芪双补"说作了富有哲理的说明。汪机的再传弟子徐春甫、孙一奎，分别从培固脾胃元气、培固下元命门进行了阐发和实践。从汪机到徐春甫、孙一奎，以汪机众多弟子门生为主体，以"营卫一气""命门动气"等学说为理论基础，新安固本培元治法蔚然形成。此后，明清众多新安医家，包括当时歙西槐塘－冯塘程系、歙西余系、歙西澄溏吴系、休宁汪系等新安世医医家均加入这一阵容，并在各自的临床实践中丰富和发展了温补培元之治，逐渐形成了以固本培元为学术主张，以温养气血、培补脾肾元气为治法，临床善用人参、白术、黄芪或合干姜、附子共用的医家群体。新安固本培元流派阵容强大，历经400余年而不衰，足以证明其生命力之旺盛。

（二）学术成就

1. 创"营卫一气"说 汪机根据《黄帝内经》"邪之所凑，其气必虚"和"正气存内，邪不可干"等基本原理，主张固本培元，扶正防邪，并通过大量的实践，提出"调补气血，固本培元"的学术观点。而其所独创的"营卫一气"说，正是新安固本培元流派的理论源头。汪机"营卫一气"说认为，阴阳同一气，阴中有阳，阳中有阴，阴阳互根，所谓"阴阳一太极"，而卫气为阳，营气为阴，因此卫气与营气即是同一气。汪机以营卫之说解释并弥补了朱丹溪的"阳常有余，阴常不足"的阴阳观，同时抨击了时人误用滥用补阴法弊端，也为自己的"参芪双补"之用建立了理论依据。

2. 阐发脾胃学说，重视培补脾胃元气 作为汪机的再传弟子，明代新安医家徐春甫固后天之本、培"脾胃元气"之治用较之先师可谓有过之而无不及。徐春甫以胃气为元气，认为百病皆由脾胃衰而生，补中益气汤等方"为王道之本，而实为医家之宗主"，提出了"人之有生，以脾胃为主"，"治病不查脾胃之虚实，不足以为太医"等观点，确立了"调理脾胃以安和五脏"的治疗思路，临证诊治多立足于"脾胃元气"，善以白术、茯苓、人参、黄芪等药为治。

3. 强调三焦分治，重视温补下元 明代新安医家孙一奎提出"动气命门"说，认识到命门元气对维护健康的重要性，并认为三焦为元气之别使，并以此理论指导临床。大凡命门元气不足或相火衰弱者，多从命门、三焦论治，注重培补元气，对参芪用法甚为推崇。孙氏重视温补下元之法，主要体现在气机失调和水液代谢障碍等类病证。如气不上纳、水谷不化、清浊不分等疾患，孙氏认为多与下元虚寒有关，以温补下元为主治疗。胀满等气机失调本身就与元气密切相关，而孙氏认为水液代谢障碍疾患如癃闭、遗溺、消渴等也与元气不足密切相关。

4. 创"元阴元阳"说 罗周彦首创"元阴元阳"说，其在著作《医宗粹言》中首分元气为元阴、元阳，并对先天、后天元气加以辨析，明确提出了"元气空虚生百病论"。罗周彦"元阴元阳"说实质上试图将朱丹溪四物汤等养阴之治纳入元气论之中，是继孙一奎之后再次开辟固本培元的新领域，即从温补脾肾阳气扩展到滋阴益元，这一变化使得新安固本培元辨治体系更为系统和完善，对后世医家产生了重要影响。

四、新安郑氏喉科流派

（一）学术源流与传承谱系

新安郑氏喉科始自清代康乾时期。早在明代嘉靖初年（1521年），歙西郑村郑赤山就精研岐黄，传至清朝第六代郑于丰、郑于藩兄弟，因经商于江西，得南丰名医黄明生秘传而专攻喉科，于清康熙六十年（1721年）分为南园、西园两支。代表性医家郑梅涧是郑于丰之子。从此郑氏南园喉科、西园喉科"一源双流"，闻名于世，相传至今已历十五代，长盛不衰。其第十三代、十四代传人郑景岐、郑日新父子分别是现代首批和第五批全国老中医药专家学术经验继承工作指导老师。2012年，新安郑氏喉科被国家中医药管理局确立为全国首批64家中医学术流派传承工作室建设单位。2014年，"西园喉科医术"入选国家级非物质文化遗产目录。

（二）学术成就

1. 治咽喉口齿外感热病，创"辛凉养阴说"　新安郑氏喉科源于经典理论，基于临床实践，于《重楼玉钥》以"风"命名36种咽喉外感病，提示"风"邪为咽喉外感诸病的共性病因，并遵从《内经》"风"邪"辛凉而散"治则，将《内经》"以甘缓之"优化为"兼养阴以制之"，并创"养阴清肺汤"治疗白喉，形成了涵盖喉风的喉科疾病命名方法和因机证治相一致的"辛凉养阴"说，丰富了中医治疗外感热病方法，完善了外感热病诊疗理论。

2. 创"命门水火说"　新安郑氏喉科在命门学说的形态和功能方面有所发微，以"肾间孔窍命门说"阐释命门的位置和形态，并首次从命门形态结构与功能相适应的角度，阐述命门功能有三：一是认为命门"属肾"，为"水火之源""气火通道"；二是强调命门不但是"火"的发源地，也是"水"的发源地；三是以"命门水火说"指导临床，突出表现在重视"命水"的作用，注重养阴。养阴诸法体现了郑氏喉科重视"命水"功能、以"以养阴为贵"的临床治疗学思想。

3. 创"十二字审证说"　新安郑氏喉科在辨证方面倡导"十二字审证说"，辨证的十二字分为五组："阴阳、寒热、虚实、经络脏腑、禀赋"。"十二字审证说"率先将"禀赋"引入辨证纲领，弃用定病位之"表里辨证"而改用"经络脏腑"定病位。与公知公用的"八纲辨证说"比较，"十二字审证说"辨证思维缜密，框架构建合理，具有"辨证辨人合一"和"疾病定位精确"的特色。

4. 创三针治法　当外感热病属风阻咽喉而致汤水不进时，新安郑氏喉科认为其治疗顺序依次为"吹药→针→放血→内服"，提倡"开风路针法""破皮针法""气针法"等三针治法，这也是郑氏喉科的主要临床特色之一。"开风路针法"中的"风路"指风邪壅滞经脉之路，需用"开风路针"开通风邪壅经脉之路；"破皮针法"是用针刀刺破患部以治疗喉症；"气针法"是针刺十四经穴的一种针法。

【思考题】

1. 简述新安医派的总体学术特点。
2. 简述新安错简重订流派的主要学术成就。
3. 简述新安固本培元流派主要创新学说的学术内涵。

第四节　岭南医派

一、岭南医派简介

岭南又称岭外、岭表，地理学上指五岭以南，古为百越之地。大庾岭、骑田岭、都庞岭、萌渚岭、越城岭五条山脉的自然屏障，使之与中原内地阻隔，形成了独特的地理环境，不仅风土人情、习俗气候不同，人的体质疾病、饮食用药习惯亦不尽相同。岭南医派就是在这样一种特殊的地理气候环境下，把中医药学的普遍原则与岭南地区的医疗实践相结合，经过长期历史积淀而逐渐形成的一种地域性医学。

（一）发展源流

岭南之名始于唐代，为贞观时期十道之一，其所辖范围约为当今广东、海南两省及广西大部，历史上曾有"南海""广州""广南东路"等名称。广东作为一个行政区域的出现是在明代，至清代始称为省。基于岭南地区的历史沿革过程，学者对岭南医派的研究，采取"博古约今"的取材原则。博古：明清以前岭南医派取材范围较为广博，古代人物流寓入岭表、岭外，有文献可证者，皆收而录之；约今：明清以降，学界习惯把广东称为"岭南"。"岭南"所具有的人文地理含义决定了岭南医派研究的主要内容是指这一地域的传统中医药学。

岭南医派源远流长。岭南地区从秦代开始正式纳入中央政权管治，逐步接受发源于中原的华夏文化，发展成为具有独特地方文化的区域。由此，岭南医派的历史可大致分为三个时期。

1. 萌芽和初步发展期（远古到魏晋）　古代岭南百越人有自己的巫医传统。秦汉时期，岭南地区已有医药活动。如考古发现西汉南越王墓有中药及医药器皿；广西还出土了早期的青铜针具；东汉时期，南海杨孚撰《异物志》，记载了众多岭南可供药用的动植物。

晋室南渡，岭南得到第一次开发，部分中医药知识传到岭南，外来医学与岭南医派相结合，在传染病及急症上有相当成就。如葛洪的《肘后备急方》，最早记载了天花、沙虱（恙虫病），以及一些传染病的治疗，如青蒿"绞取汁"治疗疟疾。

2. 系统接受期（唐至宋元）　大庾岭通路的形成，极大地方便了岭南与中原的交通，带动了中原文化与医学向岭南的传播。唐代出现了方便南下人士应用的"岭南方"类著作，促进了医药技术在岭南的传播。南宋史学家郑樵《通志》中记载了许多"岭南方"类文献，计有《岭南脚气论》《脚气方》《新撰脚气方》《岭南急要方》《南中四时摄生论》《南行方》《治岭南众疾经效方》《广南摄生方》等。

宋元时期，岭南开始出现有影响的杰出中医药学家。如陈昭遇是《太平圣惠方》《开宝新修详定本草》的主要编著者之一；刘昉著《幼幼新书》，为岭南儿科的发展奠定了基础；释继洪撰《岭南卫生方》，为专门治疗瘴疟、蛇伤、蛊毒等岭南常见病的著作。

3. 深入发展及特色形成期（明清）　明清是岭南医派崛起的时期，中医药学与岭南地方特色医学紧密结合，独具岭南特色的医学理论与方药日益增多。明代，流寓岭南的王纶在《明医杂著》中专设"拟治岭南诸病"篇。清代名医何梦瑶有"粤东医界古今第一国手""南海明珠"之美誉，推崇河间丹溪之说，对岭南病证的见解具有广泛影响。何克谏的《生草药性备要》首次总结了岭南地方中草药的种类和运用经验。叶茶山的《采艾编翼》是一部岭南艾灸专著。岭南伤寒学派在近代出现了陈伯坛、易巨荪、黎庇留、谭星缘"四大金刚"。清代岭南骨伤科、妇科、儿科等均享有盛名。

西方医学亦自广东传入，近代最早的中西医汇通医家陈定泰和汇通四大家之一的朱沛文都出自岭南。预防天花的牛痘术，也在岭南行商的资助和岭南中医的大力推动下传遍全国。罗芝园著《鼠疫汇编》，对烈性传染病研究有突出成就。

回顾岭南医派发展的脉络，晋代中原移民带来先进的学术与岭南地区医药相结合；宋代以后，长江流域的医药学术被带入岭南，又促进了岭南医学的发展；明清以降，岭南医学成为具有浓郁地域特色的医药学派。

（二）学术特点

岭南医派重视南方炎热多湿、地处卑下、植物繁茂、易受瘴疠虫蛇侵袭等环境因素，着眼于南方多发、特有疾病的防治，勇于汲取民间经验和医学新知，充分利用本地药材资源，以研究岭南地区常见多发病种为主要对象，既有传统医药学的共性，又有其地方医药学的特性。

1. 传承性　岭南医派渊源于传统中医药学，与中原内地、三江（长江、黄河、淮河）流域名医学术有着一脉相承的联系，这是岭南医派的主流。如清代岭南温病医家潘名熊遥承叶天士《临证指南医案》作《叶案括要》；清初受《景岳全书》（三次在广东刊行）肾命学说影响，岭南出现了谢完卿《会经阐义》、刘渊《医学纂要》、黄岩《医学精要》等大型综合性医书；岭南伤寒经方学术亦源于中原内地，清代至民国年间，岭南地域伤寒著作日渐增多，且延续了错简重订派、维护旧论派、辨证论治派的学术争鸣。

2. 区域性　岭南医派是中医药学针对岭南独特地理气候条件和人群体质的因地因时因人制宜与变通应用。岭南位于祖国最南端，属热带亚热带气候，南濒海洋，北靠五岭，形成了一个与中原内地天然阻隔的区域，具有浓郁的本土区域化特色。早在《岭南卫生方》中就对岭南地理、气候进行了详细论述："岭南既号炎方，而又濒海，地卑而土薄。炎方土薄，故阳燠之气常泄；濒海地卑，故阴湿之气常盛。而二者相搏，此寒热之疾，所由以作也。"《医碥》强调南方"凡病多火""多湿"，岭南医家重视对瘴气的研究等，亦都是岭南医派具有显著区域性特点的重要表现。

3. 务实性　古代岭南艰难的生存环境促使岭南人去探索如何利用现有客观条件而达到事半功倍的效果，形成了岭南人务实致用的精神品质。岭南医家重临床、务实际、求疗效、讲方术，在理论学说创见方面则略显粗糙。

4. 兼容性　在人口南迁及海外医学涌入的过程中，岭南医家展现了兼容并蓄的开放态度，纳四海新风，既传承了中医药学，又勇于汲取地域和民间经验以及外来医学新知，形成了别具特色的岭南医派。因此，亦有学者认为岭南医派是地域医学、中原医学和外来医学的混合。

岭南医派具有较为鲜明的传承性、地域性、务实性、兼容性特色。民国之后，岭南医学快速发展，涌现出一大批具有岭南地域特色的医学流派，如岭南罗氏妇科、靳三针疗法、西关正骨等。

二、岭南罗氏妇科

岭南罗氏妇科发源于清末广府地区，以广东省名老中医罗元恺为核心，继承并开拓了近现代岭南中医妇科事业，是岭南医派的重要分支流派之一。

（一）学术源流与传承谱系

岭南罗氏妇科的形成与发展深受广府文化影响，尝试中西汇通的医学实践和理论研究，创新学术传承方式，开展现代中医药院校教育。

岭南罗氏妇科至今已传承四代。创始人罗棣华为晚清儒生，以儒通医，擅治温病与妇科病，悬壶于南海、广州等地。

第二代传人罗元恺（1914—1995 年）为罗棣华之七子，既得家传，亦接受系统的中医药院校教育。毕业后留校任教，曾任广东中医药专门学校校长、广州中医学院（现广州中医药大学）副院长，是中华人民共和国成立后中医药高等教育的奠基人之一。先后主编《中医儿科学》一、二版和《中医妇科学》五版教材，以及《实用中医妇科学》，提出"肾气 – 天癸 – 冲任 – 子宫是女性生殖轴"的观点，创制了新药"滋肾育胎丸"和"田七痛经胶囊"。建立了岭南罗氏妇科的学术知识体系，形成了独特的诊疗风格，是岭南罗氏妇科的代表性医家，有《罗元恺医著选》《罗元恺论医集》《罗元恺女科述要》等多部专著传世。

第三代罗颂平、张玉珍继承发扬罗氏妇科流派特色，为岭南罗氏妇科代表性传承人。罗颂平集家传、师承、院校教育之优势于一身，并出国留学，学贯中西，将岭南罗氏妇科诊法经验和特色灵活应用于生殖健康与生殖障碍的中医药研究中，创制了"岭南妇科四季膏方"，现为国家重点学科带头人和国家级教学团队带头人、珠江学者。张玉珍以补肾法为主进行了调经、助孕、安胎的系列研究，是国家级"十五""十一五"规划教材《中医妇科学》主编，重点学科学术带头人。

第四代以曾诚、赵颖、朱玲、史云、廖慧慧为主要传承人，郜洁、曹蕾、曾蕾、罗颂慧等为后备传承人，继承发扬罗氏妇科的学术思想与临证经验，致力于研究、应用、推广岭南罗氏妇科诊治女性生殖障碍性疾病的学术精华。

（二）学术成就

1. 以阴阳学说为中医理论体系的核心与纲领　岭南罗氏妇科学术渊源本于中医药经典，指出阴阳学说是中医药理论体系的核心，并把阴阳学说作为诊病思维的总纲，作为辨证论治中的两分法：诊病首论脏腑明阳，八纲辨证以阴阳为本，阴平阳秘乃治法之要，药物配伍须阴阳兼顾。

2. 首倡"肾－天癸－冲任－子宫生殖轴"学说　岭南罗氏妇科代表人物罗元恺在深入研究《黄帝内经》的基础上，提出"肾气、天癸、冲任、胞宫构成了生殖轴，为女性生殖功能与调节的核心"，以此构建形成了中医妇科调经、助孕、安胎的基本思路。这一学说填补了中医生殖学理论的空白，促进了中医妇科理论的发展。

3. 突出血气，重视肾脾　岭南罗氏妇科受陈自明《妇人大全良方》、张介宾《景岳全书·妇人规》和傅山《傅青主女科》等名家医著的影响，临证注重脾肾、气血和冲任，提出妇科病的主要病机是冲任损伤，而调理冲任就在于调理肾、肝、脾，在调经、助孕、安胎等方面形成了一系列特色诊疗技法。如调肾健脾法治疗胎漏、胎动不安、滑胎，创制滋肾育胎丸、助孕丸；行气活血法治疗痛经、子宫内膜异位症、子宫肌瘤，创制田七痛经胶囊、橘荔散结片、罗氏内异方；温肾培源、滋肾养血法治疗排卵障碍性不孕症，创制罗氏促排卵汤；益肾活血法治疗免疫性不孕，创制益肾活血丸。

4. 用药因地制宜　岭南罗氏妇科扎根于民众，根据当地女性体质遣方用药，重视岭南温热病与妇科病的关系，擅长以南药、海药治病，在全国中医妇科学术流派中形成了别具一格的用药特色：一是顾护真阴，固本培元调冲任。妇人阴血易耗，岭南罗氏妇科融合岭南温病学派养阴保津的学术观点，用药以平为期，调和阴阳，勿伤阴津。二是行气散结，轻可去实毋伤正。岭南人偏于柔弱，体质以气虚、阴虚多见，纵有癥瘕顽疾，当以行气活血、软坚散结为主，力免耗伤正气。

附罗氏妇科名方两则

补肾固冲丸：菟丝子、续断、阿胶、熟地黄、鹿角胶、白术、党参、杜仲、枸杞子、巴戟天、砂仁、大枣肉等。主治肾虚、脾肾两虚之先兆流产、反复自然流产。

田七痛经胶囊：田七、五灵脂、蒲黄、延胡索、川芎、小茴香、冰片等。主治气滞血瘀或寒凝血瘀之痛经。

三、岭南靳三针

岭南靳三针流派是以靳瑞为创始人，针灸处方以"三穴为主、辨证配穴"为特点和原则的岭南针灸新流派。

（一）学术源流与传承谱系

靳三针疗法创始人为靳瑞（1932—2010 年），广东省广州市人，广州中医药大学针灸推拿学院首任院长。出身中医药世家，曾在香港接受西式教育，19 岁考入广东中医专科学校，留校任教后又师承于韩氏候气针法创始人韩绍康先生。1966 年参加"523"医疗队，到海南进行脑型疟疾的救治和研究工作，因三次治愈一位患过敏性鼻炎十多年的患者，获得"鼻三针"之雅号，靳三针疗法由此萌芽。靳瑞在系统分析针灸取穴规律并结合大量古代文献记述的基础上，总结以三个穴位为主方治疗一种疾病的方法，初步建立起靳三针疗法体系，并明确以脑病为靳三针疗法主攻方向，奠定了流派发展的主攻方向。靳瑞著有《针灸学基础》《针灸十四经穴位挂图》，参编《针灸医籍选》《针灸补泻解说》等近 20 部专著。

靳三针疗法始创于 20 世纪 70 年代，系统形成于 80 年代中后期，其学术思想在 90 年代进入传播推广的鼎盛期。创始人靳瑞，第二代代表性传承人包括赖新生、袁青、庄礼兴、陈兴华等，第三代传承人已达千人以上，分布区域包括港、澳、台地区在内的全国各地和海外。靳三针疗法的学术传承体现了多元化的特点，一方面通过院校教育方式培养了大批硕士、博士传人，另一方面借助靳瑞名医工作室和"靳三针疗法"学术传承工作室，通过师承教育方式培养了众多流派学术传承人。

（二）学术成就

1. 三针取穴，直指病所　取穴是靳三针疗法的特色与精华所在。靳瑞将传统针灸理论融合现代科学精华，以提高疗效为着眼点，三针取穴，直指病所。首创颞三针治疗中风偏瘫、智三针治疗儿童智障、眼三针治疗视神经萎缩等针灸治疗方法。至今，靳三针疗法的处方已发展到 45 组，其中，靳三针疗法治疗中风病方案被纳入国家中医药管理局重点专科临床路径诊疗方案，成为临床针灸治疗中风病的标准化指南。

2. 治神得气，辨证补泻　靳三针疗法重视针刺中的精神心理因素，认为针刺治疗的内在关键在"治神"，治神之后方能得气，强调针刺治神的精妙微细之处在于医者必须深入到"心领神会"的境界，方能感悟病机，总结出"定、察、安、聚、入、合、和、实、养"的治神"九字诀"，并综合概括提炼"生"一字总诀。对于补泻手法，靳瑞总结了《灵枢》和后世的补泻手法，提出了大补大泻、小补小泻和导气同精的独到见解，临床易于掌握，疗效显著。

岭南靳三针代表性处方举例

鼻三针：迎香、上迎香、印堂穴。主治鼻炎等鼻部疾患。

胃三针：中脘、内关、足三里。主治胃脘部疾病。

挛三针：①上肢挛三针：极泉、尺泽、内关。②下肢挛三针：鼠蹊、阴陵泉、三阴交。主治肢体痉挛性瘫痪。

四、岭南西关正骨

西关正骨是富有岭南医派特色的传统正骨疗法，以精确的理伤手法及独特的固定方法与有效的伤科药剂著称于世，是岭南地区中医骨伤科的典型代表。

（一）学术源流与传承谱系

西关正骨最早发源于广州西关地区（今荔湾区），形成于明清之际，盛行于清末民初，传承至今已有三百余年的历史。

岭南中医骨伤科起源很早，晋代寓居岭南的葛洪因地制宜倡小夹板夹缚固定骨折，但直到明清以降，方取得较大的发展。明清以来，广州西关成为沟通内外的重要口岸，亦是广府文化的重要发源地。广佛地区也是南派武术的主要发源地,武术的盛行使得伤筋断骨的情况时常发生。而"跌打"医馆执业者多为武林人士或传人,通过祖传或师传的独特正骨理筋手法、疗伤治病验方自医医人,逐渐形成了具有岭南地域特色的正骨技法,此为西关正骨肇兴之始。

清末民初年间,集医武一身的黄飞鸿、何良显、李才干、黄汉荣、林世荣等众多医家在西关设有医馆、药铺、武馆,医武兼修,与客寓西关的通武精医的伤科世家蔡忠、管炎威、李佩弦、廖垣等进行交流,丰富了伤科正骨技法,使西关正骨学术体系更为完善。到 20 世纪初,西关地区更是医馆林立,各类枪火刀伤、严重的骨折以及各种软组织损伤纷纷集中到该地区治疗,使广州西关成为省港地区治疗骨伤科重症的中心,涌现出了一大批广为民众称道的骨伤科名家,如何竹林、李广海、管季耀、黄汉荣、霍耀池等。

中华人民共和国成立后,何竹林、李广海、黄耀燊、蔡荣、管霈民、李佩弦等一大批西关正骨名医受聘于中医院校从事教育和医疗工作,著书立说,培养了大批骨伤科专业人才,为现代中医骨伤科的发展作出了重要贡献。

从传承源流上追溯,西关正骨可分为以葛洪、何梦瑶、罗蓴初、梁财信、黄汉荣、霍耀池等为代表的南海医家派,以李广海、何竹林、蔡荣等为代表的南少林伤科派,以林荫堂、黄飞鸿等为代表的行伍兵家派。

(二)学术成就

西关正骨名家祖上多是行伍出身,医武兼备,他们崇德厚生,重情守义。手法理伤、杉皮夹缚和百年名药被誉为"西关正骨三绝"。先后出版《何竹林正骨医粹》《西关正骨李氏经验》等专著,使岭南西关正骨流派的学术优势和传统特色得以进一步发扬。

1. 医武结合,与南派武术渊源深厚 西关骨伤名家大都医武兼修,以武助医。如黄飞鸿出身武术世家,梁财信少负绝力且喜好武技,何竹林 8 岁即拜少林派觉云禅师习武,李才干得金山寺僧人智明和尚传授跌打医术,蔡忠曾拜少林名徒洪熙官的第四代弟子新锦为师,李佩弦曾参加上海精武会,霍耀池随山东梅花螳螂门著名拳师鲍光英习武学医。

2. 手法理伤,取法自然 西关骨伤名家正骨理筋手法纯熟,多由师徒言传身教。他们重视解剖,崇尚无创,提出接骨者应如扶植树木,以顺其性意,要把伤骨看活,尽量避免手术操作。代表手法有何竹林创建的"肩关节脱位旋转复位法""颞颌关节脱位一抹嘴复位法"和李氏传人研创的"脊柱疾患整复法"等。这些手法讲究知其体相、辨清伤情、手随心转、法从手出、稳准轻巧,故骨折复位准确,功能恢复良好。

3. 特色杉皮夹板固定 西关骨伤名家由于历史原因,就近取材采用杉皮夹板进行整复固定,逐渐成为西关正骨一大特色。其材质轻盈,富有弹性,易剪裁、塑形,透气性好,骨折用之固定,愈合快,功能恢复好。

4. 善用岭南草药,创制名方成药 岭南草药资源丰富,西关骨伤名家善于利用丰富的本地草药资源,如毛藿香、透骨消、徐长卿、千斤拔、五爪龙等,制成多种膏、丹、散及外洗舒筋汤,如驳骨散、田七跌打风湿霜、跌打酒、外用骨洗剂、生肌膏等百年名药,至今仍广泛应用于骨伤科临床。

附西关正骨百年名药驳骨散

组成:桃仁、黄连、金耳环、川红花各250g,栀子、干地黄、黄柏、黄芩、防风、甘草、蒲公英、赤芍、自然铜、土鳖虫各500g,侧柏叶、大黄、骨碎补各1500g,当归尾、薄荷、毛麝香、牡丹皮、金银花、透骨消、鸡骨香各1500g。

制作：上药粉碎成细末，过65目筛，混合均匀，置干燥容器中备用。

用法：选用温开水、米酒、蜂蜜或凡士林调煮药末成厚糊膏状，将药摊在棉纱纸上外敷患处，亦可以少量醋调药末冷敷患处。

功效：消肿止痛，散瘀接骨。

应用：闭合性骨折、脱位及各类软组织损伤，早期宜冷敷，中期宜温敷。应用酒调膏剂加入白及粉、蜜糖或鸡蛋清，可增强药物黏附作用，药效更为持久。

【思考题】

1. 简述岭南医派的发展源流。
2. 简述岭南医派的学术特点。
3. 试述岭南罗氏妇科流派、靳三针流派、西关正骨流派的传承模式及学术成就。

第五节　孟河医派

一、孟河医派简介

孟河镇地处江苏常州西北，北临长江，南接京杭大运河，水路发达，交通便捷，地理环境独具特色。孟河医派的形成背景可追溯至汉魏时期葛洪等人于附近茅山地区的道教活动，后历经两晋、南朝、隋、唐、宋、元朝代更迭，虽世道陵替，而薪火不绝，陶弘景、许叔微、王肯堂诸人皆为其中佼佼之辈。明末清初以来，得益于交运的便利、经济的繁荣与文教的昌盛，常州孟河地区医馆林立，世家众多。其中，费、马、巢、丁四家医术精湛，誉满杏林，以致"求医者络绎不绝，摇橹之声连绵数十里"，一时为吴中翘首，以致"吴中医学之盛甲于天下，孟河名医之众冠于吴中"之誉不绝于时，成为中医学的重要地域性学术流派。

（一）发展源流

孟河医派源流甚早，据目前所掌握之文献，可将其诞生背景上溯至魏晋南北朝时期，后经隋唐积淀，至宋明时期，医理丰富发展，进而渐有雏形。西晋永嘉之乱后，中原陵夷，衣冠南渡，东晋、南朝先后建都建康，常州自此成为京畿重地、人文渊薮。据史料载，仅齐梁两朝就共有15位皇帝出生于常州，可谓教化昌明，冠绝东南。中原地区大批官宦及知识分子的南迁，不仅带来了先进的科技文化、制度风俗，其中亦不乏精通医药之人。他们落地生根，又与常州本地医家切磋交流，对常州的医学进步产生了强大的辐射作用。同时，就地理形势而言，孟河地处宁镇山脉东麓，附近地区峰峦纵横，河网密布，尤其是西南百里之茅山地区，素有"秦汉神仙府，梁唐宰相家"之美称，山川形胜，江南独秀，古来多有隐逸之士避地自处，为道教圣地、上清派祖庭。先秦时期，郭四朝、李明真人于此修炼，西汉时咸阳茅氏三兄弟又来此采药救灾。可以说，南北交融的时代印记、十道九医的茅山道教传统，为孟河医派最初的萌芽培育了肥沃的土壤。

自隋唐而至靖康之难，宋室南迁，常州地区医学余焰不熄，代不乏人，其中又有伤寒大家许叔微承续医脉。许叔微（1079—1154年），字知可，北宋真州白沙（今江苏省仪征市）人。幼年失怙，矢志岐黄，成年后久试不第，转而弃儒学医。48岁逢靖康之难，举家南迁，居常州以行医为业，6年后中进士，官至翰林学士。晚年因不满宋廷偏安，又目睹忠良荼毒之状，遂辞官退隐，居马迹山（今无锡马山，隋至中华人民共和国成立初历属武进）行医济人，著书立说，抗金名将韩世忠曾亲赠"名医进士"匾额。许氏医学著作甚多，现有《伤寒百证歌》《伤寒发微论》《伤寒九十论》及《普济本事方》传世。许叔微在常武地区行医近二十年，尤其是对常州东南部地区的影响较大，他对《伤寒论》研究及自己医案的整理总结等则为后继孟河医家所继承和发扬。

明朝时期，另一位进士出身的名医亦于此登坛，是即金坛王肯堂。王肯堂（1549—1613年），字宇泰，又字损仲，号念西居士，别号损庵。因早年母病而习医道，饱览历代医书，兼收并蓄，见解独到，40岁时中进士，官至翰林院检讨，后因倭患横行，朝政糜烂，愤而辞官，研习医书，潜心著述。其一生笔耕不辍，著作极丰，存世有《证治准绳》《医镜》《医辨》等。他通晓伤寒，精于内科，擅治外科，又重视人体解剖，精于外科手术，记有外科手术如肿瘤摘除、甲状腺切除、耳脱落再植、肛门闭锁症手术治疗、骨伤整复、唇裂补术等医案并有附图，还有麻醉药物及其组成，对孟河医派外科刀圭之术的影响尤深。王肯堂内、外、妇、儿、骨各科均有涉猎，亦开创了孟河医派各科皆擅之先河。

明末清初，伴随着经济的南移与漕运的兴盛，以孟河为代表的常州地区民生富庶，崇文重教。其中常州学派、阳湖文派、常州词派、常州画派、孟河医派等竞相登上历史舞台，可谓名士辈出，学者迭现。又因孟河地处水路咽喉、战略要冲，左近医药名家多会于此，各种学术思想相互砥砺，治学方法多有借鉴，其中尤以胡慎柔、顾元交、法徵麟、法公麟、费尚有、马院判、钱祥甫、钱维岳等人医名卓著，声闻四省。可以说，优越的地理位置，发达的交通条件，繁荣的漕运经济，深厚的文化积淀，为此时孟河医派的形成与核心医学思想的建立提供了坚实的基础。

在千余年萌芽、形成的基础上，孟河医派于清末民初迎来了发展的鼎盛时期，以费、马、巢、丁为宗派的四家相继崛起，并在后续的历史发展中逐渐壮大，扬播海内外。此外，伴随清末海运的兴起，孟河作为苏浙水上交通的枢纽地位日渐没落，加之战乱频仍、河道淤堵，已难复往昔喧嚣繁华。孟河医家亦不再限于一隅，逐渐向苏州、上海一带迁移，在穷则思变中为中医事业的传承寻求新的机遇，这一迁移也成为孟河医派逐步走向全国、辐射全球之肇始。

（二）学术特点

孟河医派在学术上独有特色，在当时的医界堪称一股清新进取之风。清代温病学盛行，与古伤寒学派如水火不能相容，偏见极大。孟河医派独能摒除门户之见，择善而从。以丁甘仁为首的孟河医家由温病而兼学伤寒，由时方入于经方，形成了寒温相融的医学理念，将伤寒六经辨证与温病卫气营血辨证相结合，突破了温病与伤寒分立的格局，对近代中医学的发展起到了推动作用。

孟河医派又推崇和缓醇正的治疗方法，用药轻灵平和，不以炫奇峻猛立异，即使遇到危急重症，遣方仍不离平淡，实际上是辨证施治的法则娴熟圆融，自能平淡中见神奇，故而效若桴鼓，力挽沉疴。所谓"平淡之极，乃为神奇"，其中尤以费伯雄为突出代表。

孟河医派还主张中西兼容。如马培之在治疗霍乱等津液损伤严重的病证时，常用甘凉药加入食盐，即取法于西医的补液疗法。丁甘仁曾说："医为仁术，择善而从，不分畛域。中医以气化擅胜，西医以迹象见长。论其理则中医至精，论其效则西医亦著。"清楚表达了中西医并重的先进思想。其弟子章次公作为我国杰出的中医教育家和临床学家，主张"发皇古义，融会新知"，在研究学习中医的过程中，必须参考西医生理学、病理学、药理学、诊断学。

二、孟河费氏

（一）学术源流与传承谱系

　　费氏无疑是孟河医派中最古老的，其家谱可以追溯到汉代，从儒而仕，世为良臣。明末清初，为逃避太监魏忠贤对东林党的迫害，费尚有（1572—1662年）受"不为良相，即为良医"思想的影响，离开镇江，定居孟河，弃官从医，成为一代儒医，开费氏医学之先河。费家最具代表性的大家是费伯雄（1800—1879年），为费家世医第七代，在咸丰、同治年间以归醇纠偏、平淡中出神奇而享誉盛名，他是孟河医派的奠基人。悬壶不久，即以擅长治疗虚劳驰誉江南，至咸丰时，远近求医者慕名而至，门前时常舟楫相接。其孙费承祖，号绳甫，全面继承了乃祖的医疗经验，以善治危重急奇病见称。代表作有费伯雄《医醇賸义》。

（二）学术成就

　　1. 和法缓治，顾护正气　　"和法缓治"是孟河名医费伯雄提出的治疗大法，并且随后的孟河医家将其继承和发扬。费伯雄首次在《医醇賸义》中提出"和法缓治"法。他在《医醇賸义·自序》说："夫疾病虽多，不越内伤外感，不足者补之以复其正；有余者以之以归于平，即和法也，缓治也。"又提出："天下无神奇之法，只有平淡之法，平淡之极为神奇。否则炫异标新，用违其度，俗之求近效，反速危亡，不和不缓故也。"费伯雄治病首重辨证，处方用药平正绵密，总以协调阴阳、顾护正气为前提。世称他为近代虚劳名家，但并无秘方验方，全凭辨证精细，用药贴切。

　　纵观费氏《医醇賸义》《医方论》《医案》等著述，所谓平淡之法，实即辨证施治的基本大法，此乃为医者必须娴熟掌握、悉化成心的醇正归一法则，只有深谙《灵》《素》理、法、意之精髓，做到融会贯通，才能在纷杂瞬变的病情面前做到执简驭繁，出奇制胜。治法用药看似平淡，却能效若桴鼓，力挽沉疴，达到神奇的境界。费氏的大量临证验案，诠释、印证了这一学术观点。平淡至精，奇出于中，"平淡之极，乃为神奇"。

　　如费氏诊治一患者，症见中脘不舒，饮食减少。切其脉，"左关甚弦，右部略沉细"，究其病机，不过"肝气太强，脾胃受制"而已。但前医居然使用了大承气汤而罔效。费氏分析，盖仲景之三承气汤，原为胃实大症而设，是属于斩关夺门之法，可救人于危急存亡之秋，但绝不可随便施用于寻常之症。本案仅为脾胃不和之小恙，但由于前医是"身负重名"之辈，如果使用寻常之法，就不能突出其名望，于是乎小题大做，以自我炫耀，结果是事与愿违。费氏投予自制的"抑木和中汤"，药用蒺藜四钱，郁金二钱，青皮一钱，广皮一钱，茅术（炒）一钱，厚朴一钱，当归二钱，茯苓二钱，白术一钱，木香五分，砂仁一钱，佛手五分，白檀香五分。抑肝理气和胃，用药平淡、和缓、轻灵，三剂即愈。费氏慨叹：为了"自眩其奇，医家敢于以药试人，病家亦甘于以身试药，此风日起，流毒无穷"。于是费氏"不惮烦言，谆谆辨论，以为厌故喜新者之明戒"。

　　2. 顾护脾胃，益气养阴　　"用药轻灵"和"顾护脾胃"是相辅相成的。用药轻灵则能顾护脾胃，而顾护脾胃在很大程度上需要用药轻灵来体现。如临证时，费伯雄常以病者的脾胃纳运情况表现病情的深浅进退。故在组方用药中，不违法度，轻药味淡，重投不猛，使脾胃充分吸收，以发挥疗效。如费氏所言"一身之气血皆从胃中谷气生化而来，胃之关系一身，至为重要"。胃为水谷之海，后天生化之源，后天阴血、津液之根基，气旺津生，养阴濡胃，以舒展胃气，则生机自盛。如费氏七味胃阴汤及沙参麦冬汤，据症情变化损益，即以甘寒柔润之味养胃和阴，更兼以平甘濡养之剂舒展胃气，使益气养阴和胃并举。临证辨治中，每以顾护、养护、调护脾胃为本，无论食疗、药补，总以胃气调和、胃阴濡润为要，只有鼓舞脾胃，纳运正常，方能泉源不竭，气血旺盛，身体健康。

三、孟河马氏

（一）学术渊源与传承谱系

孟河马家是以内、外、喉三科兼擅著称的。明末，马荣成（本蒋姓）以婿入嗣太医院马院判为裔，尽得真传，开启了孟河马家的医学事业。马家门人极多，如丁甘仁、贺季衡等均是近代名流。孟河马家中最具代表性的大家是马培之。且因马培之赴京为慈禧看病而名声显赫，故与费家同为孟河医派之中坚。马培之跟随祖父马省三学医治病 16 年，尽得真传，后又旁收王九峰、费伯雄的临床经验，融会贯通，精通内、外、喉三科，被誉为江南第一圣手，是孟河马家中造诣最深、医技最精、影响最大的一代医家，代表著作有《医略存真》《马评外科证治全生集》《外科传薪集》及医案若干。

（二）学术成就

1. 凡业疡科者必须先究内科　马氏尤善内、外、喉科。在外科方面，他认为应注重内科基本功，主张"凡业疡科者必须先究内科"，要"即求方脉而刀圭益精"。他极推崇清·王洪绪所著的《外科证治全生集》，但并不是全部吸收，而是选择性地接受。如他所著的《马评外科证治全生集》，在书中，除指出了原著在某些理论上的谬误和证治方面的不当外，还增入了自己的治疡经验心得，提高了原书的质量，使其成为一本极有价值的外科专著。另外他还自制丸、散、丹、膏剂，也创制了不少有效方。在喉科方面，治疗多有特色。他认为咽喉为肺系，风、寒、暑、湿、燥、火之邪，痰、热、气郁之变，皆得乘之。他将咽喉病分为"喉风""喉蛾""喉闭""喉痈""喉痹""烂喉痧"等病，并且加以辨别，分别治疗。同时提出"喉卡推法"的治疗方法，这无疑是对喉科的一种推进。

2. 内伤咯血，主张温润　对于杂病的证治提倡应顾护脾胃，相比于费氏的凉润养阴治疗内伤咳嗽吐血，马培之提出了"温润"法治疗，以顾护脾肾，如云"精神气血，后天所出，赖胃气以生长，又借肾火为之辅助，先天之真气与后天之胃气相接而发育者也"，临床常用参、芪、术、草、北沙参、麦冬、山药、料豆、当归、丹参等药，开创了马氏"温润"的先河，后世孟河马家都遵循之。

四、孟河丁氏

（一）学术渊源与传承谱系

清朝中期，丁甘仁（1866—1926 年）先受业于马仲清和从兄丁松溪，后又从业于马培之和伤寒派大家汪莲石，博采众学，而创立了孟河丁家医学。丁甘仁最主要的贡献是继承和发展了孟河医派的学术思想和开创了近代中医教育的先河。在继承发展方面，他继承了孟河医家不拘一格、博采众学的治学精神，将经方与时方熔为一炉，临证时每每采用。丁甘仁于 1916 年在上海开办了上海中医专门学校和中医女子学校，招收学生遍及全国，造就了大批中医人才，很多学生成为中医界的骨干力量，如秦伯未、章次公、程门雪等。丁甘仁是孟河医派后期之冠，代表著作有《喉痧证治概要》《孟河丁氏医案》等。

（二）学术成就

1. 主论和缓，用药清灵 丁甘仁博及众学，融合时论，在伤寒与温病两大学派之间能择善而从，汲取其中精华灵活应用。丁氏认为，"和则无猛峻之剂，缓则无急增之功"，故在辨证用药上常以轻灵见长，擅"轻可去实"之法，尤其在辨治湿温时，擅长选用一些既能发挥治疗作用而又无碍邪不伤正的平稳之品。药量轻微，中病即止。如芳香化湿之藿香、佩兰，利湿之泽泻、滑石、薏苡仁、茯苓皮等，清热之金银花、连翘、竹叶、青蒿，调中和胃之砂仁、白扁豆、白蔻仁、枳壳，所用药多则三钱，少则五分，从他大量的医案中可以看出，即使是重症顽疾也都是治法清淡，处方精练，剂量轻灵，既不伤患者脾胃又有利驱邪，收到"四两拨千斤"之功。

2. 处方有法，寒温一统 丁甘仁擅长治疗伤寒温病，辨证处方足资后学揣摩，其处方用药宗《伤寒论》而不拘于伤寒方，宗温病学说而又不拘于四时温病，将伤寒辨六经与温病辨卫气营血相结合，经方时方并用的方法，开创了寒温融合学派之先河，是寒温合流的早期倡导者之一。他治疗外感热病，能融合"伤寒""温病"两说为一体，常常是"伤寒"方、"温病"方同时采用。如治湿温，能紧扣湿温病的特点，不拘于卫气营血和三焦辨证，而是结合具体病情，或与伤寒六经辨证结合在一起，使伤寒与温病两种迥然不同的辨证方法有机地结合在一起，如邪在卫分气分按三阳经治法，从桂枝、三仁、苍术白虎、调胃承气等方加减；湿盛阳微按三阴经治法，从附子理中、五苓、真武、参附、桂枝龙牡救逆汤等方加减；若邪热从阳入阴，则按温病热传营血治法，多用犀角地黄汤、牛黄清心丸及诸生津凉营息风之品等，可谓达到了浑然一体的境地。

3. 内伤杂病，擅重祛湿 丁甘仁治疗内科杂症，善用祛湿诸法。如解表散湿法、通络除湿法、健脾除湿法和消肿利湿法。丁氏认为，太阳为寒水之经，本阴标阳。若标阳郁遏，阳不通行，则发热恶寒而无汗，寒水不行，外湿相随，同气相求而入内。所以无论寒、热、暑诸外邪，都常与湿邪合并，时时入侵人体，致营卫运行失常而发病。此时，患者除见形寒身热、头痛身痛等表证外，常伴有头重、胸闷、泛恶、四肢沉重便秘等外湿内困之象。由于湿邪为患，症状常不典型。丁氏抓住这一病证特点，以桂枝、荆芥、前胡、苏梗等药疏风解表，并酌情加入大豆卷、茯苓、陈皮、制半夏等祛湿之品，两类相配，相得益彰。他提出"解表需散湿"，既能使湿邪从表而散，解表而不留湿，又能防止湿邪滞留，表证缠绵难愈。对于痹证的治疗，丁氏虽遵《内经》"风寒湿三气杂至合而为痹"之说，但遵古而不泥古，认为风寒湿邪袭络是痹证发生之关键，而结果是经脉不通，气血闭阻。治疗时，他一改以温通为主的传统，侧重于以祛湿为主，使寒里祛、经络通、痹证除。如治痹痛，方用秦艽、独活、海风藤、桑寄生、生熟薏苡仁、五加皮、丝瓜络几味药，旨在祛风除湿通络，配以桂枝、赤芍、牛膝以温经散寒通络，验之临床，效如桴鼓，其根本是重在治本，兼以治标。又如对历节风痛，年久风痛，百药无效者，丁氏多从祛湿入手，多用秦艽、防己、生薏苡仁、蚕沙、陈皮、茯苓、白术等祛风除湿通络之品，配以桑枝、桂枝等活血通络之药，每每收效。脾喜燥而恶湿，湿邪侵犯人体，常见困脾，使脾阳不振，运化无权，造成水湿内生。而丁氏则进一步认为，若内湿一旦生成，又易招致外湿入侵致恶性循环，凡劳伤营弱，脾失健运，出现神疲乏力、纳少便溏等，虽应健脾，更需逐湿。用药处方除以党参、白术、生姜、桂枝、当归等健运脾胃外，还常以茯苓、泽泻、苡仁等味淡气平之品，淡以利窍，通调水道，使湿从小便而去，更以秦艽、佩兰、半夏、陈皮、豆衣等苦温辛燥之品，燥湿醒脾。

五、孟河巢氏

巢家是在两地先后成名，其中最具代表性的医家是巢崇山、巢渭芳二人。

巢崇山（1843—1909 年），晚号卧猿老人。初在家乡（孟河）行医，后悬壶沪上五十余年，家学渊源，学验宏丰，擅长内、外两科，而于刀圭术尤有独到之处，其于肠痈所施之刀针手法，多应验如神。从学者有贝颂美、陶佐卿、汪剑秋、刘俊丞、黄晓初等人，均得其传。其子巢凤初、侄巢松亭亦世其业。巢松亭（1869—1916 年），名濬生，精内科，于外科亦有较深造诣，自1895 年在上海开业以来，业务渐盛，病者盈门。后加入中国红十字会，并于 1912 年肩负使命，放赈徐州，终因辛劳成疾而逝。

巢渭芳，生卒年代不详，因得孟河马文植之传而业医。精内科，尤长于时病，曾谓："治时病贵在不失时机，尤须审证求因、药有专任片面求稳每致胎忠，一味求全反将掣肘，皆不足取法。"巢氏于外科诸证也不生疏，如治肠痈以火针排脓，既免感染，又可使针孔畅通，脓液易于排出，此亦得自马氏真传。巢渭芳行医 26 年，业务兴盛，就诊者西起镇江，东至江阴，南抵奔牛，北达扬中、两泰，有时还应聘远涉浙江。其子巢少芳，25 岁临证，前后 29 年，亦颇具声望。巢氏第三代巢念祖，第四代巢重庆，至今仍居孟河镇的巢念祖，原任孟河公社医院院长，今退休作顾问，偶也为他人治病。巢重庆年富力强，为武进县万绥公社医院医师。所憾两处巢氏皆为诊务所累，未逸著述，没能将学术经验留于后人。

【思考题】

1. 孟河医派的主要学术思想有哪些？
2. 孟河医派以哪四家取得的成就最大，最具代表性？
3. 孟河医派杰出代表丁甘仁的临床特色是什么？
4. 清代之前孟河医派的代表医家有哪些？

第六节 川派中医

一、川派中医简介

川派中医是以四川、重庆地域为空间主体，学说思想辐射全国的中医学派，地域性为其显著特点和内涵主体。其包括的范围有三：一是生于川、长于川、学医于川、行医于川的本籍医家，如咎殷、唐慎微、郑钦安、齐秉慧、王文选、何仲皋、李斯炽、吴棹仙、邓绍先等；二是本为川籍，多早年或中年在川学医行医，中晚年赴京或旅居省外从医、教学，如唐宗海、萧龙友、冉雪峰、蒲辅周、任应秋、左季云、叶古红、祝味菊、吴佩衡等；三是本不属川籍，但在川行医多年，或居川期间受巴蜀文化影响，或著述医书，或颇有医名者，如唐代陆贽、杜光庭，近现代沈绍九、郑怀贤、王渭川等。

（一）发展源流

四川号称"中医之乡、中药之库"，巴蜀自古出名医、产中药，凝练出独具特色的川派中医药文化。

从汉代至明清，见诸文献记载的四川医家有 1000 余人，川派中医药影响医坛达两千多年。

汉代以涪翁、程高、郭玉为代表，奠定了古蜀针灸学派，近年绵阳双包山西汉墓和成都老官山西汉墓出土的木胎髹漆经脉漆人，再一次证明了针灸学派在巴蜀的渊源和影响。老官山汉墓出土的九部医学文献表明，秦汉时期，川派中医在中医理论、诊断、方剂、病源证候学等方面都居于非常突出的地位。唐代成都名医昝殷编成《经效产宝》，为现存较早的中医妇产科著作，专述妊娠、难产、产后病证。北宋虞庶著《难经注》、杨康侯著《难经续演》，南宋史崧取家藏《灵枢》九卷加以校释音释，元代袁坤厚著《难经本旨》，于疏通阐发经典奥旨有重要贡献。明代丹道学家韩懋著《韩氏医通》，其所创三子养亲汤作为治咳喘名方沿用迄今。清末郑钦安以附子温阳为大法，提出扶阳理论，开创扶阳学派。晚清血证专家唐宗海，在《血证论》一书中对血证病机及治疗进行系统阐述，提出著名的治血四法——止血、消瘀、宁血、补血，他的《中西医汇通医经精义》，成为以"中西汇通"命名的第一部完整著作。

四川中药材资源也极为丰富，5000 多种中药材在国内外享有盛誉，著名的道地药材和主产药材有 30 多种。四川历史上还诞生了多部本草著作，如后蜀孟昶、韩保昇的《蜀本草》、北宋唐慎微的《经史证类备急本草》、北宋杨天惠的《彰明附子记》、清代刘兴的《草木便方》，现代本草有专门描述川产道地药材的《四川道地中药材志》。

1936 年，李斯炽创立"四川国医学院"，共培养高等中医药人才 1000 余人。1956 年国家建立 4 所中医学院作为中医传承教育基地，成都中医学院（现成都中医药大学）即为其一，李斯炽任首任院长。学校的建立，使一大批中医药专家学者会聚一堂，开展中医教育、临床和科研，发展弘扬川派中医。

（二）学术特点

1. 医药兼擅　川派医家医术精湛，又通晓药理。后蜀《蜀本草》作者孟昶、韩保昇皆精于医，孟昶每为其母及臣僚诊视病证，韩保昇用药不拘成方；北宋名医唐慎微经多年广采博辑，编成巨著《经史证类备急本草》；晚清名医唐宗海对本草理论亦有深刻见解，撰有《本草问答》。近现代的四川名医亦精研本草，重庆补晓岚在川滇大山采药四年，采集药材达 300 余种，发现草药"雪上一枝蒿"；绵阳李孔定能识别本地常见草药 400 余种，编有《绵阳地区中草药手册》；中药名师凌一揆知医擅医，兼通方剂，开创临床中药学。与川派医家医药兼擅相媲美的是针灸学家的针药并用，针灸名家吴棹仙被称为经方大家；叶心清针药并用，仅 1953～1955 年留存至今的亲笔处方就多达 6654 张；蒲湘澄《中医实验谈》卷三中专门列有"针灸与汤药并重说明"；李仲愚善用经方，并创制多首新方。

2. 平和淳正　平和淳正，既指川派医家为人平和低调，潜心读书治学，更谓其用药风格，不炫奇，不斗胜，强调辨证精准，以平为期。尤其对慢性虚损病证用王道之法而不行霸道之势，有方有守。蒲辅周、卓雨农、沈绍九等于此多有心得，蒲辅周选方用药轻灵洗练，每方用药常只六七味，至多不越十一二味，于淳中出正出巧，于平中见奇见真，从简练里显功夫，以举重若轻见效果；卓雨农强调"补而不滞，滋而不腻，温而不燥，清而不凝，行而不破，涩不留瘀"；沈绍九治外感温热病喜清灵活泼，于急危重症和杂病，谓"救脱用药贵单纯，补正立方须周密"。医家们于临床治疗屡获良效，为学界所称颂。

二、蒲氏内科

（一）学术源流与传承谱系

蒲氏内科流派是以被誉为"一代宗师"的蒲辅周为代表的流派。

蒲辅周（1888—1975 年），原名启宇，四川梓潼人。祖父蒲国桢及父亲蒲显聪都是精通医道、名闻乡里的医生。他 11 岁开始学医，18 岁悬壶乡里。1955 年奉命调京，先后任中医研究院（现中国中医科学院，下同）内科研究所主任、副院长，其间一直从事中医临床、教学和科研工作。

（二）学术成就

蒲辅周强调治病求本，善用八法，主张"汗而勿伤，下而勿损，温而勿燥，寒而勿凝，消而勿伐，补而勿滞，和而勿泛，吐而勿损"。尤其擅长治疗温热病，在乙脑、流脑、腺病毒肺炎等治疗方面有独到见解，疗效卓著。代表作有《蒲辅周医案》《蒲辅周医疗经验》《温病述义》等。

1. 寒温统一，擅温热病 蒲辅周治疗外感热病，见解独到。对伤寒、温病二者的关系，他指出，伤寒学说开温病学说之先河，温病学说补伤寒学说之未备，应互为充实。伤寒与温病是始异（伤寒为寒邪侵犯太阳经，温病为温邪首先犯卫）、中同（寒邪入里化热，证属阳明，治以白虎、承气；温病顺传气分，治亦以白虎、承气）、终异（伤寒传入三阴，治宜温补；温病入营血，灼伤津液，治宜清润）。伤寒治以发汗解表，温病治宜透达取汗，二者均需顾及津液。这些心得使他在温病学术上多有建树，特别在指导流行性乙型脑炎、小儿腺病毒性肺炎等急性传染病的治疗方面有很大贡献。

2. 重视岁时，辨治时病 蒲辅周强调，治病"必先岁气，毋伐天和"，应注意自然气候和季节对疾病发生、发展、转归的影响。如麻疹，多发于春季，但其他三季也有发生，见症有所不同，治法亦有同有异。所同者，宜宣透，所异者，宜根据季节时令之暑湿燥寒而酌增苦辛或苦辛微温之品。1945 年近立秋，成都小儿麻疹流行，当时大雨连绵，街巷积水，病儿麻疹隐伏于皮下，医生用宣透无功，蒲辅周联系到其时多雨，热从湿化，故用通阳利湿法，俾湿开热越，疹毒豁然而出。1956 年，石家庄市流行乙型脑炎，用清热解毒、养阴法治疗，治愈率达 90% 以上。次年，北京流行此病用上述方法效果不显，他指出，北京多年阴雨连绵，湿热交蒸，当属暑湿偏盛，遂用杏仁滑石汤、三仁汤等化裁以通阳利湿，收到良好效果。

三、冉氏"一融三合"

（一）学术源流与传承谱系

冉氏"一融三合"流派是以蜀中名医冉雪峰为代表的流派。

冉雪峰（1879—1963 年），原名敬典，后更名剑虹，号雪峰，别号恨生，四川巫山人。世代业医，其父冉作楫为前清秀才，冉雪峰 12 岁起随父采药习医，17 岁开诊于故里，38 岁悬壶于湖北武昌。1923 年独资创办湖北私立中医专门学校，1950～1955 年在重庆中医进修学校工作，1955 年奉调中医研究院。

（二）学术成就

冉雪峰的代表性著作有《麻疹商榷正续篇》《新定救护药注解》《健忘斋医案》《冉雪峰医案》《八法效方举隅》《冉注伤寒论》等。

1. 主张"一融三合" "一融"，即伤寒与温病的融通。他说："或谓伤寒从皮毛入，温病从口鼻入，此是绝对错误，寒不可与温混，温亦不可与疫混。疫从口鼻入，六淫从皮毛入，岂复有理由可说。"温邪由外入内，未有不涉及三阳三阴层次者，故寒温大法虽异，而六经原理则可借鉴，主张伤寒、温病"整个会通"。"三合"，一即哲学与科学相结合，"科学为哲学之骨，哲学为科学之干，哲学无科学作骨，失之空疏，科学无哲学作干，过于呆板"，大有古为今用、洋为中用的思想萌芽；二即中医与西医相结合，抗战期间他先后完成《大同药物学》《大同方剂学》《大同生理学》，"大同"二字即蕴含早期的"中西结合"思想；三即理论与实践相结合，他强调"坐而言，起而行为医道"，重视中医基础理论，认为理论是实践的基础，没有理论的实践是盲目的实践，但也要避免死啃书本，不结合实际应用的倾向。

2. 善用经方时方 冉雪峰善用经方时方，认为"心有所获"则临证时就能做到"变化在我"。如对中风，他灵活辨证，古方新用，倡用镇静、兴奋二法治疗。镇静方如百合地黄汤，方中生地黄清血，百合清气，清气即是清血，宁血即是宁脑；生地黄用汁，生气未离，能缓解血中偏盛之气，虽用抑制又兼有补益。对中风神经闭阻者，他用兴奋神经法，方如局方伏虎丹。方中草乌、南星、羊踯躅、蔓荆子、干生地黄、白僵蚕等兴奋神经、豁痰宣窍，并以缬草易蔓荆，生地黄用量加五倍，服量作每次一丸，使方制更加完美。

四、文氏中医外科

（一）学术源流与传承谱系

文氏中医外科流派是指以四川著名外科医家文琢之为代表的中医外科学研究团队。

文琢之（1905—1991年），四川射洪人，以善治肿块、皮肤病及各种疑难杂病闻名遐迩。据四川省地方志记载，清代四川佛家名医天映和尚善中医外科，后传释灵溪上人，文琢之10岁师从释灵溪大师，入室8年，尽得其传。

（二）学术成就

文琢之治外科病，严守辨证施治原则，以八纲辨证入手，深究病源，阐明病机，主张内外合治。代表著作有《文琢之中医外科经验论集》《中医外科药物学》《中医外科特色制剂》等。

1. 怪病治痰，其效彰显 文派治怪病多从痰入手，指出痰是形成肿块的基础，气血失常为其关键病理环节。治当疏肝理气、化痰散结、活血化瘀、软坚消散。据此创制消核散、消核片，用于治疗良性乳腺增生病、瘰疬、甲状腺瘤、脂肪瘤等，该方将气、血、痰三者合而治之，以达到气血顺、痰涎散、肿块消的目的。

2. 狼疮治疗制定三步骤 文琢之认为，肾虚邪实是系统性红斑狼疮的病机特点，尤以肾阴虚为主，阴虚则阳亢，虚热迫血妄行则出现红斑、发热、鼻衄、口糜等症状。结合西医的常规检查进行综合分析，他制定出治疗本病三个步骤：第一步，急性发作期，以祛邪为主，佐以扶正，常用清瘟败毒饮加减；第二步，急性发作缓解期，扶正与祛邪相结合，自拟首乌地黄汤加减；第三步，慢性阶段，以扶正为主，佐以祛邪，用桂附地黄丸加减。

五、川蜀中医妇科

（一）学术源流与传承谱系

川蜀中医妇科的发展当追溯到唐代，其中首屈一指的著作当属昝殷《经效产宝》，北宋眉州杨子建的《十产论》与之遥相呼应，成为近现代四川妇产科崛起的重要学术渊源。后清代程从美的《胎产大法》、刘文华的《保产金丹》继之。至近现代，以卓雨农、王渭川、唐伯渊、曾敬光、王祚久等为代表的四川妇科名家经长期临床实践，结合四川地区特有的地域气候特点和疾病特征，形成了川派中医妇科独特的学术思想体系，其后的妇科名家刘敏如、杨家林、谭万信等进一步创新，促进了川派中医妇科在临床、教学、科研的全面发展。

（二）学术成就

川蜀中医妇科编著的中医妇科专著和教材，对现代中医妇科学术体系的创立与发展起到了举足轻重的作用。如卓雨农 1958 年出版的《中医妇科临床手册》，1961 年主编的《中医妇科治疗学》，1960 年和 1964 年主编第 1、2 版全国高等中医院校试用教材《中医妇科学讲义》；刘敏如主编的《中医药高级参考丛书·中医妇产科学》获中华中医药学会学术著作一等奖。

1. 结合地区特点，从"湿、热、虚、瘀"论治 结合四川地区气候潮湿、多雨多雾的环境及人们嗜辛辣的饮食习惯，湿热证在妇科各病证中均占有较大比例，治湿诸法充分体现了川蜀中医妇科的治法特点。王渭川认为，带下病、癥瘕主要为肝经湿热和湿热瘀结所致，常用"银甲丸"主治湿热蕴结下焦诸证；杨家林根据湿邪在体内的转化，结合女性不同生理时期及不同病证，提出健脾益气升阳除湿法、清热利湿法、调气止痛清湿法、滋阴清湿法、补肾除湿法。因虚、因瘀、虚瘀并见致病也成为川派妇科名家的共识。虚常有脾肾气虚、气血两虚，卓雨农对经闭虚证，喜用温补，强调以"养"为主，自拟通脉大生片补肾养血调经。瘀常与肝经郁滞、湿热之邪交结为病，或以虚实夹杂之证出现，王渭川认为，腹部癥瘕均为瘀血所致，故常用虫类药搜风通络、逐瘀消癥，又因气血可相互为病，故常加入行气、益气之品，以助瘀血消散。

2. 善用综合疗法，内外合治，辅以食疗 常用综合疗法、内外治相合亦是川蜀中医妇科的治疗特色。王渭川治疗子宫脱垂患者，常用"蛇床子洗方"煎水外洗患处，并配合"王孟英坐药"坐入阴道内；王祚久治疗急、慢性盆腔炎，在辨证内服的基础上，常配合中药保留灌肠法、中药外敷等外治法。医家们还重视饮食疗法，如产后乳汁不行属于气血俱虚者，常以通乳散加花生米、猪蹄同煎炖服；对月经不调、不孕症、胎动不安、滑胎等，常选用甘平清淡、亦药亦食的药物，配以血肉有情之品煎汤，以达"食借药威、药助食性、药食同用、相得益彰"之效。

六、王氏儿科

（一）学术源流与传承谱系

王氏儿科流派由四川著名儿科医家王朴诚于 20 世纪 20 年代在成都创立。

王朴诚（1879—1961 年），又名王联福，四川中江县人。早年在药店学习医药，1903 年起开业行医，初期以眼科、外科著名，后专攻中医儿科，因擅治小儿疾病驰誉成都。其子王伯岳，幼承庭训，尽得家传。1955 年，王氏父子奉调入京，在中医研究院从事儿科临床、科研与教学工作。

（二）学术成就

作为中国现代中医儿科学的主要创始人，王伯岳主编有《中医儿科学》及《中医儿科临床浅解》。

1. 小儿生理，阳常有余，阴常不足 王氏指出小儿生理特点为"阳常有余，阴常不足"，因其生机蓬勃，发育迅速，表现为阳气旺盛、蒸蒸日上之状，属"阳常有余"；另一方面，小儿形质稚嫩幼小，脆薄柔弱，加之发育迅速，对水谷精微的需求尤为迫切，故其体内精、血、津、液等常处于供不应求的相对不足状态，需要随时给予足够补充，故属"阴常不足"。但这种阳有余与阴不足是相对的，而不是绝对的。

2. 外感热病，温凉并用，表里双解 外感热病，小儿最多。王氏认为，小儿肌肤薄，脏腑嫩，易于感触。外邪初犯，出现表证，法当解表，或辛温，或辛凉。因小儿阳气常旺，一经感冒，容易寒从热化，或热为寒闭，形成寒热夹杂之证。单用辛凉，往往汗出不透，单用辛温，又往往汗出热不解，故应辛温、辛凉并用。偏风寒者，方用荆防葱豉汤（荆芥、防风、苏叶、羌活、白芷、淡豆豉、薄荷、黄芩、淡竹叶、葱白、甘草）；偏风热者，方用银翘散加减（金银花、连翘、荆芥、防风、薄荷、牛蒡子、淡豆豉、黄芩、大青叶、淡竹叶）。

七、李氏杵针

（一）学术源流与传承谱系

李氏杵针是以著名针灸学家李仲愚为代表的流派。杵针疗法是李氏先祖李尔绯受自湖北武当山如幻真人，历十四代密传，经李氏 60 多年精深研究、发展而来。

李仲愚（1920—2003 年），四川省彭州市人。13 岁初入医门，立志传统医道，精于脉学，擅长针灸、汤药和薄贴，尤善祖传绝技指针、杵针。

（二）学术成就

李氏杵针流派的代表作有《杵针治疗学》《气功灵源发微》《李仲愚药贴疗法》等。

1. 针具独特，人文关爱 杵针治疗疾病，针具不刺入皮肤肌肉，且手法简易，操作简便，兼针刺与按摩之长，老弱妇孺无忌，既避免了畏针人群的恐惧感，又根绝了感染的可能，在临床中广受患者欢迎。

2. 以布阵代替配穴 杵针常用的几组布阵有泥丸八阵、风府八阵、大椎八阵等，人体全身的相关部位如眼、耳、鼻、腹部和四肢均可布阵，因人体经络是立体的，有如生物电磁波与光色的连接。杵针布阵，既不怕此阵与彼阵联通，也不怕此阵与彼阵重复。

八、郑氏骨伤

（一）学术源流与传承谱系

郑氏骨科是以郑怀贤领衔、武医结合的骨科学派。

郑怀贤（1897—1981 年），河北省安新县人。该流派萌芽于 20 世纪初期，由郑怀贤融会李耳庆、孙禄堂、魏金山、李芳宸等武术大家的太极、形意、八卦、飞叉、剑术、棍术等武术技巧，贯通中国民间正骨、推拿、按摩、针灸等传统方法和清末太医院骨科医术精髓独创而成，成形于 20 世纪 30 年代末期。郑氏骨科包括骨伤、筋伤、运动创伤等内容，武医结合、自成一派，并有完整的临床发展基地和人才培养体系，使学派得以充分传承和弘扬。

（二）学术成就

郑怀贤对中医骨伤造诣很深，归纳出十二正骨手法、十三推拿手法、55 个经验穴位，首创运动按摩等。著有《伤科推拿术》《伤科诊疗》《运动创伤学》等。

1. 首创中医运动医学 郑怀贤首先将中医骨伤科学与运动创伤学、运动医学紧密结合，率先系统开展中医药消除运动性疲劳与恢复研究，致力于防治运动伤病、提高运动功能水平，使"武医结合"成为运动医学的一个完整分支——中国中医运动创伤学。

2. 辨证"五结合"　郑氏提倡证型结合、证病结合、整体局部结合、主证兼证结合、动静结合。强调辨证贯穿诊断和治疗全过程，反对用一方一法一药一术治之，主张一切骨伤疾病的诊治，须在中医基础理论指导下，结合解剖、生理病理、运动生物力学等理论进行辨证、辨病结合论治。

【思考题】

1. 什么是川派中医？
2. 简述川派中医的总体学术特点。
3. 川派中医中各代表医家的主要学术思想是什么？

第七节　龙江医派

一、龙江医派简介

龙江医派是在黑龙江地区特殊的自然地理、气候、历史、文化等诸多因素影响下，通过一代代龙江医家既秉承师门授受，又经现代中医教育洗礼，历经长期临床实践，逐渐形成的具有鲜明黑土文化特色的寒地医学。

（一）发展源流

历史上黑龙江地区的医疗，主要以经验性医学与少数民族医学为主。自唐代以来，中医学术逐步发展起来。明清时期，大批内地读书世家流寓龙江、延医授学，该地区中医药专业从事人员日益增多，龙江医派渐成规模。

自清代至20世纪40年代，龙江医学分为龙沙系、松滨系、呼兰系、汇通系、宁古塔系、三大山系等六个支系。其中，龙沙系强调首学四书五经，再学医籍《黄帝内经》《伤寒论》，研习儒学、医学皆有崇尚经典之风，临证善用经方，行医于黑龙江省嫩江、讷河、克山、望奎一带。松滨系因沿松花江畔行医而得名，多以《寿世保元》《万病回春》为传习教材，临证重视保元固本，用药多以平补为主，少用急攻峻补之品。呼兰系亦称"金鉴派"，源于王明五叔侄所创之"中医学社"。该社讲学授徒专重《医宗金鉴》，临证擅长时方，用药精炼，治热性病经验丰富，行医于黑龙江省哈尔滨、呼兰、绥化、阿城一带。汇通系以阎德润为代表，其主张中西医汇通，著《伤寒论评释》等，为近代西医界少有的以中肯态度研究中医而成就卓著者。宁古塔系军医官较多，内地流放于此行医者亦不少，多活动在今黑龙江省宁安一带，擅治金疮、冻伤。三大山系属走方铃医性质，串雅于黑龙江各地，偏重奇方妙法，惯用膏药外治，多习针灸，以刺络放血手法称绝。

此后，高仲山自上海学成至哈尔滨，秉承沪上先进医学教育理念，"重经典、秉师传、据家学、参西法、多实践"，先后成立了哈尔滨汉医学研究会、滨江省汉医会，并在黑龙江省各县旗设立分会，兴办中医教育，倡导学术交流，使龙江中医学术面貌焕然一新。1941年，高仲山创办哈尔滨汉医学讲习会，培养中医500余名，如马骥、张琪、李西园、赵正元、孙希泰、钟育衡、张金衡、陈景河、黄国昌等，为全国中医药人才培养作出了历史性贡献。中华人民共和国成立后，高仲山等先后创建哈尔滨市中医进修学校、黑龙江省中医进修学校、牡丹江卫生学校、黑龙江省中医学校、黑龙江省祖国医药研究所（即今黑龙江省中医药科学院）、黑龙江省卫生干部进修学院等中医药教育、医疗、科研机构，在此基础上于 1959 年创建了黑龙江中医学院（即今黑龙江中医药大学），汇聚龙江各地中医界精英入校任教，大批中医在此系统接受现代中医教育，互相撷取交融，形成了行医风格有鲜明寒地和黑土文化特色的地域性中医学术流派——龙江医派，涌现出大批造诣精深的临床各科名家。除上述哈尔滨汉医学讲习会所培养诸医外，还有韩百灵、韩星楼、于盈科、张尔多、张揆一、高式国、何子敬、朱慎斋、汪秀峰、邢兰轩、宫显卿、华廷芳、孟广奇、赵麟阁、陈占奎、樊春洲、刘青、吴惟康、金文华、白郡符、胡青山、柯利民、王德光、王若铨、邹德琛、段富津、王维昌等，薪火相传至今。2010 年以来，黑龙江中医药大学从地域性学术流派——龙江医派角度系统研究龙江医派学术传承与保护，先后在科学出版社出版了《龙江医派丛书》《龙江医派现代中医临床思路与方法丛书》等，"龙江医派学术经验选讲"列入黑龙江中医药大学特色课程。龙江医派 2016 年入选黑龙江省级非物质文化遗产保护名录，2020 年列入《黑龙江省中医药条例》。

（二）学术特点

龙江医派汇聚全国各地的医药精粹，融合黑龙江各民族医药经验，根据该地区常见外因寒燥、内伤痰热、气血不畅的病因病机特点，利用黑龙江地产药物，积累了以温润、清化、调畅气血为常法的丰富诊疗经验及特色中医预防与调养方法。

1. 多元汇聚，融合各地医学之长　龙江医派除融合早期地方民族医药经验外，还通过移民等方式从中原和南方各地传播而来，这种趋势从唐代开始，自宋代以后逐步增多，到近代随东北大规模开发达到高潮。

唐朝时期，黑龙江地区隶属渤海国。渤海国受唐王朝册封后，中原文化大规模输入，龙江医派由此逐步积累而来。金代女真政权兴起于黑龙江，后金兵攻陷宋都汴梁，掳中原人十余万北上，其中即有包括宋太医局医官在内的大批医药人员。此外亦搜掠大量医药典籍和针灸铜人等医药器具，较大程度地促进了中医药在黑龙江的传播和发展。

明清时期，随着移民、经商、开矿、设立边防驿站、流人、马市贸易等，中医药开始更大规模地传播到黑龙江，并逐渐成为地方医学主流。清代康乾时期，内地文人被流放至黑龙江地区开展医疗活动，宁古塔流人医家以方拱乾、陈世纪、周长卿等为代表，齐齐哈尔流人医家则有华熙以及吕留良子孙等。考察近现代黑龙江各地多数名医祖籍为山东、河北、河南，另有祖籍为江南各省者。可见，全国各地的中医学术已在黑龙江安家落户，这对龙江医派影响至深。由于历史原因，近现代龙江医家如马骥、王德光等精通日语，治学之时对日本汉方医学内容多有吸纳，这也是龙江医派多元汇聚、兼收并蓄的学术特点体现。

2. 研修偏重明清医学典籍　明清医学典籍内容丰富，详解易懂，为龙江医家所偏爱习诵。清代以来，龙江医家除诵读《药性歌括四百味》《药性赋》《汤头歌诀》《濒湖脉学》《医学三字经》等歌诀类中医著作外，多以明清医学典籍为修习课本，如《寿世保元》《万病回春》《外科正宗》《医宗金鉴》等，其中《医宗金鉴》作为官修教材最为盛行。该书涵盖临床各科，既有帮助记忆之歌诀，也有详细深入之解说，便于学习与传授。大批近现代龙江医家如张琪、白郡符、邹德琛、王维昌等对《医宗金鉴》记诵如流，熟练应用于临床各科，成为龙江医派地方特色。

3. 善治复合、疑难病证　黑龙江每年寒冷时段漫长，寒邪凝沍，气滞津停；阳气易为外寒所伤，气化不利，津液失布，加之冬季室内温暖干燥，易生内燥。寒燥相搏，易致支气管炎、肺气肿、哮喘、风湿性关节炎等疾病。寒地民众户外锻炼较少，易聚湿生痰，加之龙江民众豪放好酒，食肉较多、蔬菜水果摄入偏少，喜食酸菜等腌制品，易内伤痰热，多发高血压、心脑血管疾病、糖尿病等病。此外，该地区民众防病治病、养生保健意识相对薄弱，造成复合病、复合证、疑难病症较多，故龙江医家以气血为纲、善用大方复法，治疗疑难杂病的经验十分丰富。

4. 善用地产药材　黑龙江地处北疆，山脉横亘，大小兴安岭、完达山、张广才岭纵贯全省，森林茂密，江河纵横，地产药材丰富。龙江医家善就地取材，常用鹿茸、人参、板蓝根、平贝、刺五加、北五味、防风、赤芍、黄柏、柴胡、细辛、鬼针草、穿山龙、满山红等"龙药"省病疗疾。

二、内科流派

龙江医派内科流派以高氏内科、马氏内科、张氏内科尤为著名。

（一）高氏内科

1. 学术源流与传承谱系　高氏内科创自高仲山。高仲山（1910—1986 年），我国著名中医学家、中医教育家，黑龙江省中医界"四大名医"之首，"龙江医派"奠基人。高仲山生于中医世家，祖父高雨亭、父亲高广德、叔父高广福均为当地名医。高仲山于 20 世纪 20 ～ 30 年代求学于上海中国医学院，师从秦伯未等，后来哈尔滨行医济世、创业办学，培养了大批中医药人才，开创了龙江中医教育新局面。1979 年，高仲山领衔的伤寒学科获得全国首批硕士学位授予权，主要传承人为高雪、曲敬来、李敬孝等。

2. 学术成就

（1）抗战时期捍卫国医学脉，倡导中华大医学观　高氏内科创始人高仲山作为早期龙江医派领军人物，抗战时期面对中医危急存亡，铁肩护道，捍卫国医学脉。在学术上，规范配药、普及标准，在 20 世纪 30 年代初著有《汉药丸散膏酒标准配本》，整理中医学术、主张统一术语；主张衷中参西，倡导中华大医学观，提出"为创立祖国新医药学派而努力"；在教育理念上，"重经典、秉师传、据家学、参西法、多实践"，主张建立中西医两种独立思维习惯，对龙江医派发展影响深远。

（2）善治热病、疫病高氏内科以善治霍乱、白喉、大头瘟、温毒发疹、烂喉痧、瘟黄等热病、疫病著称。高仲山治疗热病初期，多用连翘败毒汤清热解表；若热毒内陷，燔灼营血，内闭心包时，多用凉黄酒调服安宫牛黄丸清心开窍；营血热盛，迫血妄行，发生斑疹时，多用消斑青黛饮凉血解毒消斑；若燥热内盛，耗伤津液，升降失常，腑气不通时，以加减承气汤类方釜底抽薪，急下存阴。20 世纪 30 年代初，高仲山以急救回阳汤成功治愈霍乱，名噪哈尔滨。其诊疗经验载于《龙江医派丛书·龙江医派创始人高仲山学术经验集》。

（二）马氏内科

1. 学术源流与传承谱系　马氏内科创自马骥。马骥（1913—1991 年），黑龙江省中医界"四大名医"之一。马骥随祖父清廷御医马承先习医，学成后行医于哈尔滨。1950 年，马骥创办东北地区第一个联合医疗机构——哈尔滨市中医联合诊所。马骥医名远播，从学者众，马氏内科流派由是而生。1986 年，马骥领衔的中医内科学专业获得全国首批博士学位授予权，主要传承人为马龙侪、于福年等。

2. 学术成就

（1）研修中医从源到流，主张医艺相通　马氏内科倡导从源到流的中医研习方式，且对《神农本草经》研究精深，将《伤寒论》《金匮要略》之法融贯于《神农本草经》解读之中，以经方推衍《神农本草经》药物之功效主治，以《神农本草经》探悉经方用药之理法，并认为医艺相通，欲成名医，不仅要专业功底扎实，在文、史、哲、天文、地理、人事方面也要多加涉猎。

（2）善治内科疑难病证，创制肾气丸法系列方　马氏内科善用肾气丸法治疗慢性肾衰竭，创制离明肾气汤、复元固本汤、六五地黄汤等系列验方，临床疗效突出，另对脾胃病、脑血管意外、硬皮病等疾病的诊治见解独到。马氏内科诊疗经验载于《龙江医派丛书·御医传人马骥学术经验集》。

（三）张氏内科

1. 学术源流与传承谱系　张氏内科创自张琪。张琪（1922—2019年），著名中医临床家、中医教育家，首批国医大师，黑龙江省中医界"四大名医"之一，全国肾病治疗中心奠基人，当代龙江医派之旗帜。张琪幼承家学，并于哈尔滨汉医学讲习会习医深造，弱冠之年即名噪乡里；为加强中医药管理职能，曾参与"八老上书"；在人才培养传承上，院校教育、师承教育并重，很多弟子成为业内精英翘楚，为黑龙江中医教育作出了重要贡献，主要传承人为张佩青、曹洪欣、姜德友等。

2. 学术成就

（1）善用大方复治法治疗疑难杂病张氏内科善用大方复治法治疗疑难杂病，是其一大特色。疑难杂病大多病机错综复杂，复因治不得法，日久不愈，常见寒热错杂、虚实夹杂、兼夹证多等特点，张氏内科处方常多法合用，药味数目超出常规，每方药味多在15味以上，常达二三十味，虽药物繁多，但条理清晰，相辅相成，疗效显著。多法联用治疗肾病尤精。

（2）研发多种有效制剂张氏内科对中医肾病、肝病、脾胃病、心系病、神志病、风湿病、温热病、消渴病等均有深入研究，先后研发出宁神灵颗粒、泌炎康颗粒、肾炎止血丸、肾炎消白颗粒、参地补肾胶囊、苏黄泻浊丸等制剂，广泛用于临床。其诊疗经验载于《龙江医派丛书·国医大师张琪学术经验集》。

三、其他专科流派

（一）白氏外科

1. 学术源流与传承谱系　龙江医派之外科流派以白氏外科尤为著名。白氏外科创自白郡符。白郡符（1921—1998年），回族，自幼随父白连国习医，稔熟《医宗金鉴·外科心法要诀》等。1945年，白郡符任佳木斯市第三医院外科医师，求治者甚众。1953年，白郡符组建佳木斯市第十四联合诊所。1963年调入黑龙江中医学院，负责中医外科医疗和教学工作。主要传承人为白恩贤、王远红等。

2. 学术成就

（1）重视整体与局部联系观，治疗内外并重白氏外科论治皮肤外科疾病以气血为纲，注重固护阳气、顾护脾胃等。其擅长治疗疮疡、皮肤病、乳腺病等，尤以皮肤病见长。内外并重，擅用家传百令丹、白氏解毒膏、流痰膏、朱红膏、提毒散以及经验方全蝎膏等治疗皮肤外科疾病。

（2）善用回医疗法，擅长中药饮片炮制和药物制作 白氏外科临床善用回医涂治、油法、熨敷、熏法、敷法等；擅长中药饮片炮制和丸、散、膏、丹及外用药制作，创制升角丸、蜈蚣托毒丸等，疗效显著。其诊疗经验多载于《龙江医派丛书·白郡符中医皮肤病学术经验集》。

（二）韩氏妇科

1. 学术源流与传承谱系 龙江医派之妇科流派以韩氏妇科尤为著名。韩氏妇科创自韩百灵。韩百灵（1907—2010年），著名中医妇科学家，黑龙江省中医界"四大名医"之一，出身中医世家，师从臧鸿儒、王化三等，后于哈尔滨设"百灵诊所"。1964年，韩百灵任黑龙江中医学院附属医院妇儿科主任，为国内首批中医妇科博士研究生导师，作为国家重点学科妇科学科奠基人，培养了大批中医妇科人才。主要传承人为韩延华等。

2. 学术成就

（1）创立"肝肾学说"韩氏妇科创立"肝肾学说"，提出妇科疾病主要在于肝、肾、脾、气、血五字，不外虚、实、寒、热、痰、郁、积聚之变化，病机之要在于肝肾阴虚。

（2）创制系列妇科名方韩氏妇科在崩漏、滑胎、不孕症等病诊疗方面见解独到，辨治多从肝肾入手，创制百灵调肝汤、育阴汤、百灵止崩汤等妇科名方。其诊疗经验载于《国医楷模韩百灵学术经验集》。

（三）邹氏儿科

1. 学术源流与传承谱系 龙江医派儿科流派以邹氏儿科尤为著名。邹氏儿科创自邹德琛。邹德琛（1930—2005年），自幼随父习医，1953年联合当地名医吕鸿勋成立青冈县第一中医联合诊所，其擅用经方，用药精准，疗效卓著，求治者甚众。邹德琛长期担任黑龙江中医学院伤寒教研室主任，为全国老中医药专家学术经验继承工作指导老师，主要传承人为邹存信、张友堂、宋立群等。

2. 学术成就

（1）儿科疾病辨治倡导脾胃观 邹氏儿科重脾胃观，如治小儿咳喘，擅用温润剂及补土生金法；研制的小儿厌食口服液，疗效显著。

（2）古今接轨，用药轻灵邹氏儿科治外感热病，古今接轨，伤寒温病方并重，疗效迅捷。其诊疗经验载于《龙江医派丛书·邹德琛学术经验集》。

（四）骨伤科流派

1. 学术源流与传承谱系 黑龙江地区冬季多冰雪，骨折挫伤高发，众多骨伤科名家涌现，以黑龙江中医学院附属医院骨伤科流派尤为著名。樊春洲（1913—2001年），精于伤科，尤以治伤手法见长，经高仲山"访贤"调入黑龙江中医学院执教，与黄殿栋（1921—2015年）共同担任附属医院骨伤科团队学术带头人，为龙江医派骨伤科流派代表人物，成就突出的骨干有邓福树等，主要传承人于雪峰、张晓峰等。

2. 学术成就

（1）擅长手法整复龙江医派之骨伤科流派擅长手法整复。樊春洲对难以复位的骨折，如胫骨平台塌陷移位骨折、腕骨骨折脱位、足周骨脱位等采用"拳击法"复位。黄殿栋采用肩肘带治疗锁骨骨折和肩锁关节脱位，解决了复位难的问题。

（2）内服外敷并重，创制系列特色治伤药物该团队治伤用药颇具特色，研制出活血丸、消瘀膏、朱红膏、脊痛消系列胶囊、骨蚀灵、骨炎灵注射液、骨增灵注射液以及骨科洗药等治疗急慢性骨伤疾病，疗效显著。其诊疗经验多载于《龙江医派丛书·邓福树骨伤科学术经验集》《龙江医派现代中医临床思路与方法丛书·骨伤疾病辨治思路与方法》。

（五）孙氏针灸

1. 学术源流与传承谱系　该流派秉承中医经典理法施术，并与神经病学、病理学、神经生物学、神经行为学等有机结合，成绩斐然，涌现出大批衷中参西、开拓创新的针灸名家，其中以孙氏针灸尤为著名。孙氏针灸创自孙申田。

孙申田（1939—），国医大师，全国名中医，结合北方脑病多发特点，在全国率先提出将中医针灸学与现代神经内科相结合，组建了黑龙江中医学院第一个针灸神经内科病房，主要传承人为孙忠人、孙远征、梁立武等。

2. 学术成就

（1）用针遵经，注重手法　孙氏针灸提出，凡用针灸，分经辨证；遵经典取穴，动静相宜；注重手法，量效结合。

（2）创制系列针法孙氏针灸首创经颅重复针刺法手法及头针 11 个刺激区划分法、调神益智法、滞针提拉法、孙氏腹针疗法等特色诊疗方法。其针灸经验多载于《孙申田针灸医案精选》《龙江医派现代中医临床思路与方法丛书·神经系统疾病辨治思路与方法》。

（六）推拿流派

1. 学术源流与传承谱系　龙江医派之推拿流派以王氏推拿尤为著名。王氏推拿创自王选章。

王选章（1937—2021 年），创建黑龙江中医学院附属医院推拿科，诊疗之余举办各类针灸推拿学习班，从学者众，主要传承人为王先滨、吴文刚等。

2. 学术成就

（1）倡形气辨证　王氏推拿倡形气辨证，以形态和气机并重。伤科疾病"气伤用远调"；伤形则局部治疗；如形气俱伤，必先局部正形，然后远端调气；先伤气后及形者，必先调气，然后正形。

（2）重"五部"辨证　王氏推拿倡皮、脉、肌、筋、骨"五部"辨证，临床用五行生克对应拿、推、摩、按、动五法，指导设计手法治疗。其诊疗经验载于《龙江医派丛书·王选章推拿科学术经验集》。

（七）五官科流派

1. 学术源流与传承谱系　龙江医派之五官科流派以王氏耳鼻喉科和刘氏眼科尤为著名。

王氏耳鼻喉科创自王圣云。王圣云（1935—）承袭六世祖传家学，曾任黑龙江中医学院附属医院五官科主任，先后巡诊于浙江绍兴、宁波、天津等地医院，深受患者好评，主要传承人有周凌等。

刘氏眼科创自刘吉年。刘吉年（1937—）继承祖父《眼科验方》经验，在 20 世纪 60 年代即以擅治眼科疾病驰名龙江，曾任黑龙江中医学院附属医院眼科主任，主要传承人有孙河等。

2. 学术成就　王氏耳鼻喉流派创制出牛黄利咽丸、清咽甘露丸、清鼻丸、利鼻消炎丸、温肺止流丸、三花喷雾剂等。刘氏主张治疗眼病用药宜轻，内外兼用，治疗白内障善用疏肝理血法，治外障病善用清利湿热杀虫法，创制有内障丸、决明退障丸、理血还光丸等。

【思考题】

1. 龙江医派多元融合各地医学之长的历史发展过程体现在哪些方面?

2. 为什么龙江医家研修偏重明清医学典籍?

3. 如何理解黑龙江地区常见病因病机特点为"外因寒燥，内伤痰热，气血不畅"。

第八节　齐鲁医派

一、齐鲁医派简介

齐鲁医派是指在齐鲁地区产生的、根植于齐鲁文化而形成的具有地域特色的综合性医学学派。齐鲁医派肇始于先秦，成熟于两汉，流传至今，绵延两千余年，历史悠久，拥有中医学的始创之人、奠基之作，为中医学的产生和发展作出了重要贡献。

（一）发展源流

齐鲁两地是春秋战国时期的文化中心，中国古代文化的发源地之一，诸子百家学术争鸣之地，产生过许多伟大的思想家、政治家、军事家和科学家，如孔子、孟子、曾子、荀子、墨子、庄子、管子、孙子等，而且他们还是儒家、道家、法家、阴阳家的创始者之一，其"中和思想""仁孝观""精气学说""阴阳学说""五行学说"及"天人合一"思想等，造就了齐鲁地区的地域特色与优势，成为齐鲁医派产生的土壤，涌现出一批永垂青史的医学家。商代的伊尹，首创汤液；战国的扁鹊秦越人，发明中医望闻问切；西汉的仓公淳于意，撰写了最早的中医医案；魏晋的王叔和，编撰最早的中医脉学著作《脉经》；北齐的徐之才，最先提出中医方剂"七方十剂"分类；北宋的钱乙，是中医儿科学的奠基者；宋金时期的成无己，最早对张仲景《伤寒论》进行全文注释。以上齐鲁医家是我国医学史上贡献卓越的著名医家，也标志着齐鲁医派在金元之前始终处于中国医学界的先进行列。

因地势使然，齐鲁地区自古以来就有自己的特色医学。齐鲁地处我国的东方，有较长的海岸线，人们在生活中嗜食咸味，容易患上痈疡，治疗痈疡则宜用砭石，因此齐鲁成为砭石疗法的发源地。如《素问·异法方宜论》所云："东方之域，天地之所始生也，鱼盐之地，海滨傍水。其民食鱼而嗜咸……其病皆为痈疡，其治宜砭石。故砭石者，亦从东方来。"指出齐鲁之地气候和生活习惯对人们的体质与多发疾病的影响，以及适宜的治疗方法。

春秋战国时期，随着社会的发展，生活在齐鲁大地上的人们已经普遍注意到卫生保健的重要性，《论语·乡党》提到"鱼馁而肉败不食，色恶不食，臭恶不食"。齐鲁地区的医学水平也获得长足发展，在当时处于领先地位。我国历史上第一位有史可考的医家扁鹊，便是齐国人。扁鹊被尊为医宗，扁鹊学派是当时的主流医学，其医学理论与治疗技术被后世医家继承和发扬，也成为齐鲁医派的肇始（详见"师承性学派"第一章"扁鹊学派"）。除医宗扁鹊外，齐鲁医派名家辈出，代表人物有秦汉时期的淳于意及其弟子高期、冯信、杜信、王禹、唐安及楼护等，魏晋南北朝时期的王叔和、李修、羊欣及徐熙、徐叔向、徐嗣伯、徐文伯、徐之才等家族，唐代的吕才、孟诜，宋金元时期的钱乙、董汲、成无己、马丹阳、纪天锡等，明清时期的黄元御、臧应詹、翟良、杨润、刘奎、王象晋等。

（二）学术特点

1. 以古代哲学思想为基础　对中医理论体系形成影响重大的哲学思想主要有阴阳学说、五行学说、精气学说等。这些学说均产生于先秦时期的齐鲁地区，并且被迅速吸收进中医学领域，为中医学理论体系的构建奠定了基础。

阴阳原始的含义指阳光的向背，面对阳光的一面为阳，背对阳光的一面为阴，后来"阴阳"引申为气候的冷暖，再引申为贯穿于一切事物的两个对立统一的方面，从而具有了最初的哲学含义，用于解释万物生长、运动的规律。五行最初是指自然界的五种物质：水、火、木、金、土，《管子》用五行分类的方法，将五行配属五色、五音、五味、五脏等，并萌发了五行相生、相克的思想。《管子》成书于春秋战国时期，一般认为是齐国稷下学宫的论著。《管子》还将阴阳五行思想引入社会领域，进一步丰富和发展了阴阳五行的含义。及至战国时期，齐国的思想家邹衍将阴阳五行思想上升到世界观的高度，建立了系统的阴阳五行学说。阴阳五行学说被用以构建医学理论体系，用于阐释人的生理、病理现象，进一步用于指导疾病的诊断和治疗，成为支撑中医学的理论框架。

精气学说也发端于《管子》。老子提出"其中有精""冲气以为和"的说法，《管子》在此基础上创立了精气学说。他认为，精气是气之精者，是万物之根本，是构成生命的基本物质。万物有精气则生，无精气则死。精气学说被引入中医学理论，形成了中医学的精气理论，认为精气是生命化生之源，是构成人体和维持生命活动的基本物质。中医精气理论指导着人体生理、病理的阐发和疾病的治疗、养生等，是中医学的理论特色之一。

2. 深受儒家思想的影响　儒家倡导的中和思想、仁孝观对齐鲁医派及医家有深远的影响。

"和"是齐鲁文化的核心理念。《中庸》曰："喜怒哀乐之未发，谓之中；发而皆中节，谓之和。中也者，天下之大本也；和也者，天下之达道也；致中和，天地位焉，万物育焉。"意即通过"致中和"使人达到适宜的最佳境界。儒家的中和思想与阴阳平衡的观念相应和，"致中和""和为贵"的理念，对齐鲁医派产生了特殊的影响，影响了中医对生理、病理、诊断、治疗、养生的理解，认为阴阳平衡是保持健康的基本原则，治病、养生均须达到"阴平阳秘"的效果。

儒家提倡的"仁、义、礼、智、信"五常之中，仁居首位。"仁"是儒家思想的核心。仁孝观对齐鲁医派及医家产生的影响是深远的，主要表现两个方面：一是中医被当作"仁术"，是实现"仁爱"思想及奉亲养老的重要手段；二是知医为孝，为人子、为人臣者能够运用医学知识和医疗手段更好地尽忠尽孝，符合忠君、奉亲养老的忠孝观。在儒家仁孝观的影响下，齐鲁医家中有大量由儒入医及子承父志的学者，如北魏太医令，今山东冠县的李修及其兄，均是继承其父李亮的医学事业，而成为一代名医；隋朝御医，今山东临淄人许智藏，生于世医之家。儒家的仁孝观直接促成了中医学独特的群体"儒医"的形成，由儒入医的医家则更多，齐鲁地区的医家如昌邑黄元御、桓台王象晋等。

由于儒家思想的影响，齐鲁医派在发展过程中形成了"医乃仁术"和"知医为孝"的学术特点，涌现了大量以济世救人、奉亲养老为己任的齐鲁医家，形成了独特的儒医群体。儒医群体长于思辨，并热衷于著书立说，对中医学的发展起到极大的促进作用。

二、脉学学派

（一）学术源流与传承谱系

早在春秋战国时期，我国脉诊技术就已经积累了丰富的经验，对脉学理论也有了比较深入的阐发。战国时期齐国的扁鹊以脉诊著称，以阴阳为纲，首次定义了三阴三阳脉及其主病，被认为是脉学的创始人。扁鹊学派的代表作《难经》，从第一难至第二十二难专门论述脉学，确立了"独取寸口"的脉诊法。西汉早期，淳于意开始将脉学与临床诊疗相结合。至魏晋时期，脉学知识更加丰富，但脉学理论仍然比较散乱，因此，王叔和本于《黄帝内经》《难经》《伤寒杂病论》，并参照淳于意、华佗、吴普、吕广等古代名医有关脉学的论述，系统总结了前人的脉学经验，撰成《脉经》。

王叔和（约177—280年），名熙，山阳高平郡（今山东省邹县西南）人，曾任三国魏太医令，著《脉经》。《脉经》十卷，是我国现存最早的脉学专著。卷一医论15篇，将脉象归纳为24种，明确描述每种脉象，并列举八对相似之脉。以下各篇阐发脉理与脉法，论述诊脉时间与部位，辨阴阳脉大法及疾病将瘥、难愈之脉候。卷二至卷三共有医论9篇，论关前、关后、关上三关及人迎、神门、气口等部位脉象变化、所主脏腑经络病变；寸、关、尺各部脉象所主病证及其治疗；奇经八脉之脉象主病；脏腑平脉、病脉及死脉。卷四医论8篇，论三部九候脉证与四十余种杂病脉候，并论四时相反脉证、百病死生脉。卷五医论五篇，载扁鹊、张仲景、华佗的有关诊法。卷六共11篇，论五脏六腑病证。卷七至卷九共49篇，论脉证与治疗，包括伤寒、杂病、妇儿病证。卷十为《手检图三十一部》。

翟良（1588—1671年），字玉华，山东淄博人，明末清初著名医学家，著有《经络汇编》《脉诀汇编说统》《证治提纲》等。

（二）学术成就

扁鹊开创脉学之后，齐鲁地区的医家进一步继承和发展了脉学，以魏晋时期王叔和《脉经》成就最大。其集魏晋以前脉学之大成，主要学术思想和成就有以下几点。

1. 确立了中医脉象的基本规范　王叔和首先将各种脉象归纳为24种，并准确描述了各脉不同的指下感觉，基本囊括了临床所见脉象。后世医家对脉象的认知虽有发挥，但均未离开24种脉象的范畴。

2. 明确了三部九候，规范了寸口脉诊法　《脉经》在《难经》提出的诊脉"独取寸口"的基础上，进一步将寸口分为寸、关、尺三部，并确立了三部的脏腑分配原则，成为后世医家遵从的规范。

3. 系统总结了脉象的临床主病　《脉经》论述三部各种脉象及其主病，将脉、证、病机相结合，论述了伤寒、热病、杂病、妇人与小儿病的脉证，为脉诊在临床的应用提供了依据，有效指导了临床诊疗。

4. 首开脉象鉴别之先河　《脉经》将浮与芤、弦与紧、滑与数、革与实、沉与伏、微与涩、软与弱、缓与迟，这8组相似脉象对举，对后世辨别相似脉象具有启发意义和示范作用。

《脉经》将古代脉诊方法系统化，奠定了脉学的基础，促进了脉学的发展，使晋以前失传的许多文献在《脉经》中得以保存，王叔和也因此成为齐鲁医派脉学思想的主要传承者。《脉经》不仅对我国脉学影响深远，而且在世界医学史上占有重要的地位。早在隋唐时期，《脉经》便已传播到朝鲜、日本，后又传入波斯、印度、土耳其、阿拉伯和欧洲。阿拉伯著名的《医典》第二篇切脉部分有48项，其中35项与《脉经》相同，将除滑脉以外的其余23种脉象收入其中。

三、儿科学派

（一）学术源流与传承谱系

相传东汉时期张仲景的弟子卫汛著有《颅囟经》，但早已失传。魏晋时期，王叔和《脉经》中有部分小儿脉法的论述，南朝徐叔向著有《疗小儿百病杂方》等。五代至宋初，有托名师巫者，著有《颅囟经》，虽已失传，但《永乐大典》收录了该书的部分内容。《颅囟经》在儿科学领域具有承上启下的作用。该书首先提出小儿体质"纯阳"学说，首次记载用烙法断脐，以预防小儿脐风等有效的治疗方法和经验。齐鲁医家钱乙正是通过学习《颅囟经》及总结前人的儿科治疗经验，成为儿科圣手。钱乙弟子阎季忠（又作孝忠）通过搜集、整理其言论和治病经验，集成《小儿药证直诀》。钱乙同邑董汲，亦为儿科医家，长于治疗小儿斑疹，著有《小儿斑疹备急方论》。

钱乙（约 1032—1113 年），字仲阳，北宋医学家。祖籍浙江钱塘，其曾祖一代北上迁移至山东，故钱乙为郓州（今山东省东平）人，曾任太医丞。著有《小儿药证直诀》《伤寒论指微》《钱氏小儿方》《婴孩论》等，仅有《小儿药证直诀》流传于世，余皆散佚。《小儿药证直诀》共三卷，是我国现存最早的儿科专著，集宋以前儿科医学之大成。书中详细论述了小儿变蒸、麻疹、百日咳、急慢惊风、佝偻病等，突出了儿科的特点，在小儿生理、病理、诊断、治疗等方面多有创见。

董汲，字及之，生卒年不详，北宋东平（今山东省东平县）人。因养亲及疗少小，由儒转医，擅治小儿斑疹、急慢惊风，著有《小儿斑疹备急方论》，获钱乙赞赏。董氏与钱乙同属今山东省东平人，钱乙年纪稍长。董氏的学术见解与钱氏多有相通之处，认为小儿禀赋弱，脏腑娇嫩，容易受到伤动。董氏治疗小儿胃中伏热、暴发痘疹用紫色散，与钱乙用四圣散的思路基本相同。

（二）学术成就

齐鲁医家的儿科学成就以钱乙《小儿药证直诀》为代表，其主要学术思想与成就表现在以下几方面。

1. 强调小儿生理病理特点，并以此为依据指导临床治疗　钱乙指出，小儿的生理特点是脏腑柔弱，五脏六腑虽成而未全，虽全而未壮，易虚易实，易寒易热。因此，治疗小儿疾病不可用猛药，尤其慎用泻下剂，即使有实证，也仍用补母泻子的方法，如肺虚痰实，可先益脾，再泻肺，泻肺之后还要再次扶助脾胃以善后。小儿的生理特点决定了小儿区别于成人，这些特点也是临床治疗儿科疾病的先决条件。这是钱乙学术思想中的重要观点，对后世儿科学的发展具有指导作用。

2. 从五脏辨证论治小儿疾病，给五脏证治赋予儿科学特色　钱乙将小儿五脏与儿科常见病进行分证，五脏分证具体为心与惊、肝与风、脾与困、肺与喘、肾与虚。但五脏分证并不是割裂的，钱乙还特别重视辨别脏腑虚实、五脏之间的生克制化关系，治疗时亦考虑病情的新与旧、虚与实，虚则补其母，实则泻其子。

3. 创制新方，启发后学　小儿服药难，因此钱乙用药轻灵，药味少，用量轻，多用丸、散、膏方，善于化裁古方，创制近百首新方，其中很多成为经典方剂。如金匮肾气丸有八味药，钱乙根据小儿"纯阳"之体的体质特点，去掉了性温热的桂枝、附子，创制六味地黄丸，成为补肾滋阴的经典方剂，直接启发了后世"养阴派"的形成，朱丹溪所创的大补阴丸等，都是从六味地黄丸变化而来。

后世医家在钱乙灵活化裁古方的影响下，又在六味地黄丸的基础上衍化出补肾纳气的都气丸，以及杞菊地黄丸、知柏地黄丸、加味地黄丸、明目地黄丸、七味都气丸等系列方剂。

钱乙学术思想的形成是中医儿科学发展史上一个重要的里程碑。至此，中医儿科学已发展成一门专科。其重视补肾、补阴的思想，对后世学派的发展产生了深远影响。

四、伤寒学派

（一）学术源流与传承谱系

《伤寒杂病论》是东汉末年张仲景的巨著，经战乱而散失，后由王叔和整理编次，收录于《脉经》中。至北宋宋英宗治平二年（1065 年），经国家校正医书局孙奇、林亿等重加修订，《伤寒论》才得以广泛流传，后世逐渐形成了以研究《伤寒论》为主旨的伤寒学派。伤寒学派发端于晋唐，形成于宋金，兴盛于明清。历代医家通过整理、编次、校刊、注释等形式，将自己的经验与认识融入《伤寒论》研究中，使伤寒学说不断丰富和发展，撰写相关著作达千余种。这其中，齐鲁医家王叔和与成无己作出了巨大贡献。《伤寒杂病论》经王叔和首次整理、编次，分为《伤寒论》和《金匮要略》，收录于《脉经》中，《脉经》本的《伤寒论》成为《伤寒论》早期的重要传本，流传于后世。成无己是注解《伤寒论》第一人，不但开后世注释《伤寒论》之先河，而且为保存和传播《伤寒论》作出了巨大贡献。《注解伤寒论》为宋以后《伤寒论》的主要传本。后世齐鲁医家，如臧应詹、黄元御等，进一步继承和发展了伤寒学派的注释派。

王叔和，详见本章第二节"脉学学派"。

成无己约生于 1063 年或 1064 年，卒于 1156 年或 1157 年，山东聊摄（今山东省阳谷县，一说山东省聊城市茌平县成庄）人，虽生于北宋，但聊摄后来归属于金，故亦称成氏为金人。成氏出生于医学世家，尽毕生精力研习医学，尤精于《伤寒论》，开创了伤寒注释派，著有《注解伤寒论》《伤寒明理论》。《注解伤寒论》10 卷，以王叔和整理、编次的《伤寒论》为蓝本，依据《素问》《灵枢》《难经》《脉经》《正理论》等经典著作，从阴阳、五行、经络、脏腑、气血、药物性味等方面，对《伤寒论》的条文逐一注释，对所述证候、病机、方药等做了全面注解和分析比较，又在每卷之末附以"释音"，以便学者研读。他不仅开注释《伤寒论》之先河，也使其成为历代《伤寒论》注本之典范。后世医家多甚推重，认为成氏注《伤寒论》犹王冰注《素问》。

臧应詹（生卒年不详），字枚吉，山东诸城吕标人，清代著名医学家。著有《伤寒论选注》《伤寒妇幼三科》等，与黄元御齐名，有"南臧北黄"之说。《伤寒论选注》10 卷，选《医宗金鉴》注文，以及成无己、程应旄、柯琴、汪琥、方有执、喻昌、沈明宗注文之长，参以己见而成，并载有验案。臧氏强调治病宜审阴阳、寒热、虚实，伤寒以顾护阳气为主，认为中气之阳的强弱是伤寒病机转变的关键。

黄元御（1705—1758 年），名玉璐，字元御，一字坤载，号研农，别号玉楸子。祖籍山东昌邑，清代著名医学家。著有《伤寒悬解》《金匮悬解》《伤寒说意》等，并且针对仲景所用药物，著《长沙药解》一书，以药统方，以方证药。

《伤寒悬解》14 卷，以《伤寒论》条文为纲，按照自己的理解进行注解。他重新安排条文次序，按照各经本病和坏病进行分类，并对伤寒类证、汗下宜忌单独注解，使原文内容更加条分缕析，层次分明。黄元御认为入脏入腑的变证，是由于素体阴阳的偏盛等所致，而并非传经之故。

《金匮悬解》22卷，逐条对《金匮要略》原文进行诠释和注解，其学术观点大多源于《内经》《难经》及《伤寒论》，并参以己见，论解透彻，对理解仲景之意有很大帮助。

（二）学术成就

成无己《注解伤寒论》属伤寒学派中的注释派，其学术思想与成就在齐鲁医家中具有很好的代表性。

1. 首注伤寒，以经注论，以经注方，以论证经　张仲景在《伤寒论》序文中提到自己撰用《素问》《九卷》（《九卷》又名《针经》《灵枢》，与《素问》两者合称《黄帝内经》）、《八十一难》（又名《难经》）、《阴阳大论》等医籍，从而写成《伤寒杂病论》。因此，成无己力图探本求源，运用《黄帝内经》《难经》对《伤寒论》中的条文进行注解。成氏的注解不仅更加彰显仲景本意，使《黄帝内经》《难经》《伤寒论》一脉相承，融会贯通，互相渗透，而且起到了经论结合、以论证经的作用。

以太阳病桂枝加附子汤证为例："太阳病，发汗，遂漏不止，其人恶风，小便难，四肢微急，难以屈伸者，桂枝加附子汤主之。"成氏运用《素问》《灵枢》的内容对此条进行注解："《内经》曰：膀胱者，州都之官，津液藏焉，气化则能出矣。小便难者，汗出亡津液，阳气虚弱，不能施化。四肢者，诸阳之本也。四肢微急，难以屈伸者，亡阳而液脱也。《针经》曰：液脱者，骨属屈伸不利。"成氏运用《素问》《灵枢》对小便难、四肢微急难以屈伸进行阐释。

2. 首次系统研究《伤寒论》中 50 种常见病证　首次对《伤寒论》中 50 种常见病证进行了系统研究，以辨别病证之机理，鉴别病证之异同，对后世《伤寒论》的类证研究有着重要影响。

3. 首创方论研究　成氏在《伤寒名理论·方药论》中着重解析了 20 首常用方，从方名取义、配伍意义、主治功效、加减等方面进行论证，以《黄帝内经》六气胜复和五脏苦欲为依据，结合药物四气五味，阐释方剂的君臣佐使。

王叔和首次整理、编次《伤寒杂病论》，将其分为《伤寒论》和《金匮要略》，收录于《脉经》中，《伤寒论》借此才得以流传后世。成无己开创了以经注论注释《伤寒论》的先河，最大限度地展现了《伤寒论》的原意，在《伤寒论》的条文整理与注释方面作出了杰出贡献，使得《伤寒论》免于散佚，得以流传于世，成注本《伤寒论》成为宋以后的通行版本。成氏也开创了伤寒学派中的注释派，后世医家从此开始对《伤寒论》原文进行大量研究，使《伤寒论》得到了更大的发展。其后，臧应詹、黄元御等又多有发挥，共同推动了伤寒学派的发展。

【思考题】

1. 列举各个时期的代表性齐鲁医家及其代表著作。
2. 《脉经》的主要贡献有哪些？
3. 钱乙善于化裁古方，创制新方，举例说明。
4. 试运用成无己以经注论的方法，对《伤寒论》中的一个证候或一首方剂进行阐释。

第七章

少数民族医学流派

第一节　少数民族医药学简介

少数民族医学是我国各少数民族传统医学的统称，是中华民族医药学的重要组成部分，是各族人民在长期生产生活实践和与疾病做斗争中逐步形成并不断发展的医学科学，是反映中华民族对生命、健康和疾病的认识，具有悠久历史传统、独特理论及技术方法的医药学体系，不仅为各民族的繁衍发展作出了重要贡献，至今仍在为维护人民健康发挥着重要作用。

迄今为止，我国 55 个少数民族中，至少有藏、蒙、维、傣、壮、瑶、苗、彝、侗、朝鲜、回、土家、哈萨克、佤、畲、拉祜、水、白、哈尼、基诺、普米、仫佬、仡佬、布依、羌、毛南、纳西、鄂伦春、满、傈僳、阿昌、怒、鄂温克、德昂、京、布朗、黎、景颇、柯尔克孜、塔吉克、塔塔尔等 41 个少数民族拥有自己民族的医药学。1984 年 9 月，第一次全国少数民族医药工作会议召开，讨论制定了《民族医药事业"七五"发展规划的意见》。党的十八大以来，我国少数民族医药事业发展取得了历史性成就。目前，藏、蒙、维、傣、朝、壮、哈萨克等 7 种民族医已纳入国家医师资格考试体系，藏、蒙、维、傣、朝、壮、苗、瑶、回、彝、土家、布依、侗、哈萨克、羌等 15 个少数民族设立了本民族医药的医疗机构。

少数民族医药文化是中华优秀传统文化的重要组成部分，也是中国医学的重要特色之一。它既是历史和现实的卫生资源，又是民族的、科学的、大众的文化资源，属于中国特色"乡土文化"的一方净土。因此，提炼挖掘这些蕴藏在各少数民族医药学流派中的民族医药知识，有利于进一步完善各民族医药学体系，推动其学术传承和发展。

第二节　藏医药学

自从有了人类以来，雪域高原就以她独特的地理人文环境萌生了颇具特色的传统藏医药。藏民族在极其恶劣的环境下，在与疾病进行长期斗争的过程中，形成了藏医药学完整的理论体系和实践经验，并在预防保健、疾病诊疗、调理康复等方面形成了独到的技艺，在中国传统民族医药学领域占有重要地位。

一、发展源流

历史文献资料显示，藏医药学已有 3000 余年的历史。公元前 3 世纪，藏族就有了"有毒必有药"的哲理性论述，充分说明在此以前，青藏高原已形成了起居、饮食、保健等藏医药学的原始医疗体系，并逐步发展完善。同时，简易的涂抹、酥油止血、青稞糟消毒等实践技术也为现有的放血、火灸等治疗技术奠定了基础。

公元 7 世纪，松赞干布统一青藏高原，建立吐蕃王朝，并邀请周边其他民族的医学家和译师，配合藏医药学家，吸收印度医学和汉族中医药精华，整理编著了哲学、佛学、医学等各学科的经典著作，初步建立起了藏医药理论体系。此后，经过历代医家的不断发展，形成了现今独具特色的藏医药学。玉妥·云丹贡布（708—833 年）是吐蕃王朝时期最杰出的藏医药学家，是当时藏医药学发展的最杰出代表者，编著了以《四部医典》为主的藏医药学典籍 30 余部，对藏医药学理论的整理和规范起到了决定性作用，并为藏医药学临床实践提供了系统的理论依据。

公元 15 世纪，随着医疗实践的发展，藏医药学逐渐形成了北方和南方两大流派。北方流派稍早于南方流派，以强巴·南杰查桑为代表，南方流派则以舒卡·年姆尼多吉为代表，两大流派分别总结了北部高寒地区和南部河谷地带多发疾病及其治疗经验，并各有效验。

公元 18 世纪，著名藏医药学家第玛·旦增平措广泛收集药物标本，著成《晶珠本草》，收载藏区药物 2000 余种。1916 年，十三世达赖喇嘛创办"门孜康"（医算局），广招门徒，教授医药理论，对藏医药学发展起到了积极推动作用。中华人民共和国成立以来，在党的民族医药政策的扶持下，藏医药学进入了全新的发展阶段。

二、特色理论

藏医药学认为，人体疾病病因分为远病因、近病因和具体病因三种。远病因是根本"无明"，即不明诸法无我而产生的烦恼，近病因是"贪""嗔""痴"三毒，具体病因是"隆""赤巴""培根"。三种病因之间的关系，是根本"无明"产生"贪""嗔""痴"三毒，"贪""嗔""痴"依次产生"隆""赤巴""培根"，三者之间互为因果。"隆""赤巴""培根"三大元素是构成人体的物质基础，也是进行生命活动不可缺少的能量，它们各有自身的特点和功能，互相依存，互相制约。正常生理状态下，三者在人体内保持着生理性协调和平衡的关系，当三者中的任何一个因素或几个因素出现过于兴盛或衰微时，则会出现病理性的"隆""赤巴"和"培根"态，治疗上就需要对三者进行调整，使其恢复到原来的协调状态，达到健康的水平。

藏药学是整个藏医药学体系的重要组成部分，其独特的理论体系和丰富的实践经验，在我国民族医药学体系中独树一帜。藏药材因本质和习性等差异，大体分为珍宝类、石类、土类、木类、精华类、湿生草类和旱生草类 7 种。藏医药学认为，一切药物都由"土、水、火、风、空"五大元素生成。土为药物生长的依靠和根本，水为药物生长所需的汁液，火为药物生长的热能，风为药物生长、运行的动力，空为药物生长、发育的空间。"土、水、火、风、空"五大元素的作用，使药物具有八性、六味、三化味、十七效能等功效。用药时必须根据疾病的属性决定其用药的味、性、效来组方。味是主导，性、效是对治关系，即因果关系。病有其性，药亦有其性，同性治之，必遭其祸，对性治之，必得其愈。

第三节 蒙医药学

蒙医药学是蒙古民族的文化遗产之一，也是祖国医学的重要组成部分。蒙古族人民在长期与疾病做斗争的过程中积累了很多医疗实践经验，又吸收了藏医、汉医及古印度医学理论与实践的精华，逐步将蒙医药学发展成具有独特理论体系和临床技术的民族传统医药学。

一、发展源流

自古以来，蒙古民族过着游牧的生活，在与干旱、寒冷、潮湿、风雪等自然环境的斗争中，不断积累了许多适合当时环境、生产方式、生活习惯以及地理气候特点的医疗知识和方法。蒙古族人民由于主要食用牛、羊、马等动物的肉和乳制品，对这些动物产品的医疗作用有较多了解，致使饮食治疗在蒙医药学中占有重要地位。古代蒙古族人民还广泛应用热罨敷、灸焫疗法。中医药学经典名著《黄帝内经》中说："北方者，天地所闭藏之域也。其地高陵居，风寒冰冽，其民乐野处而乳食，脏寒生病，其治宜灸，故灸焫者亦从北方来。"这里的北方，即包括古代蒙古族人民聚居的蒙古高原在内。西藏医药学家宇妥·元丹贡布所著的《四部医典》中也有"蒙古灸"的记载，并在《宇妥·元丹贡布传略》中提到"蒙古放血疗法"。常年驰骋在广阔草原上的古代蒙古族人民，经常发生战伤、摔伤、骨折等疾病，因此，正骨疗法、正脑疗法、烧灼疗法等也是早期蒙医药学的重要内容之一。

13世纪初，成吉思汗统一蒙古民族各部落，蒙古社会进入了新的历史发展阶段，蒙医药学也进入了一个新的发展时期，蒙医药学的骨科、外伤治疗、马奶酒疗法以及药物学方面的知识均有了新的发展，饮食疗法也得到了较为系统的总结和应用。著名的元代宫廷饮膳太医、蒙古族营养学家忽思慧所著的《饮膳正要》中，记载了大量的以蒙古族饮食为主的饮食疗法内容。《元史》载有1226年蒙古军中流行瘟疫时，曾用大黄医治之事。蒙古特产药材肉苁蓉，在《饮膳正要》《本草纲目》等书中都有详细记载。随着与内地各民族和阿拉伯、印度以及欧洲各民族之间的经济、文化交流不断发展，蒙古地区的药物传到内地和国外，同时内地和外国的药物也传入蒙古地区，促进了蒙药的发展。

14世纪，蒙古族翻译家沙拉布僧格将古印度巨著《金光明最胜王经》译成蒙文，随之古印度医学的部分理论初次传播于蒙古地区。1576年藏医经典著作《四部医典》传到蒙古，印度佛教巨著《丹珠尔经》于17世纪末被译成蒙文，对蒙医药学的发展起到了重要作用。至18世纪，蒙医药学形成了以寒热理论为主导的理论体系。

清朝初期，传统的蒙医药学骨伤科发展到新的水平。伊希巴拉珠尔在《甘露四部》中详尽论述了"创伤医治术""骨伤疗法""脱臼复位术"和"震脑疗法"等的理论与实际操作内容，使蒙医药外科学方面的理论和技术有了重大发展。

在药学方面，蒙医药学家们创造了适合本地区实际情况的独特配药法和用药法，同时还吸收了汉藏等兄弟民族的药物学理论知识，使自身的药物学理论更加丰富和完善。18世纪，关布编著的《方药》以蒙药验方为主，兼收印度、汉、藏、回等药方；伊希巴拉珠尔编写的《认药白晶药鉴》是一部内容丰富的蒙药学著作，收药801种，并写有药浴、矿泉疗法等内容；罗布僧苏勒和木编写的《认药学》主要描述了药物的形态，为认药、采药以及研究药物提供了依据。19世纪，蒙药学家占布拉·道尔吉编写了《蒙药正典》，这是一部比较完整的蒙药学经典著作，共载药879种，并附图599张。蒙医药学家占巴拉却吉丹森佛仁来所著的《蒙医金匮》是一部较为完整的蒙药方选集，共收载内、外、妇、儿、五官科及热病、传染病等临床各科蒙药处方200余种。

二、特色理论

蒙医药学从基础理论到临床、从预防到治疗，有着一整套的基本学说，其中天时、地理、环境等因素，被认为是极其重要的组成部分，共同构成蒙医药学的理论体系。蒙医药学视自然界为土、水、火、气、空五大元素之精华所构成。而人体则以"三素"（"赫依""协日""巴达干"）和"七元"（饮食精微、血、肉、脂肪、骨、骨髓及精液之精华）构成，并以其相辅相成的功能形成对立统一的有机整体。

研究人体生理规律时，首先要以"三素""七元"的相互依存之内部运动关系为基本研究对象。研究人体病理机制时，仍需以"三素""七元"之失常导致相互妨害的内部运动关系为基本研究对象。诊察疾病时，针对发病的内因、外缘、地点、季节等主客观情况，进行综合分析。首先，从整体观理论加以考虑，运用"三诊法"进行严谨的检查，将所得资料按"诊断十要点"加以分析，以鉴别属于何种"六基证"。其次，将病证归纳为寒热两性，进行深入探讨。治疗疾病时，重视致病病因，致病原因虽然很多，但归纳起来不外乎失常的"赫依""协日""巴达干"三者；导致"三素""七元"失调的原因虽然很多，但"七元"内部运动失常而发生病变的原因多可分为"血"和"黄水"二者。外界致病因素则归纳为"虫"或"黏虫"、疫毒。蒙医药学认为，由血与"协日"引起的疾病属于热性，故用寒性疗法治之；由"赫依""巴达干"引起的疾病属于寒性，故用热性疗法治之；"黄水"与"虫""黏虫"属平性，视其合并之症，对症施治。临床对治，有药物、外治、饮食、起居四个方面，称为四施。

与其他民族医药学一样，蒙医药学也有其独特的药学理论，用以指导药物的采集、加工、炮制、配剂及临床应用，其理论体系主要包括药味、药物功能、药效、药味转化学说、配方理论及用药方法等内容。蒙药配方时，将药味、药物功能和药味转化，与病证寒热、轻重、病患部位和变化，以及患者年龄、性别相结合，而有依照药味配方、依照药物功能配方和依照药味转化原理配方三种配方规则，目前已记载的几千种蒙药配方，均是依照这三种规则配组而成。同时，在服用药物时十分注重服药时间，可简要归纳为"服药十则"。在用药实践中，蒙医药学还创造了许多剂型，目前常用的传统蒙药剂型主要有汤、散、丸、膏、油剂、灰剂、浸膏及酒剂等。

第四节　维吾尔医药学

维吾尔医药学是生活在中国新疆维吾尔自治区的维吾尔族祖先及古代维吾尔人在悠久的历史进程中，与疾病不断做斗争而创造的医药学体系，具有独特的理论体系、丰富的实践经验、浓郁的西域文化和民族医药学特色，是祖国医学的重要组成部分。

一、发展源流

维吾尔医药学基本理论在公元前 4 世纪左右即初步形成，认为人的生命乃至整个自然界是由火、气、水、土四要素的矛盾和组合而成。公元前 400 年左右，著名的维吾尔医药学家哈孜巴依的著作《哈孜巴依药书》收载茴香等 312 种草药、动物药及矿物药，记述了各种药物的性味、功能、主治，曾吸引了古希腊医学家非拉图的来访。西汉时期张骞出使西域，带回了许多西域药材，其中包括胡椒、胡豆、石榴、红花、葡萄等。《隋书·经籍志》医方类书有 256 部，其中五六部是西域名医所著。唐代《新修本草》载药 850 种，其中首次增添的 114 种药物中多数是西域道地药材。

古代维吾尔著名医学家法拉比（870—950 年）曾著有医学著作十几部，他以四大物质（四大要素）学说论证了自然界和人体生理、病理的变化关系。名医伊本西拿（980—1037 年）著成维吾尔医药学名著《医典》，总汇了维吾尔医药学知识之大成，涉及基础理论、病源、各科疾病、诊疗、草药、方剂等内容。

公元 10 世纪，维吾尔族开始信奉伊斯兰教，新疆阿图什设立了"麦德勒斯萨奇也"学堂，是包括医学专科在内的综合性学校。该校著名维吾尔外科学家伊马都丁·喀什噶日多次奔赴战场完成各种外科手术，并写成《注医典》《中国菝葜经》等专著。尤素甫·哈斯·阿吉甫（1009—1070 年）用回鹘文和阿拉伯文编写的《福乐智慧》，不但以长诗形式颂叙了喀拉汗王朝时期的政治、经济、文化面貌，同时又用医学思想阐述了人的生、老、病、死与自然界四要素（火、气、水、土）及人体气质、体液之间的密切关系。

12 世纪初，西辽政权统治新疆时期，著名的维吾尔医药学家阿老丁·穆罕木德·和田尼（1150—1222 年）著《治疗精华》及《法医》，两部著作的手抄本一直流传至今。其后，贾马力丁·阿克萨依撰成维吾尔医药学专著《阿克萨依》，本书后于 1899 年在印度勒克瑙城正式出版，作为印度首都新德里的伊斯兰医学院正式教材沿用至 1929 年。该书包括维吾尔医药学基础理论、各科疾病及其治疗、药物及方剂等，是一部在国内外享有很高声誉的维吾尔医药学名著。

元代对西域回回医学十分重视，在大都和上都均设回回药物院，维吾尔药学家答里麻于 1307 年任该院院长；回回药物院扩建为广惠司后，回鹘外科医生聂只耳任该司令君。据库车 17 世纪维吾尔名医《西日甫·本·佳马力寸·阿吉传》记载，库车著名维吾尔医药学家胡都优木汗·阿吉（1567—1658 年）1619 年参与了《回回药方》36 卷的编撰工作。

和田地区著名的维吾尔药学家阿吉·再努勒·艾塔尔（约 13 世纪后叶—14 世纪中叶）于 1330 年编写的维药专著《依合提业拉提·拜地依》中记载了 2000 多种维吾尔药物的形态、收集、贮藏、炮制、药性、功能主治、用法用量、副作用、矫正药、代用药等内容，分上下两册，第一册是草药学，第二册是方剂，有多种手抄本相传至今，是一部有较高实用价值的维吾尔药学专著。

近代，喀什、和田、吐鲁番等地涌现出许多有名望的维吾尔医药学家，对维吾尔医药学的延续和发展作出了重要贡献。如太吉力（1848—1927 年）的医学专著《太吉力验方》于 1899 年在喀什出版。他的许多维吾尔医药学著作的手抄本，至今仍在全新疆民间维吾尔医中流传应用；他创办医学堂，经他教授出的徒弟和学生中，许多是中华人民共和国成立后维吾尔医药学事业发展的奠基人，如喀什的玉素甫·阿吉、叶城的赛依汗、皮山的马苏·阿吉、和田的叶尔迪·阿吉等。

二、特色理论

维吾尔医药学经过两千五百多年漫长而艰难的积累，为东西方医药学的发展作出了重大贡献。同时，它也吸收了东西方医药学的精华，形成了比较完整的、独具特色的理论体系。

1. "艾尔康"学说（四大物质学说） 是维吾尔医药学中最基础的理论。维吾尔医药学将对人体具有重大影响的四大物质属性进行了广泛的联系和研究，如把气质、体液、内脏、器官、组织、生理、病理现象等，按照事物的不同性状、特点、作用、性质，分别归属为火、气、水、土，借以说明人体生理、病理的复杂关系和人体与外界环境之间的相互作用。

2. "密杂吉"学说（气质学说） 是维吾尔医药学关于气质的理论。气质系指火、气、水、土四大物质最小分段属性的相互影响下产生的新的属性。所谓某种气质，由某种四大物质的属性偏盛所决定。气质不但指人的生理、心理等的特征属性，而且是世上万物特点属性的总称，分为寒、热、湿、干性四大单纯类，干热、湿热、湿寒、干寒性四大复杂类，根据其偏盛或偏衰分为正常和异常两大种。

3. "合力提"学说（体液学说） 是维吾尔医药学关于体液的理论。体液指在自然界火、气、水、土四大物质和人体气质的影响下，以各种营养物质为料，通过肝脏的正常功能产生的四种体液，即胆液、血液、黏液和黑胆液，它们在人体的整个生命活动中不断地消耗和补充，保持一定比例的平衡状态，从而维持身体的正常状态。

4."艾扎"学说（器官学说） 包括三大支配器官（脑、心、肝）和两类被支配器官，即8种主要被支配器官（肝、心、肺、胃肠、神经、肾、胆囊、脾），8种次要被支配器官（骨骼、肌肉、韧带、腱膜、脂肪、皮肤、毛发、指甲）。

5."库外提"学说（力学说） 是说明人体各种力量的定义、种类及其作用的理论。维吾尔医药学中的力，是指维持和推动人体智力和体力的主要因素。根据力的产生和存在部位及其作用，分为生命力、精神力和自然力三大类。

6."太比艾提"学说（素质学说） 是说明人体对异常变化的防御、抵抗和再生能力的学说。"素质"能支配人体一切生命之力和各种活动的正常运转，能识别人体抵抗力的神秘点。如果出现异常利用状态，能动员这些"神秘点"及时进行纠正，从而防止各种疾病的发生。

7."艾非阿勒"和"艾尔瓦"学说（形神学说） 主要从形的方面说明人的年龄（老小）、体形（胖瘦）、性别（男女）等的差别与健康和疾病的关系，从神的方面说明神是输送四种体液和产生支配器官力量的源泉。

8."赛艾提"学说（健康学说） 维吾尔医药学认为，人类是世界上最文明的生命物，人们在整个生存过程中，为长寿而努力奋斗。人们通过摄取按质按量的食物、过有规律的生活、保持舒畅的心情等达到长寿的目的。为实现这一目的，首先要保持身体的健康。

9."买热孜"学说（疾病学说） 主要包括气质失调疾病（体液型及非体液型各8种）、形状改变型疾病、结构损伤型疾病及各种疾病的病级、病期、病危等方面的理论。

10."塔西合斯"学说（诊断学说） 主要包括七诊理论，除望、闻、问、切四诊外，还有尿诊、便诊和痰诊。

11."波核浪"学说（危象学说） 主要用以说明人体素质与疾病斗争的规律性，包括危象种类、危象前后表现、危象发生日期、危象对疗效和预后的影响等。

12."依拉吉"学说（治疗学说） 包括治疗原则和方法。治疗原则分为6大治则，第一大治则为调整失调气质，分为两种，其中非体液型8种、体液型4种；第二大治则为平衡失调体液，分为两种，其中成熟法3种、清除法3种；第三大治则为表根慢急，分为9种；第四大治则为助防祛邪，分为9种；第五大治则为七因制宜，分为7种；第六大治则分两种。

13. 药物学说 包括草药、动物药、矿物药及其种类、鉴别、采收、加工、炮制、药性、制剂等方面的理论内容。维吾尔医药学将药性分为干、热、湿、寒及干热、湿热、湿寒、干寒，并将药物的性能分为四级。制剂剂型分为膏状制剂12种、硬状制剂5种、散状制剂6种、液状制剂20余种，共60多种。

【思考题】

1. 简述藏医药学的基本发展历程。
2. 简述蒙医药学的基本理论体系。
3. 简述维吾尔医药学理论中都有哪些主要学说。

主要参考书目

[1] 孙广仁．中医基础理论［M］．北京：中国中医药出版社，2007.

[2] 班固．汉书［M］．上海：中华书局，1962.

[3] 姜德友．龙江医派学术与文化［M］．北京：科学出版社，2019.

[4] 秦玉龙，尚力．中医各家学说［M］．北京：中国中医药出版社，2016.

[5] 魏稼．各家针灸学说［M］．5版．上海：上海科学技术出版社，2020.

[6] 汉·司马迁．史记［M］．长沙：岳麓书社，2017.

[7] 徐春甫．古今医统大全［M］．北京：人民卫生出版社，1991.

[8] 张元素．医学启源［M］．郑洪新校注．北京：中国中医药出版社，2007.

[9] 张年顺．李东垣全书［M］．北京：中国中医药出版社，2006.

[10] 王好古．阴证略例［M］．北京：中国医药科技出版社，2011.

[11] 赵法新．中医文献学辞典［M］．北京：中医古籍出版社，2000.

[12] 杜思敬．云岐子论经络迎随补泻法［M］．北京：人民卫生出版社，1955.

[13] 叶天士．临证指南医案［M］．上海：上海科学技术出版社，1997.

[14] 王树泽．金元四大家医学全书［M］．天津：天津科学技术出版社，2012.

[15] 金·张从正．子和医集［M］．邓铁涛，陈增英，等编校．北京：人民卫生出版社，2008.

[16] 王永炎，鲁兆麟，任廷革．任应秋医学全集（卷7）［M］．北京：中国中医药出版社，2015.

[17] 范永升．浙江中医学术流派［M］．北京：中国中医药出版社，2009.

[18] 潘桂娟．中医历代名家学术研究丛书·李中梓［M］．北京：中国中医药出版社，2017.

[19] 李翠娟．中医历代名家学术研究丛书·许叔微［M］．北京：中国中医药出版社，2017.

[20] 张国峻．成无己医学全书［M］．北京：中国中医药出版社，2020.

[21] 王国玮．伤寒温病：燕京医学四流派［M］．北京：中国中医药出版社，2013.

[22] 王国玮，屠志涛．北京中医传承发展报告［M］．北京：社会科学文献出版社，2018.

[23] 上海中医文献馆．海派中医学术流派精粹［M］．上海：上海交通大学出版社，2008.

[24] 管志华．转型与反思：徜徉海派文化［M］．上海：上海大学出版社，2014.

[25] 朱邦贤．中医各家学说［M］．北京：人民卫生出版社，2012.

[26] 王乐匋．新考医籍考［M］．合肥：安徽科学技术出版社，1999.

[27] 任应秋．中医各家学说．上海：上海科学技术出版社，1986.

[28] 刘小斌，郑洪，靳士英．岭南医学史［M］．广州：广东科技出版社，2010.

[29] 郑樵．通志略［M］．上海：上海古籍出版社，1990.

[30] 沈英森．岭南中医［M］．广州：广东人民出版社，2000.

[31] 蒋熙德．孟河医学源流论［M］．北京：中国中医药出版社，2019.

[32] 李夏亭．孟河医派三百年——孟河医派研究荟萃［M］．北京：学苑出版社，2019.

[33] 杨殿兴，田兴军．川派中医药源流与发展［M］．北京：中国中医药出版社，2016.

［34］姜德友，高雪．龙江医派丛书·龙江医派创始人高仲山学术经验集［M］．北京：科学出版社，2010．

［35］王新陆．医家微言［M］．北京：中国医药科技出版社，2019．

［36］田思胜，王春燕，翟文敏，等．齐鲁医学与文化［M］．北京：科学出版社，2020．

［37］任应秋．中医各家学说［M］.5 版．上海：上海科学技术出版社，2019．

［38］晋·王叔和．脉经［M］．北京：科学技术文献出版社，2010．

［39］范行准．中国医学史略［M］．北京：北京出版社，2016．

［40］甄艳，蔡景峰．中国少数民族医药学［M］．北京：中国中医药出版社，2005．

［41］崔箭，唐丽．中国少数民族传统医学概论［M］．北京：中央民族大学出版社，2016．

［42］陈仁寿．江苏中医历史与流派传承［M］．上海：上海科学技术出版社，2014．

［43］彭胜权，林培政．温病学［M］.2 版．北京：人民卫生出版社，2011．

［44］万友生．寒温统一论［M］．北京：中国中医药出版社，2016．

［45］中医学术流派研究课题组．争鸣与创新——中医学术流派研究［M］．北京：华夏出版社，2011．

［46］傅世垣．中国大百科全书·中医［M］．北京：中国大百科全书出版社，2000．

［47］赵国平，陈仁寿．中医文献研究与应用［M］．上海：上海科学技术出版社，2005．

［48］中国历史大辞典·科技史卷编纂委员会．中国历史大辞典·科技史卷［M］．上海：上海辞书出版社，2000．

［49］彭锦，胡镜清．古代名家这样养生［M］．北京：中医古籍出版社，2013．